U0741685

临床护士一本通丛书

皮肤美容科护士一本通

王聪敏　李海涛　陈彩玲　主　编

中国健康传媒集团
中国医药科技出版社·北京

内 容 提 要

　　本书为"临床护士一本通丛书"之一。本丛书根据临床专科护理发展和专科护理岗位的需求，按照国家卫生健康委员会关于实施医院护士岗位管理的指导意见，由中华护理学会各专业委员会组织三甲医院资深护理专家精心编写而成，旨在指导临床护理操作技能更加规范化。该书介绍了皮肤美容科常见疾病并针对皮肤美容科护理操作目的和意义、操作步骤、操作难点及重点、注意事项、操作并发症及处理等内容进行了详细的叙述，可使每一位护理人员参照操作步骤均能规范进行各项操作。本书内容翔实，字句精炼，适合各级医疗机构皮肤美容科护理人员和高等院校护理学专业师生参考使用。

图书在版编目（CIP）数据

　　皮肤美容科护士一本通 / 王聪敏，李海涛，陈彩玲

主编. —— 北京：中国医药科技出版社，2025.7.

（临床护士一本通丛书）. —— ISBN 978 – 7 – 5214 – 5468 – 0

　　Ⅰ. R473.6

　　中国国家版本馆 CIP 数据核字第 2025E2X447 号

美术编辑　陈君杞
版式设计　诚达誉高

出版　**中国健康传媒集团** | 中国医药科技出版社
地址　北京市海淀区文慧园北路甲 22 号
邮编　100082
电话　发行：010 – 62227427　邮购：010 – 62236938
网址　www.cmstp.com
规格　710 × 1000mm ¹⁄₁₆
印张　19¼
字数　320 千字
版次　2025 年 8 月第 1 版
印次　2025 年 8 月第 1 次印刷
印刷　河北环京美印刷有限公司
经销　全国各地新华书店
书号　ISBN 978 – 7 – 5214 – 5468 – 0
定价　**79.00 元**

获取新书信息、投稿、为图书纠错，请扫码联系我们。

《皮肤美容科护士一本通》
编 委 会

前言
Foreword

随着当今社会物质生活水平的不断提高，人们对美的追求日益增加，皮肤美容已成为当下医疗界关注的热点。当今新技术新业务不断涌现，皮肤美容学科迅速发展，从而促使皮肤美容从业人员与日俱增，这势必对其提出了更高要求，包括对皮肤相关疾病的诊断、治疗以及皮肤美容护理操作技能等方面进行规范。目前，皮肤美容护理专业的发展需紧跟整个护理行业的步伐，皮肤美容护理队伍要及时关注专业发展动态，熟练掌握皮肤美容科相关理论知识和技能，因此，我们召集了皮肤美容科医疗及护理专家编写此书，旨在规范和强化皮肤美容科护理人员的操作技能，减少不良反应的发生，提高患者的满意度，为皮肤美容学科的发展起到积极的推动作用。

本书几乎涵盖了当前皮肤美容护理专业的各个方面。本书着重从皮肤美容科常见疾病、皮肤激光美容护理操作技术、皮肤整形美容护理操作技术、皮肤中医美容护理操作技术、毛发疾病相关护理操作技术以及皮肤影像检测护理操作技术这六方面进行详细的阐述，突出了皮肤美容护理专科技术特色，有助于皮肤美容护理人员较全面、系统地获取相关知识。本书主要适用于从事皮肤美容的护理人员，希望能成为他们工作中的良师益友。

由于编写时间有限，书中难免存在疏漏或不当之处，恳请读者朋友指正，以便修订时进一步完善。

编　者
2025 年 5 月

目录
Contents

第一章

皮肤美容科常见疾病

第一节　血管性皮肤疾病

一、血管瘤

(一) 概述

1982 年 John B. Mulliken 首次提出基于血管内皮细胞生物学特性的分类方法，将此前传统意义的"血管瘤"重新分为血管瘤和脉管畸形。

血管瘤是一种内皮细胞增生的肿瘤，通常是良性肿瘤，但可引起局部组织破坏，影响组织功能，严重者可形成溃疡。根据瘤体性质、组织学特点、发生消退特征等，可分为婴儿血管瘤、先天性血管瘤、Kaposi 样血管内皮细胞瘤、丛状血管瘤等。婴儿血管瘤 (Infantile Haemangioma，IH) 曾用名：草莓样痣、毛细血管瘤，是婴幼儿时期常见的良性肿瘤，发病率为 4% ~ 5%。其特点是在出生后数月内显著增长，数年后皮损缓慢消退。低体重的早产儿中发病率更高，女婴较多于男婴。

(二) 病因

由于血管瘤分类较多，下面主要介绍婴儿血管瘤的病因。IH 病因及来源尚不清楚，但存在多种假说，主要分为内在缺陷假说和外部缺陷假说。内在缺陷假说为一个或多个增殖相关的基因发生体细胞突变导致相关细胞异常增殖从而促进 IH 的形成。IH 发病也可能与基因突变有关联，有报道在 IH 中检测到血管内皮生长因子受体 2 (VEGFR2) 的错义突变，而在邻近的正常组织中未发现相应突变。与内在缺陷理论相反，外在缺陷理论提示肿瘤微环境造成了血管瘤生成，1999 年发现覆盖增殖期 IH 的表皮增生及血管新生增加，然而在消退期 IH 的邻近组织中未观察到类似现象，提示增殖期 IH 附近的表皮处可能存在促增殖及抑增殖信号的不平衡。有研究发现，IH 发病存在家族聚集现象，即在 IH 患者所在家族中，往往聚集更多的患者，有相关发病史患者的兄弟姊妹患病风险可高达正常人的 2 倍。

（三）临床表现

血管瘤通常发生在出生后一个月内，但可在围产期内出现。血管瘤前驱皮损表现为轻微的毛细血管扩张、粉红色斑疹，有的甚至像贫血痣样斑片。好发于头、面、颈部，其次为四肢和躯干。最早皮损表现为充血性、红点或毛细血管扩张性斑片。出生后前 6 个月为增殖早期，瘤体迅速增殖，明显隆起皮肤表面，形成草莓样斑块或肿瘤，少数患者可达到体表面积的 80%，之后增殖变缓，6 ~ 9 个月为晚期增殖期，少数增殖期会持续至 1 岁之后，瘤体最终在数年后逐渐消退。极少数患儿还可能出现晚期增殖现象，增殖期可延长至 3 岁以后。未经治疗的瘤体消退完成后有 25% ~ 69% 的患儿残存皮肤及皮下组织退行性改变，包括瘢痕、萎缩、色素减退、毛细血管扩张和皮肤松弛，需要进一步修复。

（四）治疗

血管瘤的治疗方法多样，根据病变的部位、大小、深度、分期等选择不同的手段，进行个体化的治疗。婴儿血管瘤主要以局部外用和系统用药为主，辅以激光、局部注射及手术等，目的是抑制血管瘤相关细胞增生，促进瘤体消退，减少瘤体残留，修复受损部位。

（张雪洋　　王聪敏）

二、鲜红斑痣

（一）概述

鲜红斑痣（PWS）又称葡萄酒样痣、毛细血管扩张痣，是一种常见的先天性毛细血管畸形病变，好发于面颈部及头皮，在新生儿中发病率为 0.3% ~ 0.5%。PWS 一般不会自行消退，未经治疗或治疗不充分可随着年龄增大而进展，甚至增厚出现结节、化脓性肉芽肿，引起自发性出血或创伤后出血等不良预后。PWS 对患者的生活质量有较大影响,可导致患者产生自卑心理及社交恐惧。

(二)病因

PWS 的发病与多种因素密切相关,GNAQ 基因突变、血管组成成分异常、血管生长相关因子异常、组织中蛋白激酶异常活化、血管神经比例异常,均在 PWS 的发病中占有重要地位。合子后 GNAQ 基因突变为主要因素,其可激活细胞外信号调节激酶,从而导致 PWS 进一步进展;血管神经比例失调以及血管成分的异常,均可导致血管异常的扩张,而组成血管的内皮细胞、周细胞活跃可加速疾病进展;血管相关生长因子上调亦可促进血管形成。多种因素相互作用,导致疾病进展。PWS 的治疗目前仍是全世界的难题,因此针对其发病机制所制定的治疗方案仍需进一步研究。

(三)临床表现

PWS 多于出生时或出生后不久出现,常表现为一个或数个粉红色斑片,一般不高出皮面。随着年龄的增长,大约有 70% 患者 PWS 皮损将进一步加重,原有红斑颜色逐渐加深,由粉红色、红色逐渐变成暗红色,甚至是紫色,同时皮损厚度也逐渐增加,后期形成斑块和结节,治疗难度也随之增大。可发生在身体任何部位,但通常发生在面部三叉神经支配区,特别是沿 V2 及 V3 区发展,伴有上颌肥大,咬合畸形,齿龈增大、出血,巨唇致功能障碍。发生在背中部特别是腰骶部,常并发隐性脊柱裂。发生于小腿和足部的可出现痛性等蓝色结节或斑块,并可破溃。

(四)治疗

1. 激光疗法

(1)脉冲染料激光(PDL):该方法是目前常用的治疗 PWS 的方法,其原理如下:血红蛋白在 418/542/577nm 处有特征性吸收峰,光与血红蛋白结合产生热量,血红蛋白受热凝固阻塞血管并破坏周围血管内皮细胞达到治疗效果,产生的热量又很少扩散至周围组织,从而减小了对周围正常组织的损伤。目前常使用的波长为 595nm。

(2)长波长激光:常用长脉冲 1064nmNd:YAG 激光和 755nm 翠绿宝石激光,由于两种激光的不良反应较大,不作为常规治疗。长波长激光与PDL 的联合疗法可治疗抵抗型/难治型 PWS,在使用长波长激光时,需要谨慎操作、精细观察并判定治疗终点反应,否则容易遗留并发症。

2. 强脉冲光（IPL） 属于非相干光，能产生 500~1400nm 不同波长的光。从理论上讲，IPL 覆盖了血红蛋白吸收光谱范围内的波长，还能产生较长波长的光，从而能够治疗深度较深的病变。但目前临床研究却与理论不大相符，有研究表明，IPL 疗效相对其他激光较弱，且对增厚/结节型鲜红斑痣基本无效，但由于其不良反应小，仍可作为治疗 PWS 的备选方法，可与 PDL 交替、联合使用，随着治疗时间的延长，疗效有望得到提高。

3. 光动力疗法（PDT） 其原理是在有氧的情况下，利用激光或其他光源激活靶组织中的光敏物质产生光化学反应，形成单态氧、氧自由基等具有杀伤作用的物质，诱导靶细胞死亡。静脉注射光敏剂后，光敏剂迅速被血管内皮细胞吸收，由于光敏剂的"组织吸收特性"，正常组织细胞吸收较少，从而对正常组织的破坏很小，安全性高。

4. PDL 联合双极射频（RF） 近年来有研究认为，PDL 治疗前使用 RF 可以提高皮肤温度，协助 PDL 达到并维持临界温度阈值，弥补了 PDL 的光热作用不足。

5. 血管生成抑制剂雷帕霉素（RPM） 目前研究表明 mTOR 途径调控异常可引起细胞增殖，RPM 是 mTOR 的单一特异性抑制剂，有抗血管再生的作用。有学者研究表明 PDL 治疗后口服或外用 RPM 均能抑制血管再生，但系统性使用 RPM 不良反应多，因此临床上使用需注意相关不良反应。

（杨蓉娅　张雪洋）

三、蜘蛛痣

（一）概述

蜘蛛痣又称蜘蛛状血管瘤，其形状似一种红色蜘蛛，由状如蜘蛛体的细小动脉性红色丘疹和放射状扩张的毛细血管（即所谓蜘蛛脚）组成，痣体有动脉性搏动，所以也称动脉性蜘蛛痣。

（二）病因

蜘蛛痣通常是良性的，约15%的正常人可发生蜘蛛状毛细血管扩张，儿童更为常见，2/3 的妊娠妇女和肝病患者可发生本病，血浆雌激素水平增高，有血管扩张和新血管形成。研究证明，由于 P 物质水平上升，推测其在发病机制中有重要作用。其他潜在系统性疾病也会有蜘蛛状毛细血管扩张的表现，如肝硬化、类风湿关节炎或甲状腺中毒症等疾病。多发性蜘蛛痣是慢性肝病的特征，特异性约为95%。肝硬化患者有全身高循环血流动力学，蜘蛛痣是此种循环的皮肤表现。有研究发现高达40%的铝厂工人在上胸、背和肩部发生蜘蛛状毛细血管扩张，可能与厂内气体和尘埃有关。

（三）临床表现

蜘蛛痣是由皮肤浅表性小动脉扩张引起，大小不等，大者直径达1.5cm，中央粟粒大鲜红色丘疹，略高出皮面，称蜘蛛体，以玻片压诊法可见搏动，体旁为放射状扩张的毛细血管，血液从"蜘蛛体"流入"蜘蛛脚"，再进入周围毛细血管。当压迫中央"蜘蛛体"，扩张的毛细血管可暂时消退。目前，蜘蛛痣已被国际血管异常研究学会分类为毛细血管扩张的一种亚型，归于低流量毛细血管畸形组。根据皮肤镜下的表现，蜘蛛痣可分为3型，分别是网络型、星型和环型。蜘蛛痣能发生于身体皮肤的任何部位，主要好发于躯干上半部，尤其是面、颈部，其次为躯干上部、上肢、前臂和手背，偶然发生于下肢和外伤部位，常位于一侧，单发或多发，唇、鼻黏膜亦可发生相似损害，但缺乏明显的典型形态，与遗传性出血性毛细血管扩张症难以区分。

（四）治疗

本病属于皮肤美容问题，幼儿和妊娠妇女可能自行消退，故一般不做治疗；有肝病等系统性疾病时，应先积极治疗基础性疾病。

如有需要治疗者，一般临床上常用的治疗方法有电灼法、二氧化碳激光治疗和多功能电离子治疗，除会有留瘢痕的风险外，总体的治疗效果是好的。近年来也多采用脉冲染料激光治疗，该方法一般无瘢痕并发症。采用上述方法去除中心患体即可，但可复发，多次治疗仍复发者可考虑局部切除。

（张雪洋　　王聪敏）

四、毛细血管扩张

（一）概述

面部毛细血管扩张症是一种面部小血管扩张并显现在皮肤表面的情况，表现为颜面皮肤潮红、耐受力降低等，一旦发生便难以自行恢复。该病好发于肤色较浅的患者，由于血管壁破坏导致持续性血管扩张引起，女性的患病率高于男性，吸烟、晒伤都是该病的高危因素。

（二）病因

面部毛细血管扩张病因复杂，与多种疾病有关，可分为原发性和继发性两类。原发性毛细血管扩张多与遗传相关，可见于各种血管相关基因突变皮肤疾病，如遗传性出血性毛细血管扩张症等；而继发性毛细血管扩张常见于慢性光老化、痤疮后炎症红斑、玫瑰痤疮及某些结缔组织病，如红斑狼疮、皮肌炎、硬皮病等。此外，长期局部应用激素、吸烟、日晒、冷热变化、久居高原地区、高雌激素状态、放射性皮炎及陈旧性增生性瘢痕等因素的影响，也会诱发毛细血管扩张。

（三）临床表现

面部毛细血管扩张是一种临床常见的损容性皮肤病，主要表现为面部皮肤阵发性潮红及肉眼可见的血管，常呈红色、紫红色或蓝紫色。异常扩张血管包括小动脉、小静脉和（或）毛细血管，直径为 0.1~1mm。根据血管形态差异，可进一步分为点状、线状、树枝状和蜘蛛状，面部以线状和树枝状最为常见，尤以鼻部、双颊及下颌处明显。

（四）治疗

目前临床治疗方法包括药物、电凝、硬化疗法及手术等，但大多疗效欠佳或易出现瘢痕、色素沉着等并发症。光电治疗因具有疗效好、创伤小等优点，已成为面部毛细血管扩张症的一线治疗选择，本文主要对光电及火针治疗进行介绍。

1. PDL 治疗　PDL 是一种以有机的荧光染料为介质的液体激光器，能发射出 585nm、595nm 波长的黄光，波长接近氧合血红蛋白的吸收峰值 577nm，是血管类疾病治疗的"金标准"。其作用机制除选择性光热作用直接损伤血管外，还可以通过下调血管内皮生长因子，抑制新生血管形成。

2. IPL 治疗　IPL 是基于选择性光热作用原理。不同于激光的高强度及单色性，它能发射出波长为 500~1200nm 的不同强度的非相干光。较长的波长及脉冲持续时间可以缓慢均匀加热血管，而不会导致血管破裂，因此不良反应较少。通过不同的滤光片截选出治疗皮损所需波段的光，可更为有效地针对不同深度的靶色基进行治疗。

3. KTP 激光治疗　KTP 激光也称倍频 Nd：YAG 激光，可在较长脉冲时间内持续发射 532nm 波长的绿光。Ⅰ~Ⅲ型皮肤的浅表红斑及毛细血管扩张症患者可选 KTP 激光治疗，但由于其波长短且接近黑色素吸收峰，在粗大毛细血管及深肤色人群中应用受限。

4. 577nm 黄激光治疗　该半导体激光只发射 577nm 波长的黄光，是血管病变的理想光源。治疗有效的终点反应表现为皮损即刻发白或轻度红斑，而非紫癜反应。

5. Nd：YAG 激光治疗：Nd：YAG 激光波长为 1064nm，可以穿透至皮肤 5~6mm 处，使深部血管内血红蛋白凝固。同时，其可通过增加转化生长因子 –β 的表达促进真皮胶原蛋白合成，并减少白细胞介素 –8 和 Toll样受体 –2 的表达，减轻炎症反应。

6. 火针治疗　采用火针点刺扩张的毛细血管，以达到温通经脉、祛瘀生新，使经脉顺畅、气血调和的作用。火针以每一根扩张的小血管作为治疗靶点，仅改变病变血管血运，不损伤正常皮肤组织，不遗留瘢痕及色素沉着，具有损伤小、不良反应少的特点。

（梁微微　　王聪敏）

五、血管痣

（一）概述

血管痣是皮肤表面毛细血管或小动脉扩张形成的良性肿瘤，属特发性毛细血管扩张症，表现为血管扩张、细胞增殖、皮肤出现小红斑等，影响患者外观。

（二）病因

血管痣的形成主要是由于皮肤表面毛细血管或小动脉的扩张和增生。这种扩张可能是由于血管组织的增生或小动脉的扩张而引起。此外，皮肤的老化、摩擦刺激、雌激素变化、遗传因素及外伤等也可能导致血管痣的形成。过度肥胖和药物滥用也可诱发。

（三）临床表现

血管痣表现为皮肤上的小红点，呈鲜红色或樱桃色，压之不褪色，可出现在身体的任何部位，包括面部、颈部、躯干和四肢等。常见于老年人群，但也可出现在年轻人身上。血管痣通常不会引起瘙痒或疼痛。

（四）治疗

血管痣的治疗方法有很多，如药物、冷冻、贴敷同位素、X 线照射、电离子、手术切除等。但传统疗法需要多次治疗，有的容易复发，有的瘢痕过于明显，患者难以接受。本文主要对光电治疗进行介绍。

1. CO_2 激光的汽化、凝固和碳化作用可以迅速封闭新生血管，止血效果好，同时具有良好的切割作用，可以将病变组织完全清除，且将组织损伤控制在直视可见的最小范围内，因此创面修复良好，复发率低，美容效果好。

2. 585nm 染料激光治疗血管痣，根据患者年龄、皮损颜色、皮肤类型及部位，进行参数设置，治疗后皮损颜色呈淡灰色为宜，通常无严重不良反应发生。

（梁微微　　王聪敏）

第二节　色素性皮肤疾病

一、雀斑

（一）概述

雀斑是一种常见于面部的褐色点状色素斑，日晒可促发和加重本病。

（二）病因

具有遗传倾向，家族聚集的患者可能与常染色体显性遗传有关，致病基因定位于 4q32 - q34。接受日光、X 线、紫外线照射后，能使表皮中黑素体迅速变成氧化型形成雀斑。黑皮质素 - 1 受体基因变异在雀斑的发生中起着作用。

（三）临床表现

常见于面部和其他暴露部位。3～5 岁发病，女性居多。表现为深棕色或浅棕色小圆形色素沉着过度，好发于鼻背、颧骨、脸颊、前额，日晒可加重症状。受紫外线照射影响，常春夏季加重，秋冬季减轻。遮盖和黏膜部位不受累及，一般无自觉症状。

（四）治疗

可用液氮或酚将雀斑剥脱，但部分可形成瘢痕或色素紊乱，已很少使用。调 Q 开关激光（波长 532nm、694nm、755nm）及皮秒激光（波长 532nm、755nm）由于术后清除率高、治疗次数少等优势，可以作为雀斑治疗的优选方案。同时，对于雀斑颜色较浅的患者可使用强脉冲光多次治疗。但不管哪种治疗方式都有术后复发的可能。

（张雪洋　　王聪敏）

二、雀斑样痣

（一）概述

雀斑样痣又称黑子，是一种临床常见的良性皮肤色素性疾病。主要分为日光性雀斑样痣和单纯性雀斑样痣两种类型。我国古代医书称之为黑子或黑子痣。皮肤的任何部位，以及皮肤黏膜交界处或眼结膜均可发生。黑子可以作为独立病症存在，亦可是某些遗传性综合征的特点之一，如面中部黑子病、色素沉着–息肉综合征等。本病自婴幼儿至成年人各时期均可发生，皮疹特殊存在，不会自行消退。无任何不适。

（二）病因

日光性雀斑样痣主要与紫外线持续暴露所导致的慢性色素沉着有关，多发生于中老年人的面部、前臂以及手背等日光暴晒部位，是一种散在分布的圆形、椭圆形或不规则形境界清楚的棕褐色斑疹，直径几毫米到数厘米不等，随着年龄的增长，其大小和数量逐渐增加。

单纯性雀斑样痣发病年龄较早，部分出生时即有，无法自行消退，临床表现为颜色一致的褐色或黑褐色边界清楚且互不融合的斑疹，可单发、多发或散发，可发生于任何部位的皮肤或黏膜，不受日晒与季节影响。

（三）临床表现

本病常见为颜色一致的褐色或黑褐色斑点，米粒至豌豆大（直径常不超过 5mm），边界清楚，表面光滑或轻微脱屑，单发、散发或多发，但不融合，可局限于某一部位，亦可泛发于全身。日晒后颜色不加深，冬季亦不消失。

（四）治疗

目前治疗方法有冷冻疗法、化学剥脱、激光等，但传统治疗方法易发生炎症后色素沉着、色素减退和形成瘢痕等不良反应。由于黑色素能广泛吸收 351~1064nm 的光谱，因此上述波段的激光可用于治疗雀斑样痣。

（张雪洋　　王聪敏）

三、颧部褐青色痣

（一）概述

颧部褐青色痣又称 Hori 氏痣、获得性双侧太田痣样斑，由 Hori 在 1984 年首次报道。本病为颧部对称分布的黑灰色斑点状色素沉着，曾被认为是太田痣的一个变种。1987 年孙启璟等首先描述本病。在他们调查的 2677 人中，发病率男性为 0.2%，女性为 1.21%。颧部褐青色痣常见于亚洲人，中国人患病率为 25%，男女均可发病，更常见于 30 岁以上的中青年女性。

（二）病因

颧部褐青色痣的发病机制尚不清楚，有学者认为可能与表皮黑色素细胞脱落至真皮层、毛球部黑色素细胞的迁移、真皮未成熟黑色素细胞被激活等有关。遗传因素、紫外线照射、面部炎症、性激素水平可能参与了疾病的发生发展。

（三）临床表现

颧部褐青色痣表现为双侧多发的棕色、褐青色、灰褐色斑点，无明显自觉症状，最常见于颧部，亦可见于颞部、前额、眼睑、面颊、鼻根和鼻翼部。

（四）治疗

本病的发病机制可能与太田痣相同，因此治疗同太田痣。激光治疗常选择纳秒激光（波长 694nm、755nm、1064nm）、皮秒激光（波长 755nm、1064nm）和调 Q 开关 755nm 激光，其中 755nm 皮秒激光与调 Q 开关 755nm 激光相比，可通过较少的治疗次数达到皮损清除，因此，可作为颧部褐青色痣治疗的优选方法。

（张雪洋　　王聪敏）

四、黄褐斑

（一）概述

黄褐斑是一种常见的后天性皮肤色素性病变，肝病患者多有之，因此又称肝斑。多对称分布于面颊部，形如蝴蝶亦称蝴蝶斑，见于孕妇的也称妊娠斑，中医称"黧黑斑"。黄褐斑常见于深色皮肤人群，多见于育龄期妇女，男女发病比例约为 1 : 9。

（二）病因

黄褐斑的发病机制仍不明确，目前认为发病因素并不单一，多种原因可以诱导黄褐斑形成，主要诱发因素为遗传易感性、日光照射、性激素水平变化等。此外，过度疲劳、睡眠欠佳、甲状腺疾病、光毒性药物、烹饪等热辐射接触、肝脏疾病及女性生殖系统疾病等也可诱发或加重黄褐斑。约 40% 的黄褐斑患者有家族史，容易出现治疗抵抗。

（三）临床表现

皮损表现为淡褐色、暗褐色或深咖啡色斑疹、斑片，其上常有粉状细小鳞屑附着。斑片形状不一，或圆形，或条形，或蝴蝶形。色斑与正常皮肤境界不明显，常对称分布于面颊、颧部、眼周、口周等，通常无自觉症状。

（四）治疗

黄褐斑的治疗包括外用药物、口服药物、化学剥脱、光电疗法、中药治疗等。外用药物包括氢醌、含有抗氧化成分的外用美白产品、左旋维生素 C 等；口服药物包括维生素 C、谷胱甘肽、氨甲环酸等；化学剥脱治疗有淡斑的作用；光电治疗有较好疗效。激光祛除黄褐斑是基于"选择性光热解"理论。临床上用于治疗黄褐斑的激光主要有 Q 开关激光、强脉冲光和铒激光等。唐志坤总结治疗黄褐斑的经典古方，包括逍遥散、当归芍药散、六味地黄丸、血府逐瘀汤等，被证实也有一定的疗效。

（张雪洋　　王聪敏）

五、蒙古斑

（一）概述

蒙古斑是发生于婴幼儿腰骶部的蓝灰色斑，出生时即有，几年后自然消退。蒙古斑由德国埃德温·贝兹于 1885 年首次提出，但目前越来越多的学者认为"蒙古斑"这个词描述并不准确，原因是除蒙古族以外的人种，如高加索人种中也有该疾病的报道。Zhong 等提出，该病改为"先天性真皮黑色素细胞增多症"可能更为合适，从而减少该词的种族歧视意味。由于亚洲和非洲新生儿皮肤黑色素细胞分布较多，因此蒙古斑更易发生，发病率甚至可达 90%～100%。蒙古斑在男性和女性中发病率相同。

（二）病因

与遗传因素有关，系胚胎期黑色素细胞由神经嵴向表皮移行期间，停留在真皮深部所致，故又称真皮黑变病。因色素颗粒位于真皮较深处，由于光线的廷德耳效应，故透过皮肤时呈特殊的灰青色或蓝色。

（三）临床表现

蒙古斑因分布于真皮深部，颜色一般为蓝灰色或青蓝色外观。其临床表现有叠加蒙古斑、光晕样蒙古斑和斑点状蒙古斑。蒙古斑不沿神经分布，好发于骶髂区域，约占 80.63%，其他发病部位包括下肢、上背部、上肢、会阴、肩部和胸部等。也有学者将这些不分布于骶髂区域的蒙古斑称为异位蒙古斑，其中分布于上肢的蒙古斑可能会与伊藤痣相混淆。

（四）治疗

本病大部分可自然消退，不会恶变，故一般不必治疗。

（张雪洋　　王聪敏）

六、咖啡斑

（一）概述

咖啡斑为一种界限清楚的色素沉着斑，是一类良性表皮色素增多性疾病，在正常人群中的发病率为 10%～20%。咖啡斑在出生时或出生后不久即已存在，往往是在日晒后被首次注意到。

（二）病因

本病病因不明，但存在 McCune – Albright 综合征或 I 型神经纤维瘤病（NF1）等疾病时除外，前者是刺激型 G 蛋白 α 亚基编码基因 GNAS 体细胞突变所致嵌合体障碍，后者是 NF1 肿瘤抑制基因功能缺失性突变疾病。

（三）临床表现

临床主要表现为皮肤褐色斑片，界限清楚，表面光滑，一般可呈数毫米至数十厘米不等，可根据外观形状分为规则型和不规则型。规则型一般呈圆形或卵圆形，而不规则型则表现为边界不规则的地图状。组织病理主要表现为表皮角质形成细胞和黑色素细胞内黑色素颗粒增多。

（四）治疗

咖啡斑通常不需治疗，若为美容可选用激光治疗。目前可根据患者的年龄与肤色，结合病灶的大小、形状和生长位置，尝试采用调 Q 开关激光、皮秒激光、强脉冲光和点阵激光等进行个性化治疗。治疗总体有效率20% ~74.4%。高能量纳秒激光（波长 532nm、694nm、755nm）及皮秒激光（波长 532nm、755nm）可作为首选尝试方案。

（张雪洋　　王聪敏）

七、伊藤痣

（一）概述

伊藤痣又名肩峰三角肌褐青色痣，晚于蒙古斑报道，最早是伊藤于1954 年报道。除部位不同外，损害特征和病理改变与太田痣相似。伊藤痣固定分布于锁骨上神经和臂外侧上皮神经的后方区域，如肩部、颈侧、锁骨上区和上臂，较少有其他神经累及的报道。偶尔累及颈部一侧、锁骨上区、肩胛骨区和肩关节区。伊藤痣较蒙古斑更为罕见。亚洲人群发病率 <0.1%，女性发病率高于男性。

（二）病因

目前本病病因不明，可单独发生，或与其他真皮黑色素细胞增多症同时发生。分布于真皮中上部，细胞可表现为梭形双极树突状的黑色素细胞。黑色素细胞轴与皮肤表面平行，可伴有间质纤维化反应。儿童期内可有轻微褪色，青春期后色素沉者更明显，不会自然消退。

（三）临床表现

伊藤痣主要分布在躯干和上肢，外观颜色分布不均，可能与其中含有未完全色素化的黑色素细胞前体有关，且部分因为分布在真皮浅层，可呈黄褐色外观。

（四）治疗

皮损常位于遮盖部位，故一般不必治疗，如需治疗其方法与太田痣相同。

（张雪洋　　王聪敏）

八、太田痣

（一）概述

太田痣又称眼上额部褐青色痣、眼皮肤黑色素细胞增生病，优先累及三叉神经第一支和第二支神经支配的区域。它是太田于 1938 年首次描述的一种波及巩膜及同侧面部沿三叉神经眼支、上颌支走行部位的灰蓝色斑片损害，好发于有色人种，最常见于东亚人和黑人。日本患病率为 1%～2%，我国武汉地区体检发现患病率约为 0.16%。女性与男性患者的比例约为 4∶1。高达 15% 的病损携带 GNAQ 和 GNA11 基因（编码 G 蛋白 α 亚基）的体细胞激活突变。

（二）病因

可能与遗传有关，属常染色体显性遗传，在胚胎发育期间，黑色素细胞由神经嵴向表皮移行时，由于某种原因未能通过表皮、真皮交界，停留在真皮内而形成的病变。有研究认为，太田痣与蒙古斑的区别在于前者的真皮网状层上部黑色素细胞密度更高，可能不是黑色素细胞的残留，而是一种与蓝痣类似的错构瘤或痣样损害。临床区别在于太田痣的颜色驳杂、不均匀。

（三）临床表现

约 1/2 的患者在出生时即发病，另一发病高峰在青春期。多数单侧发病，损害发生于一侧面部，特别是三叉神经第一、二支所支配的部位，故最常见于眶周、颊部、鼻部、前额和额部。约数厘米大小的色素斑可为灰蓝色、青灰色、灰褐色、黑色或紫色，斑片着色不均，呈斑点状或网状，界限不清楚。一般呈褐色斑状或呈网状，而蓝色较为弥漫。色斑颜色还常随年龄的增长而加深，在斑中偶有结节表现。约 2/3 的患者同侧巩膜有蓝染或褐色斑点，有时睑结膜、角膜也有色素斑，少数患者口腔和鼻黏膜也有类似损害。本病无自愈倾向，极少发生恶变。

（四）治疗

太田痣的斑块形成于真皮层，皮损影响患者颜面部美观。形象受损常使患者自尊水平和自我效能降低，影响其正常生活和社交。对于真皮性色素增多性皮肤病，目前使用 Q 开关红宝石激光、Q 开关翠绿宝石激光、Q 开关 Nd∶YAG 激光或翠绿宝石皮秒激光治疗。Q 开关 Nd∶YAG 激光能选择性地破坏细胞内的黑色素小体，通常需要多次治疗，但一般可以获得良好至极佳的结局。

（张雪洋　　惠庆聪）

九、炎症后色素沉着

（一）概述

炎症后色素沉着（PIH）是皮肤受到急、慢性炎症刺激后发生的色素沉着过度性皮肤病，又称为炎症后黑变病。它虽具有自限性，但可持续存在数月甚至数年，可影响患者外观及生活质量。流行病学资料显示，PIH 可发生于任何年龄段，且男女发病率接近。尽管所有皮肤类型都可发生 PIH，但最常见于 Fitzpatrick 皮肤分型Ⅲ～Ⅵ型的患者。有研究发现，接受皮肤磨削术后，FitzpatrickⅣ～Ⅵ型皮肤 PIH 的发生率明显高于Ⅰ～Ⅲ型皮肤，可能由于印度及非洲黑种人表皮内黑色素含量高，或者与人种、皮肤类型、全身情况等有关。

（二）病因

PIH 通常由各类皮肤急性或慢性炎症引起，病因多种多样，包括疾病因素（各类炎症性皮肤病如痤疮、特应性皮炎、湿疹、银屑病等；感染性疾病如带状疱疹、疖肿等）、创伤因素（如外伤、烧烫伤）、环境因素、医源性因素、个体因素等。其中，紫外线照射、过敏反应等为常见诱发或加重因素，其严重程度与固有肤色、炎症程度和深度、基底膜损伤程度及防晒与否等密切相关。

PIH 的具体发病机制尚不完全清楚，研究表明，黑色素细胞与相邻皮肤细胞如表皮角质形成细胞和真皮成纤维细胞对 PIH 产生发挥重要作用。黑色素细胞的迁移与增殖分化、酪氨酸酶合成和激活、黑素体转移至角质形成细胞等多环节影响 PIH 发生，影响细胞再生与分化的炎症调节因子如炎性介质、炎性细胞因子、促黑色素及一氧化氮（NO）对上述环节起到不同程度的调节作用。

（三）临床表现

PIH 的典型临床表现为浅褐色至深棕色色素沉着斑，其深浅程度和持续时间因人而异，有时还会伴有皮肤质地的改变，可发生于身体的任何部位，形态和分布与原有皮肤病或治疗范围相关。

（四）治疗

早期对炎症性皮损进行病因干预、皮肤屏障功能修复及严格防晒，可有效降低 PIH 的发生率及严重程度；对于已存在的 PIH，恰当的治疗可以缩短其存在时间，减轻对患者情绪的困扰。目前，常用的治疗方式主要包括局部用药（外用氢醌、壬二酸、曲酸或维 A 酸）、口服或注射药物（常用维生素 C 和维生素 E，长期使用有助于色素减退）、化学剥脱和光电治疗等。治疗炎症后色素沉着的光电治疗有很多，研究发现下列激光可改善 PIH，如波长为 1064nm 的 Q 开关 Nd：YAG 激光、波长为 532nm 的 Q 开关 Nd：YAG 激光，Q 开关红宝石激光、波长为 1550nm 的掺铒点阵激光以及点阵二氧化碳激光。

（张雪洋　　王聪敏）

十、外源性色素沉着

（一）概述

外源性色素沉着是指外界色素（如金属、染料、植物性色素、药物等）被有意或意外侵入皮肤使皮肤永久着色，故又称药物或化学物质诱发的色素沉着，包括各种文饰或外伤后使有色物质侵入真皮而出现皮肤持久着色。随着越来越多的化学药物在临床中的应用，药物引发的色素沉着已成为很常见的外源性因素。

（二）病因

原因不明。可能是化学物质的直接沉积或其代谢物的作用所致，亦可能在表皮中结合了巯基使络氨酸酶活化，产生过多色素并与之结合，亦可能产生非黑色素性色素。

（三）临床表现

不同的外源性物质所表现出的色素沉着症状也不同。

（四）治疗

注意避光，避免接触这些物质，以使病情不再发展。治疗外源性色素沉着的光电治疗有很多，研究发现有下列激光：波长为 1064nm 的 Q 开关 Nd∶YAG 激光、波长为 532nm 的 Q 开关 Nd∶YAG 激光、Q 开关红宝石激光、波长为 1550nm 的掺铒点阵激光以及点阵二氧化碳激光。

（梁微微　王爱华）

十一、色素沉着 - 息肉综合征

（一）概念

色素沉着 - 息肉综合征是一种少见的常染色体显性遗传性疾病，以胃肠道错构瘤息肉和口腔黏膜、手、足和唇部等部位的色素沉着为特征，又称口周色素沉着肠道息肉综合征、口周黑子病或波伊茨 - 耶格综合征。

（二）病因

病因尚不清楚。属常染色体显性遗传，在家族中有不同程度的外显性，有的仅有典型的色素沉着斑或胃肠道息肉。偶有非遗传性的病例。研究表明本病基因（STK11）位于 19P13.3，是一个肿瘤抑制基因。

（三）临床表现

两性均可受累，在出生时或幼儿期发病，偶在成人后发生。皮损主要好发在口唇黏膜和周围的皮肤，也可发生在指（趾）末端、掌跖和手、足背处，以及颊黏膜、牙龈等处，颜色为黑褐色或淡黑色斑，与周围皮肤分界明显，数目多少不一，少则十多个，多至难以计数。有的仅有黏膜色素斑而无皮肤表现。色素斑的数目、大小、分布与胃肠道病损无关。色素斑大小和颜色不受日光影响。

息肉可波及整个胃肠道，但以肠道尤其是小肠特别是空肠、回肠多见。息肉常多发，其大小不一，小如针头，大如鸡卵，小者基底宽而无蒂，大者呈分叶状常有蒂。症状较色素斑出现迟，通常于 10 ~ 30 岁之间出现。主要表现为肠痉挛、腹痛、腹泻，重者可引起肠套叠产生严重的腹痛、便血、呕血，甚至发生肠梗阻，有的病例以胃肠道轻度出血为突出表现。症状表现与胃肠道息肉的部位和数目可能有一定关系。息肉癌变率为 3% ~ 25% 。

（四）治疗

色素斑一般可不治疗，如在面颊部、口周皮肤处，因美容需求可以考虑治疗，采用激光或液氮冷冻及手术切除治疗。调 Q 开关的脉冲激光可以在极短时间内选择性地作用于皮肤中的色素细胞，使色素颗粒汽化碎裂而不损伤周围的正常组织细胞结构，在其后的炎症反应过程中，碎裂的色素颗粒被巨噬细胞吞噬后排出体外，从而达到治疗目的。

肠道息肉的处理视症状而定，如症状不明显可采取保守疗法，对症处理。症状明显的，如发生急腹症或疑有癌变时，应作选择性肠段切除。预防性肠段切除并无意义。

（梁微微　　王爱华）

十二、色素痣

（一）概述

色素痣又称细胞痣或痣细胞痣。本病属发育畸形，属于黑色素细胞系统的良性肿瘤，发病率高达 100% 。它可发生于身体任何部位，色素痣多为黑色、深棕色、蓝黑色、灰黑色、浅黄色、深红色；极少数色素痣是无色的。

（二）病因

本病属于发病畸形，即黑色素细胞在由神经嵴到表皮的移动过程中，由于偶然异常，造成黑色素细胞的局部聚集而成。

（三）临床表现

本病常见，可发生于不同年龄组，大多发生于儿童或青春期，往往在发育期明显增多，皮损形态可呈斑、丘疹、乳头瘤状、疣状、结节、圆顶、息肉样或有带蒂损害等表现。可发生于任何部位。其大小由几毫米到几厘米，甚至更大。其颜色通常呈黄、褐或黑色，但也可呈蓝、紫色或肤色。数目不一。

1. 根据痣细胞的分布分类：分为交界痣、混合痣和皮内痣三种。

（1）交界痣：一般很小，直径为几毫米到 1 厘米，呈淡褐色、暗褐色或黑色斑点，表面光滑无毛，也可略高出皮面。发生于身体任何部位，掌、跖及外阴部位的痣细胞痣常属于这一类，多见于儿童。交界痣有恶变的可能性，临床上局部常有轻度疼痛、灼热或刺痛、边缘处出现卫星小点，如突然增大、颜色加深、有炎症反应、破溃或出血时，应提高警惕。

（2）混合痣：外观类似交界痣，但可能更隆起，多见于青少年，有时可有毛发穿出。

（3）皮内痣：成人常见的一类色素痣，可发生于身体的任何部位，但最常见于头颈部，不发生于掌跖或生殖部位，损害由几毫米到几厘米，边缘规则，呈深浅不同的褐色，表面光滑或乳头状或有蒂，可有毛发且较正常为粗，病变呈半球形或有蒂的损害，皮内痣一般不增大，较少发生恶变。

2. 根据痣发生的时间、部位与形态加以特殊命名，主要有先天性色痣、睑分裂痣、睑缘痣、甲母痣、巨大痣等。

（1）先天性色痣：出生时即发生的色痣，通常皮损较广泛，有约10%的恶变倾向，其病理变化类似混合痣。临床表现为深褐色斑块，稍隆起，表面不规则，有结节状突起。大小由几厘米以至累及到整个头皮、背部或整个肢体。边界清晰。早期即有黑色粗毛。此种痣又被称之为兽皮痣，随着年龄增长，皮损表面可皱折成疣状改变。有的患者可以合并血管痣、脂肪瘤或神经纤维瘤。

（2）睑分裂痣：该色痣位于上下眼睑、结合膜，当闭眼时痣合并为一完整的形态，说明此痣在胚胎第2~6个月上下眼尚闭合时已形成，当眼裂形成时即一分为二。

（3）睑缘痣：此痣位于上下睑缘部位，可以是皮内痣、交界痣或混合痣。

（4）甲母痣：此痣表现为甲板或甲床有一黑色或褐色纵行条带。

（5）巨大痣：巨大痣目前还没有一个统一的标准，主要根据色痣占其所在部位比例的大小所决定。虽然有的在面部被称之为巨痣，但相对肢体、躯干等大版块并不够称之为巨痣。在临床实际手术中，多数巨大痣单纯切除后创面不能直接缝合，常常需要植皮、皮瓣转移或采取皮肤软组织扩张治疗。

根据临床及电镜特征，还有晕痣、气球细胞痣、Spitz痣及发育不良性黑色素细胞痣。

（四）治疗

痣的处理是一个复杂的问题，其本身对健康影响不大，可以不予处理。多因美容需要或疑有恶变时才考虑治疗，目前治疗方法如下所述。

1. 非手术方式

（1）激光：是利用选择性光热效应直接穿透皮肤到达治疗部位，从而达到治疗目的。目前常见的有二氧化碳激光、Q 开关掺钕钇铝石榴石激光（QS Nd：YAG）、Q 开关掺铒钇铝石榴石激光、Q 开关红宝石激光（QSRL）、Q 开关翠绿宝石激光（QSAL）以及点阵激光等。有研究表明，超脉冲二氧化碳点阵激光联合 Q 开关 Nd：YAG 激光治疗效果更好。

（2）电离子机：是利用等离子体火焰，使触头与组织间温度瞬间达 3000℃左右，迅速将组织汽化而使病灶永久消失。根据病灶大小，选用直径不同的治疗针头，多点多次，直至肉眼看不到黑色为止。

（3）冷冻：是利用强低温使细胞内外冰晶形成，导致细胞机械损伤、脱水、皱缩和中毒，导致细胞 pH 降低，化学反应加速和脂蛋白变性，而缓慢复温导致细胞再次结晶使细胞膜破裂，从而达到治疗目的。每个色素痣用制冷剂液态氮（沸点 -196℃）按压 3～5 秒，消融 10～15 秒，反复 3 个冻融周期，间隔 5 分钟后观察色素痣周围组织出现轻度红肿即可。

（4）微波：是利用微波辐射能量使病变组织碳化凝固，从而达到治疗的目的。治疗时，对于小的皮损，探针头由浅入深，同点多次，直至肉眼观察无异常色块。对于大的皮损，则需多点多次进针治疗，接触时间也相应延长（1～3秒），直至见到皮损完全凝固为止。

（5）电灼伤：是利用高温使病变组织碳化凝固，从而达到治疗的目的。治疗时根据色素痣大小调节高频治疗仪功率，一般控制在 3000～5000kHZ，由浅入深，直至肉眼观察黑色碳化物组织完全被清除为止。

（6）化学剥脱：是利用剥脱剂（药物）涂于患处，使表皮和真皮乳头发生不同程度坏死、剥脱，之后被新生表皮替代，从而达到治疗的目的。因该方法治疗时剥脱深度不宜控制，目前已不用于治疗色素痣。

针对较大、较深的色素痣，以上方法均可采取多次治疗。

2. 手术方式　如发生在掌跖、腰围、腋窝、腹股沟、肩部等处，或易摩擦受损部位，可能对皮损产生不良刺激或出现恶变症状时，应及时完全切除。皮损范围较大者，可行分次切除或切除后皮瓣转移以及植皮治疗，也可采用皮肤扩张术治疗。小的色素痣还可采用贯穿插缝技术、削除法治疗，其效果也很满意。

3. 巨型先天性黑色素细胞痣（巨痣）的治疗 从前瞻性随访的文献结果来看，巨痣的恶变率为1%～31%，所以建议巨痣积极治疗并长期随访。治疗方式不主张采用单一治疗方式，但仍以手术方式为主，建议多种手术方式联合非手术方式且个体化治疗。

4. 眼睑色素痣的治疗 对于小色素痣，在不引起周围组织结构变形移位的情况下，可直接拉拢缝合；对于局部皮瓣无法修复的色素痣，采用植皮术；针对中等大小的色素痣，首选方案为色素痣切除＋皮瓣转移术，根据具体部位，灵活选择任意皮瓣及眼轮匝肌皮瓣修复。

5. 其他特殊类型黑色素细胞痣的治疗 针对晕痣、气球细胞痣、Spitz痣以及发育不良性痣，也有恶变的可能，建议手术一期全部切除，根据缺损大小选择缝合术、局部皮瓣转移术或植皮术等；分次切除可能刺激皮损恶性，或术中造成种植转移，故不建议行分次切除。切除组织均应送常规病理检查。

（梁微微　李海涛）

十三、色素性毛表皮痣

（一）概述

色素性毛表皮痣由 Samuel William Becker 1949 年首先报道，因而也称为贝克尔痣（BN）、贝克尔黑变病、贝克尔色素性错构瘤和痣样黑变病。

（二）病因

本病发病机制尚未明了，一般认为性激素（包括雌激素、雄激素和孕激素）受体在 BN 的发生中发挥作用，因为雌激素（17β－雌二醇）增加了人类黑色素细胞培养中黑色素的合成；另外，紫外线辐射也是重要诱因，特别是面部皮损被认为和紫外线辐射关系非常密切。其病理组织特征主要为表皮突规则向下延伸、表皮增厚，同时伴有基底层色素含量明显增加，黑色素细胞数量正常或略有增加，真皮浅层可伴有噬色素细胞存在，但近年来也有文献认为本病黑色素细胞数量是增加的。

（三）临床表现

BN 好发于儿童后期和青春期，发病率为 0.2%～0.52%。在成人病例研究中发现本病男性的发病率较高，而在儿童患者中没有发现显著的性别差异。典型皮损表现为边界清楚但形状不规则的浅褐色至深褐色色素沉着斑片，色斑表面可见毛囊性丘疹，系立毛肌增生所致，为疾病的特征性表现。斑片随年龄增长逐渐增大，往往发展成地图样损害。皮损出现 1~2 年后可有毛发生长，但在儿童和部分成人患者中多毛症可不明显，此类病例容易被漏诊。皮损多为单侧，有研究发现右侧肢体较为多发，病变常累及胸部、背部及肩胛区，少数可有双侧皮损，或累及颌面部、下肢等不典型部位。

（四）治疗

目前尚无特效治疗方法，国内外相关的报道较少。传统方法采用冷冻、机械磨削、外科手术和植皮治疗，但容易发生感染及瘢痕形成，很难达到美容性外观。随着激光技术的不断发展，其在 BN 的治疗中不断得到尝试应用。本文主要介绍光电治疗方法。

1. Q 开关激光　Q 开关激光指的是通过系列技术将激光的脉冲宽度控制在纳秒或皮秒级别，以小于黑色素小体的热弛豫时间的脉宽发射时，激光的能量将被局限于靶色基内，激光的能量来不及弥散产生光机械效应致使靶色基爆破碎裂，进而代谢实现淡化色素斑的目的。最常见的 Q 开关激光有 1064nm（532nm）Nd∶YAG 激光、694nm 红宝石激光和 755nm 翠绿宝石激光等。近年来，随着点阵模式发射方式的推出，可能会部分提高疗效，减少不良反应。短波长 Q 开关激光治疗 BN 容易复发，推测可能与毛囊周围较深的黑色素细胞未被破坏有关。建议先脱毛治疗后再行 Q 开关激光治疗，这样可能会对降低复发有积极意义。

2. 强脉冲光及长脉宽激光　强脉冲光（IPL）是波长范围从 400nm~1200nm 的强脉冲非相干光。IPL 治疗 BN 的机制和 Q 开关激光不同，靶色基吸收强脉冲光的能量转化为热能，引起靶目标温度升高、细胞凋亡等，进而加快色素代谢实现治疗表皮色素斑的目的，同时 IPL 也可以脱毛，通过两方面的机制实现淡化 BN 治疗的目的。

3. 剥脱性及非剥脱性点阵激光　由于 2940nm 铒激光和 $10600nmCO_2$ 激光是水分的吸收峰值，两种激光器很早就应用于皮肤磨削治疗，早期有研究证实单纯的激光磨削破坏表皮后，BN 的皮损有不同程度的减轻。

考虑到各类设备均有自己的不足之处，不同设备的联合应用可以提高疗效，近年来临床进行了诸多探索，激光联合的模式有长脉宽激光联合、长脉宽激光与点阵激光联合、Q 开关激光与点阵激光联合等。

（梁微微　王聪敏）

十四、文身

（一）概述

文身又称墨缄法（刺花），系人为地把不溶性色素注入真皮，而在皮肤上做出永不消退的字画，当作身体的一种装饰或一种标记，使其成为永久性色素斑。文身后除皮肤出现颜色变化外，一般是无症状的。文身包括专业文身、业余文身、美容文身、医源性文身和外伤性文身等。

（二）治疗

文身多为装饰性而不需要处理。传统去除皮肤文身的方法包括烧灼、冷冻、磨皮和植皮等，但这些方法存在瘢痕增生和文身去除不完全等缺点，无法满足临床需要。本文主要介绍光电治疗的最新进展。

1. 调 Q 激光治疗文身　基于选择性光热作用原理，它产生的纳秒级短脉冲波被文身色素颗粒选择性吸收后，可急剧升高颗粒内温度并产生超过颗粒自身拉伸强度的巨大压力波，使颗粒爆破形成更加细小的颗粒经表皮排出或被体内巨噬细胞清除，达到去除文身的目的。此外，如果通过调 Q 技术将激光脉宽持续时间限制在色素的热弛豫时间内，激光的能量也将被限制在色素靶点内，不会对周围组织造成附带损伤。由于调 Q 激光具有组织损伤小、操作简便、安全性高等优点，目前已成为治疗文身的主流方法和金标准。

（1）临床常用的调 Q 激光器包括以下三种：①调 Q 红宝石激光器：激光波长 694nm，脉宽 28～40ns；②调 Q 翠绿宝石激光器：激光波长 755nm，脉宽 50～100ns，光斑直径 2～4mm，重复频率 10Hz；③调 Q 开关 Nd：YAG 激光器：激光波长 1064nm 或 532nm，脉宽 5～10ns，光斑直径 1.5～8mm，重复频率 10Hz。

（2）皮秒激光：皮秒激光也属于调 Q 激光的一种，但是脉宽只有传统调 Q 激光的千分之一，在相同的能量下皮秒激光具有更高的峰值功率，使其靶向破坏色素颗粒的特异性更高而对周围组织的热损伤也更小。

2. 调 Q 激光联合咪喹莫特　咪喹莫特是一种外用免疫调节剂，研究表明它可增强巨噬细胞的吞噬能力以促进色素代谢。

3. 点阵激光去除文身　主要基于局灶性光热作用原理。点阵激光照射后，能在皮肤上形成多个显微治疗区（MTZ），每个 MTZ 周围形成环形组织凝固带和热损伤带，未损伤的正常组织通过周围细胞迁移并迅速修复损伤的表皮细胞。

（梁微微　　王聪敏）

十五、白癜风

（一）概述

白癜风是一种常见的后天性色素脱失性皮肤黏膜疾病，可累及毛囊，临床表现为白斑或（和）白发。各种族均可患病，男女患病率大致相当，肤色深的人群比肤色浅的人群发病率高，世界范围内发病率为 0.1% ~ 2%；我国人群患病率为 0.56%，其中 9.8% 的患者有家族史。

（二）病因

目前尚不完全清楚，主要涉及以下学说。

1. 遗传　据相关研究显示，有 10% ~ 30% 的白癜风患者有白癜风家族遗传倾向，患白癜风的风险约为一般家庭的 4 倍，同卵双胞胎的发病率高达 23%。所以此研究表明，白癜风的发病与遗传易感性之间存在着密切联系。

2. 免疫　多项研究结果证实，自身免疫对白癜风的发病具有相当关键的作用。在白癜风的自身免疫中，CD8$^+$T 细胞发挥着重要作用。有实验表明，CD49α 在白癜风中由皮肤驻留的记忆性 CD8$^+$T 细胞表达，而白细胞介素 – 15（interleukin – 15，IL – 15）促进了黑色素细胞的破坏。另外还有研究发现，IL – 15 受体 CD122 在白癜风小鼠模型中通过抗体干扰明显缓解了疾病表型。同时，大约有 75% 的白癜风患者，其血清中含有抗黑色素细胞特异性抗体。患者体内黑色素细胞膜的特定抗原与自身产生的抗体发生特异性结合，此过程进而激活补体系统，导致补体级联反应的启动。这一连串的生化反应不仅涉及补体的裂解过程，还触发了补体依赖性的细胞毒性作用，最终对黑色素细胞造成显著损害，从而影响了皮肤的色素生成功能。

3. 氧化应激　皮肤是防御外界机械、生物刺激的首要防线。机体生理功能受到损害，组织功能便每况愈下。内质网压力平衡改变等因素，还可使细胞生成过量活性氧（ROS），导致皮肤各种细胞的氧化应激和氧化损伤。近年来，氧化应激（OS）被认为是白癜风发病中重要的始发因素之一。

4. 黑色素细胞自毁　黑色素细胞自毁假设认为白癜风的发生是由于表皮黑色素细胞功能的亢进，因为黑色素合成过程中会产生一些中间产物，如酚化物以及高活性基因等，这些物质对正常或恶性黑色素细胞具有毒性作用，其过度产生或积聚，促使黑色素细胞耗损并早期衰退。在正常生理状态下，黑色素细胞拥有一套自我保护系统，能够排出上述有害化学物质。而这种保护机制一旦发生障碍或者存在大量毒性物质的堆积，会导致黑色素细胞的损伤、破坏和死亡，从而产生本病。

5. 神经精神因素　精神压力及心理因素，如极度的焦虑、紧张、烦躁、抑郁情绪与白癜风的发展密切相关。在经历这些压力性生活事件后，自然会杀伤细胞的活性、促使淋巴细胞的增殖反应等，这些会使免疫功能被大大削弱，从而导致白癜风的发病。

6. 病毒感染　病毒感染与许多自身免疫性疾病的病原体密切相关。有研究对病毒基因组进行了 PCR 和石蜡包埋方法的调查，接近40%的患者被查出巨细胞病毒，同时有 21 名白癜风患者被认为携带巨细胞病毒。此外，Speeckaert R 等认为，人类 T 细胞病毒感染可能与白癜风、麻风等皮肤病的发生有关。因此，病毒感染可能引起白癜风，但仍需进一步验证。

（三）临床表现

白癜风为后天发生，无性别差异，任何年龄均可发病，以儿童及青壮年多见，约50%的患者在 30 岁以前发病。任何部位均可受累，暴露、摩擦及褶皱部常见，如颜面、颈部、手部、腕部、前臂伸侧、腹部及腰骶处等，口唇、阴部及肛门黏膜亦可发病，头面部毛发部位白发常见。白斑单发、散发或泛发，孤立或对称分布，也可完全或部分沿某一皮肤节段单侧发病。皮损大小不等，呈圆形、椭圆形、不规则形或线状，典型皮损为乳白色或瓷白色色素脱失斑，边界清楚，无萎缩、硬化及肥厚等改变。常无自觉症状，进展期可有短时瘙痒。病程慢性迁延，长短不定。大部分患者在春末夏初、暴晒、疲劳及精神压力下加重。少数稳定或自行好转。在进展期，白斑扩大、增多，边缘呈浅白色或灰白色，边界模糊，形成三色白癜风，易发生同形反应；至稳定期，白斑停止发展，呈乳白色或瓷白色，边界清楚，可见色素岛或边缘色素加深。

　　根据皮损范围和分布将本病分为节段型、非节段型、混合型及未定类型四型。

　　1. 节段型白癜风　沿某一皮神经节段单侧分布，完全或部分匹配皮肤节段，少数呈双侧或同侧多节段分布；该类型具有儿童易发、早期毛囊受累及白发形成、病情在进展后期相对稳定的特点。

　　2. 非节段型白癜风　包括散发型、泛发型、面肢端型和黏膜型。散发型指白斑≥2片，面积为1~3级；泛发型为白斑面积4级（>50%）；面肢端型指白斑主要局限于头面、手足，尤其好发于指（趾）远端及面部口腔周围，可发展为散发型、泛发型；黏膜型指白斑分布于2个或以上黏膜部位。

　　3. 混合型白癜风　指节段型和非节段型并存。

　　4. 未定类型白癜风　指非节段型分布的单片皮损，面积小于体表面积的1%。

（四）治疗

　　本病为慢性疾病，治疗周期长，疗效不一，治疗目的包括控制疾病发展、促进黑色素细胞再生和黑色素形成及修复内环境。治疗前应首先明确白癜风的型别和分期，进而选择合适的治疗方法和药物。

　　1. 外用药物治疗

　　（1）糖皮质激素制剂：以糖皮质激素的各种剂型外用，涂抹于白斑处，范围宜小于体表面积的10%，进展期疗效较好。除面部及黏膜外，幼小儿童宜选用弱效至中效，年长儿童及成人宜选中效至强效。需注意长期局部应用引起的皮肤萎缩、毛细血管扩张等不良反应。

　　（2）钙调磷酸酶抑制剂：适用于成人及儿童，尤其是面部、黏膜及薄嫩部位，可选择0.03%、0.1%他克莫司软膏或1%吡美莫司乳膏涂抹。

　　（3）维生素D衍生物：可外用卡泊三醇或他卡西醇软膏，与NB-UVB联合应用可增强疗效。

　　（4）氮芥乙醇：盐酸氮芥、异丙嗪及甘油溶于95%乙醇中外用。需新鲜配制，冰箱内保存。

　　（5）中药热敷：主要作用包括促进局部血液循环、调整免疫功能、促进黑色素生成等。可以从根源上调理身体，长期坚持治疗可获得更加持久的疗效，不仅可以针对局部白斑进行治疗，还可以改善整体的身体状况，提高免疫力。

2. 内用药物治疗

（1）糖皮质激素：系统应用仅适用于进展期患者，口服或肌内注射，可使病情尽快控制。

（2）环孢素：环孢素是一种常见的免疫抑制剂，可选择性地阻断 T 细胞受体诱导的细胞增殖及分化和 IL－6、TNF－α 等细胞因子的产生，有研究者推测环孢素可能通过抑制白癜风病变周围 CD8$^+$T 淋巴细胞，从而治疗白癜风。

（3）甲氨蝶呤：最初是用来治疗肿瘤的药物，后来该药物被用于治疗免疫相关的疾病，如银屑病和类风湿关节炎，现在正在逐步用于治疗白癜风。

（4）硫唑嘌呤：作为具有免疫抑制作用的抗代谢剂，其机制是抑制 DNA、RNA 和蛋白质的合成，从而抑制淋巴细胞的增殖和分化，产生免疫抑制作用。

（5）中药：中药治疗白癜风的原则是调整阴阳平衡、气血调和，增强机体抵抗力，促进黑色素细胞再生。常用的中药有黄芪、当归、川芎等，这些药物具有益气活血和调和营养的作用。

3. 光疗　PUVA（补骨脂素＋UVA）疗法、NB－UVB 和 308nm 准分子激光适用于各型（黏膜型除外）、各期白癜风的治疗。大面积照射时需注意眼、面部及外生殖器的防护。

4. 移植疗法　稳定期白癜风患者，皮肤移植常常是较为理想的治疗选择。随着技术的发展，白癜风皮肤移植手术已发展出多种形式，包括组织移植和细胞移植两大类，并衍生出新型辅助技术，以提升治疗效果和移植成功率。同时，术后护理的改进也成为确保移植成功的关键因素之一。

5. 中医疗法　针刺、火针、艾灸、皮肤针等针灸疗法可以通过调整经络气血、调理脏腑功能、改善局部微循环等方式帮助患者恢复色素。针灸治疗白癜风可以减轻病变范围、促进色素细胞再生、提高皮肤免疫力等。

6. 脱色治疗　白斑面积大于体表面积95%的患者，对各种复色治疗抵抗，在患者要求下可行脱色治疗。脱色后需严格防晒，以避免日光损伤及复色。

7. 遮盖治疗　采用遮盖治疗方法，使白癜风的皮损部位在明暗度和颜色上与周围正常肌肤相协调，以此实现伪装效果。目前主要的白癜风遮盖治疗方法分成两大类型，分别是临时遮盖和永久遮盖。

8. 心理治疗　由于白癜风发病部位的白斑带来的外观损害，会给患者带来心理问题，如自卑、焦虑等。为了患者的身心健康，需要对其进行心理治疗，帮助患者建立正确的认知。

9. 维医学治疗　维医学在治疗白癜风上具有独特的治疗方法，近年来因维医治疗白癜风疗效显著，不良反应较小，备受各界专家的关注。

（梁微微　　余明莲）

十六、老年性白斑

（一）概述

老年性白斑主要发生于成年，尤其是老年人群，是一种老年性消退现象。表现为色素退化。值得一提的是老年性白斑的皮损面积通常很小，为斑点状损害，患者皮肤可出现多个损害，但不会形成融合或出现大片皮损，且新皮损的发生非常缓慢，1年内新增1~2个。

（二）病因

老年性白斑是由于皮肤中的DOPA阳性黑色素细胞数目减少所致。其发生原因可能是由于老年人的细胞逐渐发生萎缩、减少，皮肤色素细胞的局限性老化，制造皮肤色素的能力减弱以至丧失，使皮肤的黑色素含量减少，出现色素脱失。

（三）临床表现

老年性白斑，男女发病率大致相等。多见于45岁以上中老年人，并随年龄而增加。其皮损以四肢躯干多见，可以缓慢出现多处损害，皮损一直孤立存在而不融合或出现大片皮损，但颜面和皮肤黏膜交界少见。白斑境界鲜明，多为针头至豆大，个别亦可达到指甲片大，呈圆形或椭圆形，数个至数百个不等，白斑处皮肤稍凹陷，边缘无色素增多现象。以白斑处皮肤较周围稍凹陷为特点，结合年龄、部位，易与白癜风区别。

（四）治疗

因本病好发于中老年人，且颜面皮损少见，不影响美观，患者治疗意愿较低，故本病一般不需要特别治疗。

（梁微微　　王聪敏）

十七、离心性后天性白斑

（一）概述

本病又称晕痣，可能是白癜风的一型，有时和白癜风同时发生。通常是指围绕色素痣的局限性色素减退。此后痣本身也可褪色而皮损继续发展。1887 年 Hebra 首先记载了以色痣为中心的白斑；1916 年 Sutton 进行详细研究，并认为是白癜风的一个少见病种，故又称为 Sutton 白斑或 Sutton 痣。与此同时日本人筱本更从组织上确认了以痣为中心的白斑，其性质与白癜风一样。1923 年 Stokes 结合临床和组织学研究，确定了中心痣是痣细胞痣。1936 年 Feldman 和 Lashinsky 建议使用晕痣为病名。

（二）病因

本病病因目前仍不完全清楚，但大多倾向与自身免疫有关。大多数晕痣的中央痣为自幼或原先已存在的痣，经过数年或更长时间后，周围突然发生白斑，多数病例无明显诱因而发生，少数报道因局部搔抓、冷冻、激光术后诱发白斑病例。

（三）临床表现

本病男女老少皆有，好发于躯干部，特别是背部，偶见于头面部，发生于上肢少见。单发或多发，是以斑点状色痣为中心的圆形、椭圆形色素减退斑，大小不一，均匀一致的白晕逐渐增大到 0.5 ~ 1cm 或更宽些。白色晕轮与色素痣可同时发生，或者围绕整个痣周围间隙发生。其边缘无色素增殖。偶尔出现同心圆损害，在白晕的外围又绕以一淡色圈。中央痣可以褪色而遗留红色小丘疹，变平、最后消失，其消失时间为 5 个月到 8 年，随后一些白晕也渐消退，但更为常见的是白斑持续很久或继续扩大。

大多数患者晕痣的中央痣为自幼或原先存在的痣，经过数年或更长时间后，痣周围突然出现白斑。色素痣受到抓伤、冷冻、激光术后诱发白斑，转为晕痣。

本病一般无自觉症状。部分患者本病可自然消退，首先是中央痣逐渐褪色、色泽变淡，痣变平，最后消失，随后周围白斑亦消退，其消失时间为数月到 2 ~ 3 年。也有病例长期无变化，或继续扩大。

（四）治疗

一般无须治疗，如有继续扩大趋势或为美容需要可在局部麻醉下作外科切除，效果满意，但单纯切除中心痣不能完全保证周围白斑的消退。残余白斑的治疗可参考白癜风的治疗方法。

（梁微微　　李爱琴）

第三节　皮肤良性增生性疾病

一、脂溢性角化病

（一）概述

脂溢性角化病（SK）又名老年疣、基底细胞乳头瘤，由不成熟的表皮角质形成细胞构成。是最常见的良性皮肤肿瘤，可见于各族群成人和老年人，无性别倾向。患病率随年龄增长而增加，在60岁以上人群中患病率近100%。

（二）病因

以往曾认为本病是一种迟发性良性上皮性肿瘤、老年皮肤变化或感染性皮肤病，但迄今确切病因尚不明。有些报道特别强调为家族遗传，泛发性损害的病例可表现为常染色体显性遗传。与年龄和性别有关，女性患者大多为围绝经期妇女。紫外线累积辐射暴露或 HPV 感染可能致病，但证据并不一致。研究发现，SK 患者存在成纤维细胞生长因子受体 3（FGFR3）和磷脂酰肌醇 - 3 - 激酶（PIK3CA）癌基因体细胞活化变异，偶尔可见端粒酶逆转录酶（TERT）和二磷酸肌醇多聚磷酸盐水解酶 3（DPH_3）启动子变异。但这些变异的致病作用目前尚不明确。

（三）临床表现

SK 的临床形态多样，轻至轻度色素沉着的浅表斑块，重至棕色至黑色的鳞屑性丘疹或斑块。皮损表面通常黯淡，有许多堵塞的毛囊孔，导致出现脑形外观。早期病变呈扁平、浅褐色或肤色斑疹性，类似于雀斑样痣。如损害浅表时，犹如黏着于表皮。皮损初发最常见于面、头皮、躯干、上肢，但也可发生于体表任何部位，如头顶、颈部、股部、臀部、小腿等，但不累及掌、跖。SK 通常无症状，但炎症或刺激性病变可能伴有瘙痒和（或）轻度疼痛，尤其是皮肤褶皱处或因衣物摩擦而受持续刺激的病变。

（四）治疗

SK 是生长缓慢的良性病变，一般不需要治疗。但若病变有症状、造成功能障碍（如影响视力）或影响美观，则需要治疗。目前临床上多采用局部无创或微创的非手术治疗手段，如光动力、高频聚焦超声、激光等。医生可根据实际皮损大小、部位以及患者意愿选择合适的方法来达到最佳治疗目的。

1. 盐酸氨基酮戊酸光动力疗法（ALA - PDT）是常见的疗法之一。ALA - PDT 既能保护紫外线损伤的细胞 DNA 从而抑制皮肤老化，又能激活 Socs1/3 大量生成、阻断 JAK 信号通路进而抑制角质形成细胞的增殖和角化。ALA - PDT 产生的活性单态还能促进浅表皮肤肿瘤细胞的凋亡和坏死，特别适合于巨大皮损、头顶耳廓等特殊部位、合并癌变等手术不能切除的 SK。

2. 高频聚焦超声（HIFU）通常以 500kHz ~ 3MHz 的频率运行，通过局部加热和机械效应选择性破坏目标细胞，故能对各种皮肤病变都能起到靶向消融的作用。4 ~ 10MHz 时聚焦于表皮下 2 ~ 6mm 处，20MHz 时则能良好聚焦于皮肤表面，能对血管瘤、寻常疣等靶标进行有效治疗。Calik 等发现 SK 患者接受单次 HIFU 治疗后皮损清除有效率高达 96%，仅有浅表毛细血管扩张、红斑、轻微结痂等轻微不良反应。初步认为，HIFU 治疗 SK 具有作用精准、不良反应小的特点。

3. CO_2 激光、铒激光、730nm 皮秒钛蓝宝石激光等不同类型激光器都能较好地清除 SK 皮损。铒激光的工作波长为 2940nm，水吸收能力非常高，穿透深度仅限于表皮最上面；CO_2 激光波长 10600nm，碳化和汽化能力强，穿透能力深；皮秒钛蓝宝石激光主要针对良性色素性病变，对色素型 SK 有良好疗效。临床上，医生需结合患者皮损类型、数目、部位及目的，选用不同类型激光器或联合其他手段治疗 SK。

（张雪洋　王聪敏）

二、汗管瘤

（一）概述

汗管瘤是向末端汗管分化的一种汗腺瘤，属于皮肤良性肿瘤。本病可发生于任何年龄，半数以上患者发生于 20 ~ 30 岁。女性多于男性。因本病好发于女性，且青春期加重，妊娠期、月经前期或使用女性激素时皮疹增大肿胀，故考虑与内分泌有关。

（二）病因

多发性或发疹型汗管瘤可能与唐氏综合征、抗癫痫药和甲状腺功能亢进有关。有报道显示发疹型汗管瘤发生在之前发生过炎症皮损的部位或毛发蜡化区域，这使得人们开始讨论某些病例中的发疹型汗管瘤是反应性的而不是肿瘤性的。已有糖尿病患者出现多发性透明细胞汗管瘤的报道。汗管瘤的组织学表现为真皮浅层内双层立方形细胞围绕中央导管，上皮细胞呈多发性小区域聚集。通常在上皮聚集区域的一侧存在逐渐变窄的逗点样边缘，被纤维化基质所围绕。

（三）临床表现

表现为分散的多发性肤色丘疹，通常直径约数毫米，巨大型可大至1cm。颜色为正常肤色、红色或棕褐色，表面有蜡样光泽，有些表现为粟丘疹样。可分为三型，即眼睑型、发疹型和局限性。最常见眼睑型，多发生于妇女，在发育期或后出现。发疹型汗管瘤在儿童期或成年早期发病，累及颈前区、胸部、肩部、腹部和生殖器区域。局限性位于外阴及阴蒂，称生殖器汗管瘤，在手指伸面称肢端汗管瘤。汗管瘤可发生在身体任何部位。通常无自觉症状，但有些患者在热环境中、出汗或日晒时有烧灼感或痒感，发生于外阴者常有瘙痒。

（四）治疗

本病属于良性肿瘤，可不做治疗，如有需要治疗者，一般临床上常用的治疗方法有电灼法、CO_2 激光。CO_2 激光波长为 10600nm，碳化和汽化能力强，穿透能力深，除会有留瘢痕的风险外，总体的治疗效果是好的。

（张雪洋　　王聪敏）

三、睑黄瘤

（一）概述

睑黄瘤又称睑黄疣，是最常见的一种黄瘤。女性发病率约为 1.1%，男性约为 0.3%，多见于中年女性。发病年龄为 20～70 岁，但最常见于 35～55 岁。睑黄瘤是一种不会产生功能障碍的良性疾病，通常不影响健康，但其特殊的发病位置严重影响患者美观，且该病皮损可长期存在、持续发展，严重者不仅眼睑功能受限，患者心理健康和生活质量亦受到损害。既往医学界对其重视程度不足，目前相关研究较少。但是随着社会发展，人们对美容的需求迅速增加，近年来睑黄瘤的防治需求明显增加，成为临床亟待解决的热点之一。

（二）病因

睑黄瘤通常仅是一种局部的皮肤表现，半数以上患者血脂正常。它常与其他类型的黄瘤伴发，在原发性低密度脂蛋白－胆固醇代谢紊乱（如家族性高胆固醇血症和高载脂蛋白β血症）患者中很常见。同时在肝胆疾病（如阻塞性肝病）黏液性水肿、糖尿病和植物甾醇血症中也较常见。较年轻个体（尤其是儿童）出现睑黄瘤时，应考虑潜在的遗传性血脂异常。甲状腺功能障碍和糖尿病可能也是致病的诱因。

（三）临床表现

睑黄瘤是质软黄色斑块，常对称分布于眼睑内侧。皮疹为麂皮色或橘黄色柔软的长方形或多角形丘疹和斑块，好发于两侧上眼睑和内眦周围。病变分布对称，也可为单发或多发，结节状或较平软，半固体或完全钙化。

（四）治疗

睑黄瘤病变本身一般不需要治疗。一些患者可能通过降脂药物治疗诱导睑黄瘤回缩，但其效果并不一致。如果因美观原因希望处理，可选择外科切除或二氧化碳激光疗法，有条件时也可选择局部用三氯醋酸（trichloroacetic acid，TCA），但这些治疗后常出现复发。

（张雪洋　　王聪敏）

四、软纤维瘤

（一）概述

软纤维瘤又名纤维上皮性息肉、皮赘、软瘊，是正常皮肤的良性赘生物，通常表现为粉红色、红色或白色的窄蒂病变。常见于中年或老年，尤以绝经期后妇女多见，也可见于妊娠期。

（二）病因

软纤维瘤在成人中很常见，发生风险随年龄增长而升高，多见于肥胖和糖尿病患者。观察性研究提示，软纤维瘤可能是胰岛素抵抗和代谢综合征的皮肤征象。中期妊娠时皮赘的发生率也会增加，产后皮赘可能消退。

（三）临床表现

通常可分为三型：①多发性皱纹状小丘疹，多见于颈部，质软，直径 1~2mm；②单个或多发性丝状软纤维瘤，呈丝状增生的柔软突起，宽约 2mm，长约 5mm；③单发性有蒂软纤维瘤，可发生于面部、胸背乃至腋窝，多见于躯干下部、腹股沟等。一般为单个有蒂呈息肉样突起，质软，表面光滑，直径约 1.0cm 或更大，常呈肤色或色素增多。

（四）治疗

本病属于一种有蒂的良性肿瘤，可不做治疗，如有需要治疗者，一般临床上常用的治疗方法有应用液态酚或三氯醋酸、电灼法和 CO_2 激光，去除切割基底部即可。

（张雪洋　　王聪敏）

五、疣

（一）概述

疣是人类乳头瘤（HPV）感染所引起的表皮新生物，属于慢性增生性良性疾病。但最近发现 HPV 感染后有一部分导致恶性肿瘤，如皮肤癌、舌癌和宫颈癌等，因而引起人们的重视。常见的疣有寻常疣、跖疣、扁平疣及生殖器疣等。

（二）病因

不同的临床类型可由不同类型的 HPV 所致。寻常疣及跖疣与 HPV-1、HPV-2、HPV-4 感染有关；扁平疣与 HPV-3、HPV-5 有关。人是 HPV 的唯一宿主。疣主要通过直接接触传染，偶可通过污染物而间接传染。皮肤外伤是 HPV 感染的重要因素。疣的发生及消退与机体的免疫功能有关，细胞免疫对疣的防御机制起重要作用。免疫功能缺陷的人，疣的发生率高于正常人。

（三）临床表现

1. 寻常疣　俗称"千日疮""刺瘊""瘊子"等。初起为针尖大的丘疹，渐渐扩大到豌豆大或更大，呈圆形或多角形，表面粗糙，角化明显，触之硬固，灰黄、污黄或污褐色，继续发育呈乳头样增殖。数目不等，有时数个损害可融合成片。多发生于青少年，一般无自觉症状，偶有压痛。

常好发于手指、手背、足缘等处。发生于甲缘者，其根部常位于甲廓内，表现为单纯性角化，待侵及皮肤时才出现典型赘疣状损害。病程慢性，约65%的寻常疣可在2年内自然消退。临床观察发现疣消退时常有下列预兆：突然瘙痒，疣基底部发生红肿；损害突然变大，趋于不稳定状态，或个别疣有消退，或有细小的新疣发生。寻常疣的特殊类型有以下两种。

（1）丝状疣：好发于眼睑、颈、颏部等处，为单个细软的丝状突起。正常皮色或棕灰色。一般无自觉症状，若发生于眼睑，可伴发结膜炎或角膜炎。

（2）指状疣：为在同一柔软基础上发生一簇集的参差不齐的多个指状突起，其尖端为角质样物质。数目多少不等，常发生于头皮，也可发生趾间、面部。一般无自觉症状。

2. 跖疣　系发生于足底的寻常疣，足部多汗、外伤和摩擦可为其发病的诱因。初起为一细小发亮的丘疹，后逐渐增大，表面角化，粗糙不平，灰褐、灰黄或污灰色，呈圆形，境界清楚，周围绕以稍高增厚的角质环。若用小刀将表面角质削去，则见角质环与疣组织之间境界更为明显，继续修削，见有小的出血点，此乃是延伸的真皮乳头的血管破裂所致。若仅微量血液外渗凝固，则形成小黑点。好发于足跟、跖骨头或跖间受压处。单发或多发，有时在一较大的跖疣的四周有散在性细小的针头大的卫星疣。有时数个疣聚集在一起或互相融合形成一角质片块，若将表面角质削去后，则见多个角质软芯，特称为镶嵌疣。自觉疼痛，但镶嵌疣可以不痛，病程慢性，可自然消退，一般认为儿童较成人易于消退。

寻常疣发生于手掌部，称为掌疣，其临床表现与跖疣相似。还有一种深部的掌跖疣，又称包涵疣或蚁丘疣，其特点为表面覆盖着一厚的胼胝，用刀将之消除后，则显露出疣所特有的白色或淡棕色的柔软颗粒，有一定的压痛，偶有红肿，可多发，除发生于掌跖外，还可发生于指（趾）尖端及其侧缘。

3. 扁平疣　主要侵犯青少年。大多骤然出现，为米粒大到黄豆大扁平隆起的丘疹，表面光滑，质硬，浅褐色或正常皮色，圆形、椭圆形或多角形，数目较多，可沿抓痕分布排列成条状。一般无自觉症状，好发于颜面、手背及前臂等处。面部扁平疣偶可伴发喉部乳头瘤。病程慢性，可突然自行消失，但亦可持续多年不愈，愈后不留瘢痕。

4. 生殖器疣　又称尖锐湿疣、性病疣。初起为细小淡红色丘疹，后逐渐增大增多，表面凹凸不平，湿润柔软，呈乳头样、草样或菜花样突起，红色或污灰色，根部常有蒂，且易发生糜烂、渗液，易出血。皮损裂缝间常有脓性分泌物郁积其中，致有恶臭，且每因搔抓而引起继发感染。由于不断受到局部潮湿与慢性刺激的作用，往往迅速增长。在妊娠或有严重肝脏病变时，可明显增大，此可能与女性激素增多有关。自觉有压迫及痒感。好发于外生殖器部及肛门附近的皮肤、黏膜湿润区域，偶见于腋窝、乳房等处，尤其易发生于有慢性淋病、白带多及包皮过长者。病程不定，可于几个月内自然消退，但亦可持续多年不消退。醋酸白试验阳性。

近来文献表明，在阴道、阴茎或肛周部位的生殖器疣，可转化为鳞状细胞癌，其转化时间通常需要 5~40 年。有报告显示，4.7%~10.2%宫颈部、5%外阴及肛周部尖锐湿疣，经过一个长期潜伏期后，可发展为原位癌和浸润癌。利用核酸杂交方法，在某些浸润性癌的材料中，可发现生殖器疣中的 HPV6 型及 11 型的 DNA 相关序列。

(四) 治疗

1. 局部外用药物治疗

（1）咪喹莫特：咪喹莫特是一种小分子免疫调节剂，具有免疫调节及间接抗病毒作用。其抗病毒作用是通过激发人体自身免疫力和诱导 T 细胞因子活性来增强细胞免疫，从而产生针对 HPV 感染细胞的免疫反应，目前临床多用于肛门和外生殖器尖锐湿疣的治疗。

（2）水杨酸：水杨酸是一种角质剥脱剂，通过缓慢地破坏病毒感染细胞起作用，而不影响角质细胞的生成，产生的温和刺激可激发免疫反应。其对被 HPV 感染的表皮缓慢破坏，使局部角质层脱落或变薄。

（3）干扰素：重组人干扰素具有抑制肿瘤细胞增殖、抗病毒及调节人体免疫等功能。

（4）斑蝥素：从中药斑蝥提取的斑蝥素可使疣部表皮充血、发泡。祛除疣体表面角质后，外用斑蝥素封包 24 小时，间隔 1~3 周治疗 1 次，总疗程 2~3 周，对于寻常疣治愈率达 80%。

2. 局部注射药物治疗

（1）平阳霉素：平阳霉素属抗癌抗生素，可抑制增殖细胞的 DNA 合成并切断 DNA 键，阻断注射区血液供应，使疣体缺血、萎缩、坏死、脱落。

（2）氟尿嘧啶：氟尿嘧啶是嘧啶衍生物，能阻断细胞内 DNA 合成，使细胞凋亡；还能促进疣体角质软化，延长疣体自身修复时间，缩短疗程。

3. 免疫治疗

（1）免疫调节剂：①卡介菌多糖核酸：卡介菌多糖核酸属免疫调节剂的一种，其作用机制为通过调节体内细胞免疫激活单核－巨噬细胞功能，使辅助性 T 淋巴细胞（Th 细胞）免疫反应增强，加强自然杀伤细胞功能，从而增强机体抗病能力；②西咪替丁：西咪替丁是 H_2 受体拮抗剂，对机体免疫功能有增强作用；③阿维 A：阿维 A 是依曲替酸的代谢产物，对上皮细胞有双向调节作用，能使角化过度的表皮恢复正常功能。

（2）中药：治疗方面以益气健脾、解毒活血及软坚散结为原则而遣方用药，促进角质层软化，利于药物渗透吸收。

4. 物理治疗

（1）液氮冷冻治疗：液氮冷冻是应用低温使病变组织发生坏死，其作用机制是使组织内水分形成冰晶，造成细胞机械性损伤。冷冻使细胞脱水，电解质浓度增高，细胞发生中毒死亡。冷冻后低温影响局部血液循环，血流淤滞，血栓形成。

（2）激光治疗：①二氧化碳激光：二氧化碳激光是一种现代手术电极波，主要作用靶为水分子，疣组织被碳化、汽化，二氧化碳激光治疗疣快速方便，无全身不良反应，免疫抑制患者也可使用，但部分患者会遗留瘢痕；②Q 开关 Nd：YAG 激光：波长 532nm，对褐色、淡红色扁平疣较敏感，具有选择性光热分解作用，瞬间释放出高能量的峰值功率，发生爆破、汽化，不损伤周围正常组织，治疗后光学显微镜下可见表皮和真皮交界处分离，被破坏的血管周围有炎症反应。

（3）微波治疗：微波与激光相比，有止血功能好及无刺鼻烟尘等优点。其作用原理是组织内分子在微波交变外电场作用下，以 $2450 \times 10^6/s$ 频率高速运动、变化，产生巨大振荡摩擦，使机体组织在很小的范围内瞬间产生高温，组织发生凝固性坏死。起搏器植入患者禁用，治疗中要注意避免骨或软骨损伤。

5. 5－氨基酮戊酸（ALA）光动力疗法　ALA 本身无光敏性。ALA 是一种内源性化学物质，参与体内血红素代谢。病毒疣患者局部外用 ALA 后，其靶向性聚集于 HPV 感染的细胞中，并转化成原卟啉 IX，原卟啉 IX 具有很强的光敏性，经特定波长照射后，局部缺血，增生细胞死亡，对正常细胞无影响。因此，ALA 光动力疗法不仅能去除肉眼可见疣体，还能破坏亚临床期感染细胞，降低复发率。

6. 自体疣植入　自体疣植入是一种传统的人工免疫疗法。其作用原理是通过手术将 HPV 抗原包埋于皮下脂肪层，刺激机体产生抗体，也可刺激患者外周血 T 淋巴细胞，激发自身细胞免疫应答反应，直接杀伤靶细胞，或分泌淋巴因子间接杀伤靶细胞，使疣体脱落。

（梁微微　　申　琳）

六、粟丘疹

（一）概述

粟丘疹又称"白色痤疮"或"粟丘疹白色苔藓"，好发于面部，为白色或黄白色丘疹，表面光滑，似米粒埋于皮内，数量多，触之坚实，无自觉症状，如用针挑刺，可有皮脂样物排出。它是一种起源于表皮或皮肤附属器上皮的良性肿物或潴留性囊肿，属于良性皮肤肿瘤。此病可发生于任何年龄阶段，不受性别限制，发病概率均等，且易复发，以面部尤其是眼睑、颊部及额部较为多见，成人也可发生于生殖器等部位。

（二）病因

原发型从新生儿开始发生，由未发育的皮脂腺形成，损害可自然消失。继发型常在炎症后出现，可能与汗管受损有关。可在阳光照射后，二度烧伤后，大疱性表皮松解症后，迟发型皮肤外卟啉症后，大疱性扁平苔藓后，疱疹样皮炎后，天疱疮后，类天疱疮后和 X 线照射后等情况下发病。

（三）临床表现

损害呈乳白色或黄色，针头至米粒大的坚实丘疹，顶尖圆，上覆以极薄表皮；继发性损害多分布于原有皮损周围，可持续数年，自然脱落，无瘢痕形成；个别损害可有钙盐沉积，硬如软骨、损害增大时呈暗黄色；多见于面部尤其是眼睑、颊及额部。成年人也可发生于生殖器，婴儿通常限于眼睑及颞部。

（四）治疗

1. 药物治疗　外用维 A 酸或口服维 A 酸可取得较好的疗效。

2. 物理疗法　针清治疗。局部治疗可用 75% 乙醇消毒，用针挑破丘疹表面的皮肤，再挑出白色颗粒即可。

3. 激光治疗　采用 CO_2 激光将粟丘疹表面的表皮汽化，然后用无菌注射针头挑出其白色内容物。也可以用 CO_2 激光将整个粟丘疹汽化。

（梁微微　　王聪敏）

七、皮脂腺痣

（一）概述

皮脂腺痣又叫器官样痣，为好发于头皮由皮脂腺构成的错构瘤，由无毛的皮脂腺增生构成，缺失成熟的毛囊。在婴儿期，皮脂腺痣通常很光滑，也可能隆起或呈疣状而表现为乳头状增生伴毛囊发育不成熟。在青春期，由于体内各类激素对皮脂腺和顶泌汗腺的影响，皮脂腺痣可以快速生长并更趋疣状改变。较大的皮脂腺痣也可伴有眼部和神经系统异常（皮脂腺痣综合征）。

（二）病因

目前研究认为，皮脂腺痣是表皮、真皮和皮肤附属器的发育异常，其中以皮脂腺的发育异常为主。全基因组分析发现，该病患者 HRAS 及 KRAS 基因位点发生变异。

（三）临床表现

本病较少见，是一种先天性发育异常，出生时或童年早期就存在，大多数皮损为单个，好发于头面部位，少数病例呈斑块或结节、带状、线条状、圆形或不规则形，其上无毛发生长。不同年龄的皮脂腺痣表现不一，儿童期因体内雄性激素量较少，皮损表现为轻度隆起、淡黄色、表面光滑、柔软的斑块。至青春期，皮脂腺发育成熟时，形成乳头瘤状或线状涡群样的斑块。老年皮损呈疣状，质地坚韧并可呈棕褐色，并可在皮脂腺的基础上发生肿瘤样增生（10% ~ 14%），最常见的为基底细胞瘤，其次为乳头状汗管囊腺瘤，其余也可发生皮脂腺上皮瘤、透明细胞汗腺瘤、汗管瘤、大汗腺囊腺瘤、鳞状细胞癌或毛囊漏斗瘤等。此外，极少数患者可伴发眼畸形和动眼神经功能障碍。

（四）治疗

一般于青春期前进行，因青春期后本病的恶性程度升高。外科手术治疗是首选，应该进行全层切除。皮脂腺痣较小者，可以直接切除缝合或利用局部皮瓣的方法修复。因本病好发于头皮或面部，从美容的角度讲，利用头面部周围组织修复是最好的选择，如皮脂腺的范围较大则可采用皮肤软组织扩张器的方法修复缺损区。

皮脂腺痣的替代治疗包括分次激光、物理治疗或光动力疗法，其疗效不一，因皮脂腺痣很难通过这些方式完全去除。对于皮脂腺痣切除不完全的病例需密切随访。

（梁微微　申　琳）

八、疣状痣

（一）概述

疣状痣是一种皮肤或黏膜的上皮细胞局限性良性增生所形成的皮肤错构瘤，根据其主要组成成分是皮肤附属器还是角质细胞，又分为器官样痣和非器官样型表皮痣。但狭义上表皮痣则专指非器官样型表皮痣，又称线状表皮痣、疣状线状表皮痣。

（二）病因

本病病因不明，多数学者认为疣状痣是一种先天性嵌合性皮肤病。在胚胎发育早期体细胞发生非致死性突变，继续分裂并迁移至表皮，与正常表皮细胞交错镶嵌，形成嵌合性皮肤损害。临床上嵌合性皮肤病的皮损分布具有一定的规律，沿 Blaschko 线分布即为其中的一种模式，同时也暗示了胚胎发育过程中表皮细胞的迁移途径。基因突变可发生在个体发育的任何阶段以及生殖细胞或体细胞周期的任何分期。如果基因突变发生在体细胞，通常不会直接遗传给后代，但可将突变的基因传递给下一代的细胞。如果基因突变发生在生殖细胞分化之前，生殖系的祖细胞也受累及的话，则可以遗传给后代，导致广泛分布的表皮痣皮损并且合并有多个系统病变，即一种特殊类型的表皮痣——表皮痣综合征。

（三）临床表现

本病分型一般根据临床特点及皮损范围来分，但具体分型标准尚未达成统一认识，本文介绍"三个亚型"的分类方法，即局限型、泛发型及炎性型线状表皮痣。

1. 局限型　皮损局限于一处，范围小，呈斑块状、束状或线状分布的集簇性疣状角化性丘疹。

2. 泛发型　皮损多发或泛发，单侧或双侧，排列常为单侧连续或断续性条索状、带状或斑片状，甚至广泛分布于全身，皮损形态及分布各异。此型如伴有其他先天畸形，如眼、骨骼、神经系统等的发育异常，则称为表皮痣综合征。

3. 炎性型　皮损为排列成线状的红色角化过度性丘疹、脱屑，红斑和剧烈瘙痒是该型区别于其他类型表皮痣的显著特征，常沿 Blaschko 线分布。

（四）治疗

本病的治疗方法较多，对于皮损较少的患者，可采用外用药物、液氮冷冻、CO_2 激光、电灼、手术切除等方法；泛发者治疗困难，可口服阿维A 并联合外用 5 – 氟尿嘧啶、他扎罗汀和卤米松治疗。

（梁微微　　张春华）

九、皮肤化脓性肉芽肿

（一）概述

化脓性肉芽肿（PG）又称毛细血管扩张性肉芽肿，系由于皮肤损伤后，新生血管不断增生，终成息肉状损害，是一种获得性良性血管增生性肿瘤。该病和化脓性感染无关，组织学上也无肉芽肿的表现，只是由于该名称在皮肤学界沿用甚久，其较科学的名称为"分叶状毛细血管瘤"，但未被广泛采纳。

（二）病因

病因目前尚不明确，可能与创伤、药物、激素水平、原有血管病变等多种因素有关。

（三）临床表现

化脓性肉芽肿好发于容易受伤的暴露部位如指（趾）、面部等，青少年多见，男女均可发生，局部常有外伤史。早期为红色丘疹，在数周内迅速长大，多为半球形，可有蒂，表面光滑或呈分叶状，也可高低不平或脱屑；质脆，易出血，有时局部坏死、表面结痂。患者大多无自觉症状，出血现象是化脓性肉芽肿的特征性表现，并且出血多少和皮疹面积并不一定成正相关，有时很小的皮损可有较多的出血。新生儿易发生于脐部，在婴幼儿身上发生的化脓性肉芽肿如果没有出血现象，与婴幼儿血管瘤很难鉴别。化脓性肉芽肿很难自然消退，需要积极治疗。

(四) 治疗

1. 手术治疗

(1) 全层皮肤切除法：部分面积较大的皮损可采用手术全层皮肤切除的方法，部分肿物位于手足部位，邻近皮肤组织有限，且有时边缘皮肤角化过度，手术切除后缝合比较困难，需局部皮瓣甚至植皮修复，必要时可用石膏等外固定包扎。手术治疗具有复发率低、治疗周期短、切除组织可用于病理诊断等优点，但因真皮深层缺损，术后必然导致瘢痕形成。

(2) 刮除/剔除法：刮除法即沿皮肤表面刮除外生的病灶组织。剔除法在去除皮肤表面病灶的同时，还需楔形剔除少量病灶下的皮肤组织。两种方法均无须缝合，但通常需要进一步处理病灶基底组织，可用电灼、激光等多种方式处理以降低复发率。刮除/剔除法操作容易，创伤小，适合基层医疗机构开展，治疗后美容效果可以接受。

(3) 结扎法：结扎法在病变基底部结扎以阻断病灶血流从而起到促进病变坏死、脱落的效果。该方法简单易行，对病例创伤极小，治疗后无瘢痕形成，尤其适用于一些带蒂病灶和特殊人群 (如儿童、孕妇) 以及美容部位的治疗，但该方法存在复发可能。

发生于体表的炎性肉芽肿，特别是颌面、会阴等部位，应特别注意其是否有瘘管或窦道存在，可行探针探查或造影检查。若炎性肉芽肿与瘘管或窦道相连，应进行整体切除、封闭。此外，炎性肉芽肿有恶变可能，需行病理检查和定期随访。

2. 物理治疗

(1) 冷冻治疗：冷冻是治疗浅表皮肤肿物的一种简单、便捷、有效的手段，其中最常用的冷冻剂为液氮。该方法简单易行、创伤小，易于被患者接受，但治疗周期长，冷冻深度不易控制，对医生操作经验有一定要求，且有复发及瘢痕增生风险。

(2) 微波治疗：是利用电磁波辐射使病灶局部迅速达到高温，使组织凝固坏死，具有出血少、治疗层次清晰及对周围正常组织损伤小的特点，愈后大多不留瘢痕。

(3) 射频治疗：射频是一种高频交流电磁波，通过感应电作用、电解作用及热效应对组织产生生物学效应。射频治疗的优点是止血良好，操作视野清晰，愈后瘢痕不明显。

（4）烧灼治疗：利用化学制剂或电流热效应作用于病灶使其变性坏死，包括化学烧灼和电灼。

（5）放射治疗：仅见于部分复发性或难治性 PG 的治疗。

3. 激光治疗 近年来，激光治疗逐渐被越来越多的医生选择用于治疗 PG，因其具有微创、痛苦小、恢复快等优点，患者接受度较高，尤其适用于一些手术切除难度较大的部位。激光治疗也可与手术切除联合应用。脉冲染料激光（PDL）、掺钕钇铝石榴石（Nd∶YAG）激光、CO_2 激光、铒钇铝石榴石（Er∶YAG）激光、半导体激光、光动力治疗（PDT）等激光治疗在临床都有报道。

4. 药物治疗 使用药物治疗有无创、操作简便、安全性高的优点，但疗效不确切，治疗周期长，有复发的可能。临床常用的如 β 受体阻滞剂、咪喹莫特、系统性应用糖皮质激素、巨大戟醇甲基丁烯酸酯、阿利维甲酸等。

（李 娜 梁 斌）

十、皮脂腺囊肿

（一）概述

皮脂腺囊肿俗称"粉瘤"，是最常见的皮肤良性肿瘤之一。囊肿生长较为缓慢，因挤压、搔抓后易出现红肿热痛炎性反应，易反复发作，影响患者生活质量。部分易形成窦道，或有癌变风险，可转变为基底细胞癌和鳞癌。

（二）病因

皮脂腺囊肿通常由外伤、感染、遗传等各种原因引起皮脂分泌物潴留淤积在皮脂腺囊管开口导致毛囊中皮脂腺的导管阻塞。从中医角度分析皮脂腺囊肿是由于内因或外因导致痰气凝聚或湿热蕴毒而成。详细来讲是由皮肤疏于洗理，腠理津液滞聚不散，渐以成瘤；或因情志内伤，枢机不畅，肝失条达导致气血运行不畅，气滞痰凝，痰湿阻滞于皮里膜外，或脾失健运，湿浊化痰，导致痰凝气滞于肌表而成；继发感染者多因搔抓染毒，或湿热蕴结，痰湿郁久化热，热盛肉腐化脓所致。

（三）临床表现

本病好发于头面部及躯干，多单发，为圆形或椭圆形囊性皮下肿物，体积大者可达鸡蛋大小，高出皮面，硬度中等，有时有波动感，表面光滑。颜色可为肤色，增大过快时，局部皮肤可变薄发亮，出现点片状蓝黑色。破溃时，可挤出白色、灰白色豆腐渣样、白灰泥样或米汤样内容物。

（四）治疗

1. 部分可自行消退，但结节仍存在，易复发。

2. 激光治疗　以二氧化碳激光在囊肿表面切开，挤出内容物，冲洗，再以激光破坏囊壁后直接加压包扎。本法已少用。

3. 手术　手术是治疗皮脂腺囊肿的主要方法，可彻底切除囊肿内容物和囊壁，防止复发。其中经典手术方法是沿皮纹切开或梭形切开至囊肿表面，以小弯钳或剪刀完整剥离囊肿，闭合创面。另外还有其他手术方法，如手术方法一：小切口手术，沿肿物正中皮纹切开5mm，切透囊壁挤出内容物，用小弯钳进入切口内，夹住深部囊壁，向外牵拉，使囊壁整体与周围组织脱离，缝合手术切口。术前既已破溃者可使用本方法。手术方法二：在肿物基底缘正常皮肤沿皮纹切开5mm，深达囊肿表面，以小剪刀完整剥离整个瘤体，缝合切口。本方法尤适用于表面皮肤较薄的囊肿。手术方法三：如囊肿较小，可整体切除，美容缝合，避免出现皮下空腔。如囊肿取出后有较大空腔，为防止死腔残留，应将周边皮下脂肪组织牵拉缝合充填凹陷，使术区平整。如皮下组织无法拉拢，需加压包扎。如果术中囊壁已破碎，则应尽量剪除或刮除干净，以防止复发。如囊肿感染破溃，给予清除分泌物，刮除囊壁，充分清洗后引流，每日换药，可自然愈合或二期手术缝合。

4. 火针治疗　是将烧红的针具以快、准、稳的手法在病变部位或特定腧穴速刺疾出来治疗疾病的方法，具有针的刺激和灸的温热作用。火针直接作用于狭窄阻塞的囊管，开通毛窍，使囊肿内容物有排泄出口同时温阳化气，促进局部循环，加快代谢，加速创口愈合。目前使用火针联合中药内服、中医外治、西药内服等手段多有报道，无论单一使用火针还是配合其他治疗手段均疗效显著，该治疗手段的优点是缩短病程，不易留疤，安全性强，操作简单，价格低廉，适用人群广泛，值得推广。

（卞薇薇　李　娜）

第四节　常见面部损容性皮肤病

一、痤疮

（一）概述

痤疮又称"青春痘"，是一种常见的慢性炎症性皮肤病，主要累及毛囊皮脂腺单位引起炎性或非炎性皮损。流行病学研究表明，青少年发病率为80%～90%，20～30岁成年人患病率高达64%。全球疾病负担研究组估计痤疮人群发病率可达到9.4%，已成为全球第八大常见病。据统计，31.8%痤疮可继发敏感性皮肤，3%～7%可遗留瘢痕，严重影响患者容貌和身心健康。

（二）病因

痤疮是一种多因素的疾病，目前认为痤疮发病主要与雄激素诱导皮脂腺肥大过度分泌皮脂、毛囊导管口异常角化、痤疮丙酸杆菌等微生物增殖及免疫炎症反应有关。有研究发现遗传因素在重度痤疮发生中起到重要作用。遗传因素可影响临床类型、皮损分布和病程长短。饮食因素如脂肪、糖类、可可等可增加皮脂的产生。血糖及乳品可增加胰岛素样生长因子（IGF）-1的水平，提高雄激素的活性。刺激性食品（如辣椒、烈性酒、油炸食品等）、过度劳累、肥胖、不正确皮肤护理、彩妆、日晒、不良情绪、熬夜等均是痤疮的诱发因素。

（三）临床表现

痤疮的皮损好发于面颊、额部及下颌，其次是胸、背部、肩部，多呈对称性分布，主要表现为粉刺、丘疹、脓疱、囊肿或结节，鼻部一般不受累，常伴有毛孔粗大和皮脂溢出。痤疮的初期皮肤损害为与毛囊一致的圆锥形丘疹，顶端呈黄白色，由毛囊内皮脂与毛囊内脱落的角化细胞构成，其顶端因黑色素沉积形成黑头粉刺，用手可挤出头部是黑色而其下呈白色半透明的脂栓。稍重时黑头粉刺形成炎症丘疹，顶端可有米粒至绿豆大的脓疱。炎症继续发展，则可形成大小不等的暗红色结节或囊肿，挤压时有波动感，破溃后常形成窦道和瘢痕。通常情况下皮损一般自觉症状轻微，炎症明显时可有疼痛。病程呈慢性、易反复，常继发敏感性皮肤，愈后遗留炎症性红斑、色素沉着和瘢痕。

痤疮分级是痤疮治疗及疗效评价的重要依据。依据皮损性质及严重程度将痤疮分为3度和4级。轻度（Ⅰ级）：仅有粉刺；中度（Ⅱ级）：炎性丘疹；中度（Ⅲ级）：脓疱；重度（Ⅳ级）：结节、囊肿。

（四）治疗

痤疮的治疗主要以消除皮损、防止复发、提高患者生命质量为目的；同时预防敏感性皮肤、炎症后红斑、色素沉着和永久性瘢痕形成。根据患者病情严重程度、年龄和性别等实际情况充分分级和联合治疗，制定个性化的治疗方案。临床常用的治疗手段有药物治疗、物理和化学疗法（表1-4-1）。

表1-4-1　中国痤疮患者推荐治疗方案

痤疮严重程度	临床表现	一线推荐	二线推荐	女性可选择	维持治疗
轻度（Ⅰ级）	粉刺	外用维A酸	过氧化苯甲酰、水杨酸、粉刺去除、果酸、中医药	—	—
中度（Ⅱ级）	炎性丘疹	外用维A酸+过氧化苯甲酰+/-外用抗生素，或过氧化苯甲酰+外用抗生素	口服抗生素+外用维A酸和（或）过氧化苯甲酰/外用抗生素、蓝光、果酸、中医中药	口服抗雄激素药物	外用维A酸+/-过氧化苯甲酰
中度（Ⅲ级）	丘疹、脓疱	口服抗生素+外用维A酸+/-过氧化苯甲酰+/-外用抗生素	口服异维A酸、果酸、红蓝光、光动力、激光疗法、中医中药	口服抗雄激素药物	外用维A酸+/-过氧化苯甲酰
重度（Ⅳ级）	结节、囊肿	口服异维A酸+/-过氧化苯甲酰/外用抗生素。炎症反应强烈者可先口服抗生素+过氧化苯甲酰/外用抗生素后，再口服异维A酸	口服抗生素+外用维A酸+/-过氧化苯甲酰、光动力疗法、系统用糖皮质激素；聚合性痤疮早期可以和口服异维A酸联合应用中医中药	口服抗雄激素药物	—

注：表1-4-1来源：中国痤疮治疗指南（2019修订版）

1. 药物治疗

（1）外用药：根据药物的作用机制，常用的外用制剂可分为溶粉刺药和抗微生物药两大类。①外用溶粉刺药物：目前主要使用的是维 A 酸类药物，如阿达帕林、他扎罗汀、异维 A 酸等。外用能减轻毛囊上皮细胞的角化过度及角质层的黏性，进而减少微粉刺的形成，加速粉刺的排出；②外用抗微生物药物：由于耐药的问题，在治疗时应注意抗生素种类选择，以及使用时间不宜过长，可交替使用不同类型的抗生素。首选治疗，应优先考虑外用非抗生素类药物，如烟酰胺、过氧化苯酰、硫化硒、壬二酸等。

（2）口服用药：中重度痤疮患者可给予口服抗生素或维甲酸类药物，使用时应严格遵循应用指征。常见的药物有米诺环素、多西环素、四环素、阿奇霉素、口服异维 A 酸等，注意异维 A 酸不能与四环素类药物同时应用，也不能同时系统应用糖皮质激素，因为可诱发颅内压升高。

2. 物理疗法　对传统治疗无效或不耐受患者，可选择物理治疗。常用的有红蓝光、光动力、激光治疗、粉刺清除术和囊肿内注射。

（1）红蓝光：主要作用机制是具有杀灭痤疮丙酸杆菌、抗炎及组织修复的作用。

（2）光动力疗法：外用 5 - 氨基酮戊酸（ALA）富集于毛囊皮脂腺单位，经过血红素合成途径代谢生成光敏物质原卟啉 IX，经红光（630nm）或蓝光（415nm）照射后，产生单态氧，造成皮脂腺萎缩，可抑制皮脂分泌，直接杀灭痤疮丙酸杆菌等病原微生物，改善毛囊口角质形成细胞的过度角化和毛囊皮脂腺开口的阻塞，可预防或减少痤疮瘢痕。主要适用于Ⅲ级和Ⅳ级痤疮，特别是伴有脂肪肝、肝功能损害或高脂血症的痤疮患者。术后应注意避光48小时，以免产生光毒反应。

（3）激光疗法：1320nm 激光、1450nm 激光和 1550nm 激光常用于治疗痤疮炎症性皮损，根据皮损炎症程度选择适当的能量密度及脉宽。强脉冲光和脉冲染料激光有助于炎症性痤疮后期红色印痕消退。非剥脱性点阵激光和剥脱性点阵激光对痤疮瘢痕有一定程度的改善。临床应用时建议以小光斑、较低能量和低点阵密度多次治疗为宜。

（4）粉刺清除术：可在外用药物的同时，选择粉刺挤压器挤出粉刺。挤压时，注意无菌操作，挤压的力度和方向。如用力不当，可致皮脂腺囊破裂，导致炎性丘疹发生。

（5）囊肿内注射：主要用于严重的囊肿型痤疮，用药物治疗的同时，可配合醋酸曲安奈德混悬剂 +1% 盐酸利多卡因注射液，进行囊肿内注射可使病情迅速缓解，多次注射时需预防局部皮肤萎缩及继发细菌性感染。

3. 化学疗法　浅表化学剥脱术主要包括果酸、水杨酸及复合酸等，作用机制是通过干扰细胞表面的结合力来降低角质形成细胞的黏着性、加速表皮细胞脱落与更新、刺激真皮胶原合成和组织修复及轻度抗炎作用，减少痤疮皮损的同时改善皮肤质地，临床上可用于轻中度痤疮及痤疮后色素沉着的辅助治疗。

（张雪洋　　王聪敏）

二、玫瑰痤疮

（一）概述

玫瑰痤疮是一种多发于面中部，以毛细血管扩张、持久性红斑或丘疹、脓疱为特征的慢性炎症性皮肤病，多见于 30 ~ 50 岁的中年人，女性多于男性，但严重的病例往往多见于男性。根据人种、地理位置和饮食习惯的不同，玫瑰痤疮在全球各人群的患病率也存在一定的差异，玫瑰痤疮平均患病率为 5.46%。国内学者在 2019 年调查了 10095 例长沙市社区居民玫瑰痤疮患病率，结果显示该地区玫瑰痤疮患病率为 3.48%。

（二）病因

目前玫瑰痤疮的确切病因及发病机制尚不十分清楚。现代医学认为玫瑰痤疮的发病机制主要包括遗传因素、天然免疫异常、抗菌肽和神经血管调节机制、微生物感染、皮肤屏障功能障碍等因素。其发病系综合性因素所致，局部血管收缩促使神经失调，导致毛细血管长期扩张是主要原因，同时毛囊虫及局部反复感染是发病的重要因素之一。食用辛辣食物、饮酒、高温和寒冷刺激、精神紧张及情绪激动、内分泌障碍等均可作为本病的诱发和加重因素。

（三）临床表现

玫瑰痤疮好发于面中部隆突部位，如颧部、颊部、眉间、颏部及鼻部等，部分可累及眼和眼周，少数可发于面部以外部位。2002 年，美国玫瑰痤疮协会专家委员会（NRSEC）将其临床症状分为四型，即红斑毛细血管扩张型（Ⅰ型，ETR）、丘疹脓疱型（Ⅱ型，PPR）、玫瑰痤疮鼻赘期（Ⅲ

型，PhR）和眼型4种分型，这一标准在全球范围内被广泛接受并使用。但不同型别之间也可合并存在或相互转换，因此建议根据不同皮损表现对疾病进行评判。

玫瑰痤疮的主要表现有：①阵发性潮红，其可在数秒至数分钟内发生，以响应触发因素（如温度变化、日晒、情绪改变或辛辣刺激食物等）对神经血管的刺激，患者可能会感到灼热、刺痛等不适；②持续性红斑，指面部皮肤持续性发红，可随外界刺激因素周期性加重或减轻，但不会完全自行消退，这是玫瑰痤疮最常见的表现；③丘疹、脓疱，典型的表现是圆顶状的红色丘疹，针头大小的浅表脓疱，也可能会出现结节；④毛细血管扩张，其表现在浅肤色患者中较多见，在肤色较深的患者中可能不易察觉，使用皮肤镜等检查可以帮助判断；⑤增生肥大，其主要表现为皮肤增厚、腺体增生和球状外观。鼻部是最常出现增生肥大的部位，但这一改变也可发生于其他面中部隆突部位。

玫瑰痤疮的次要表现有：①皮肤敏感症状，灼热感或刺痛感等自觉症状在玫瑰痤疮患者中较为常见，特别是在阵发性潮红发作时，可能会更加明显；②水肿，面部水肿可能伴发或继发于红斑或潮红，是长期皮肤炎症引起毛细血管或淋巴管通透性增加、组织液外渗所致；③皮肤干燥，大部分玫瑰痤疮患者面部皮肤干燥、经皮失水率增加，少部分表现为皮肤油腻；④眼部表现，眼部症状通常是伴随症状，病变多累及眼睑、睫毛毛囊及眼睑相关腺体，包括睑板腺、皮脂腺和汗腺等。一般提示玫瑰痤疮的眼部表现包括：眼周丘疹、脓疱，睑缘丘疹、脓疱，毛细血管扩张，眼睑结膜充血，局部角膜基质浸润或溃疡，巩膜炎和角膜巩膜炎。另外还可表现为眼睛异物感、光敏、视物模糊以及灼热、刺痛、干燥或瘙痒等自觉不适症状。

（四）治疗

玫瑰痤疮的治疗目的主要是缓解或消除临床症状，减少或减轻复发，提高患者生活质量。常用的治疗手段有药物治疗、光电治疗、注射治疗及手术治疗。

1. 药物治疗

（1）抗微生物类药物：主要包括四环素类（金霉素、土霉素、四环素、米诺环素、多西环素等）、大环内酯类（阿奇霉素、克拉霉素等）、甲硝唑、壬二酸等。

（2）收缩血管类药物：包括 α_1 肾上腺素受体激动剂、α_2 肾上腺素受体激动剂及 β 受体阻滞剂。相关机制可能在于一方面抑制血管周围平滑肌上的 β 肾上腺素能受体致血管收缩；另一方面诱导细胞凋亡、抑制 VEGF 和炎症介质表达。

（3）抗疟类药物：主要用羟氯喹抑制肥大细胞胰蛋白酶表达，并通过抑制钙激活性中电导钾离子通道介导的钙信号传导，来抑制肥大细胞激活和脱颗粒。

2. 光电治疗

（1）强脉冲光（IPL）：目前认为 IPL 治疗玫瑰痤疮可能与如下机制有关：①选择性光热作用及热传导破坏扩张毛细血管；②作用于皮脂腺，减少皮脂分泌；③热效应参与杀灭蠕形螨；④光调作用，抗炎并促进皮肤屏障功能修复。

（2）脉冲染料激光（PDL）：PDL 常用波长为 585nm、595nm，其用于治疗玫瑰痤疮的可能机制包括：①光热作用及热传导，造成血管凝固、裂解；②热效应参与杀灭蠕形螨；③诱导免疫耐受，抗炎作用；④促进胶原重塑；⑤抑制血管内皮细胞增殖；⑥减少局部神经纤维密度以及 P 物质浓度。

（3）Nd：YAG 激光：Nd：YAG 激光波长为 1064nm，可作用于皮下 5~6mm 深度的血管，其用于玫瑰痤疮治疗机制可能包括：①破坏深层血管；②抗炎作用；③促胶原重塑作用。

（4）755nm 翠绿宝石/1064nm Nd：YAG 双波长激光：翠绿宝石激光波长 755nm，其穿透深度较 PDL 多 50%~75%。微秒级 Nd：YAG 激光比起传统 Nd：YAG 激光疼痛少，风险小，对皮肤血管病变更有效，两者联用具有协同作用。

（5）CO_2 激光和 Er：YAG 激光：CO_2 激光波长为 10600nm，Er：YAG 激光波长为 2940nm。有文献认为这两种激光治疗玫瑰痤疮的机制在于加热靶目标水分子，引起浅层皮肤的快速升温，通过烧灼剥脱作用，去除增生组织。Er：YAG 相比 CO_2 激光热效应低，出现炎症后色素沉着概率低，治疗时疼痛感低。

（6）射频（RF）：RF 频率为 300GHz，目前仅有少数几篇文献将 RF 用于玫瑰痤疮治疗，相关治疗机制推测在于：①抗炎作用，减轻毛囊皮脂腺周边的淋巴细胞浸润；②真皮重塑；③抑制皮脂腺分泌；④热效应的抗微生物作用。

（7）光动力治疗（PDT）：PDT 基本原理是光敏物氨基酮戊酸（ALA）和氨基酮戊酸甲酯盐酸盐（MAL）经皮脂腺吸收代谢，产生光敏感原卟啉 IX（PpIX）。而 PpIX 的四个光吸收峰值分布于 500～630nm。经光激发后 PpIX 产生单态氧及 ROS，杀伤目标细胞及造成局部氧化应激，损伤细胞结构或功能，产生治疗作用。目前认为 PDT 治疗玫瑰痤疮的相关机制可能包括：①杀灭皮脂腺中蠕形螨；②直接作用于皮脂腺，即光热作用：③抑制真皮内血管扩张；④诱导皮脂腺细胞凋亡；⑤诱导 T 淋巴细胞凋亡。

3. 注射治疗 A 型肉毒毒素是一种神经毒素蛋白，可通过抑制神经末梢释放乙酰胆碱、神经肽，减轻玫瑰痤疮的红斑、阵发性潮红等症状。同时，A 型肉毒毒素还可抑制肥大细胞脱颗粒，减轻炎症反应。但目前此法缺乏统一标准，对剂量、疗程和注射方式等问题需要大样本量来进一步研究。

4. 手术治疗 玫瑰痤疮一旦进入鼻赘期，药物治疗仅能延缓鼻赘早期进程的发展，病变一旦纤维化，则只能通过外科手段进行治疗。现阶段外科治疗尚无金标准，但通常以"切除"和"重建"两步为外科治疗基石。

（张雪洋　　王聪敏）

三、激素依赖性皮炎

（一）概述

激素依赖性皮炎（CDD），又称糖皮质激素诱导性皮炎（GID）、局部糖皮质激素戒断皮炎、红色皮肤综合征。国内指南提出，CDD 是指患者长期外用含糖皮质激素的制剂后，一旦停药则出现原有皮肤病复发、加重，迫使患者反复使用激素的一种顽固型皮炎。其概念目前尚未统一，随着近年来糖皮质激素外用制剂的广泛应用，CDD 已成为当前皮肤科最常见的临床问题之一。

（二）病因

CDD 的发病机制尚未十分明确，有研究表明，长期反复外用糖皮质激素，可抑制表皮细胞的增殖与分化，导致角质形成细胞层数减少及功能异常，破坏了表皮通透性屏障和降低表皮含水量，从而诱发一系列的炎症性反应，其中包括角质形成细胞产生各种细胞因子，如 TNF-α、IL-1α、

IL-1β、GM-CSF、IL-8 及 IL-10 等的分泌。这些细胞因子扩散到真皮层时,可进一步诱发真皮层的炎症性反应。当表皮的屏障功能受到破坏时,外界的物理及化学因素(如日光、热、清洁剂等),使皮肤的敏感性增加,进一步激发皮炎的发生。同时神经内分泌紊乱及感染相关的免疫异常等也可能参与发病。

(三)临床表现

CDD 主要累及面部,Ⅳ至Ⅵ型皮肤的人群尤其受到色素减退的影响。在非洲地区患者色素沉着是最常见的症状,印度 CDD 最常见的症状为痤疮,可能与护肤品配方中普遍地加入奶油有关,而国内主要以皮炎和痤疮为主。2006 年 Rapaportu 将此称为红色皮肤综合征并根据临床表现分为两型:糖皮质激素成瘾型及糖皮质激素戒断型。前者是长期外用糖皮质激素发生的皮炎,开始外用糖皮质激素尚能有效减轻症状,但逐渐无效甚至还增加烧灼感;后者是长期外用糖皮质激素停止 7~10 天后,原发部位突发红斑皮炎并扩展,有明显烧灼感。CDD 对外界的物理和化学因素、热及清洁剂等外来刺激相当敏感。随着外用糖皮质激素的反复使用,红斑等症状可进一步加剧。

(四)治疗

1. 一般治疗

(1)健康教育:由于本病易反复,常引起患者烦躁、焦虑、情绪悲观。因此应让患者充分了解疾病是可以治愈的,以减少患者的恐惧,增强治疗的信心。但由于疗程相对较长,应指导患者需有配合医生治疗的思想准备,以取得患者的信任和合作。

(2)日常护理:长期外用糖皮质激素易导致皮肤变薄发生炎症反应。皮肤屏障功能被破坏使皮肤对外界各种理化刺激的敏感性增高,每遇日晒、风吹、炎热及进食刺激性食物后症状加重。因此,应配合使用能恢复皮肤屏障功能的防敏、保湿类医学护肤品,以降低皮肤敏感性。

(3)饮食:尽量避免食用辛辣、刺激食物及饮酒。多食蔬菜、水果等富含维生素的食物。

2. 药物治疗

(1)外用药物:①糖皮质激素递减疗法:对于病程长和停药后反应剧烈者,应采用糖皮质激素递减法,直至停用;对病程及用药时间较短,停药后反跳较轻者，可停止使用糖皮质激素制剂；②糖皮质激素替代治疗：钙调神经酶抑制剂，如外用他克莫司软膏，1～2次/日；非甾体类制剂，如外用丁苯羟酸乳膏、乙氧苯柳胺乳膏、氟芬那酸丁酯软膏，1～2次/日；③对伴痤疮样皮炎者的治疗：待皮肤屏障功能恢复后，加用5%硫黄乳剂、过氧苯甲酰凝胶、甲硝唑乳剂等；④对伴色素沉着者的治疗：待皮肤屏障功能恢复后，加用3%氢醌、熊果苷、壬二酸等脱色剂。

（2）系统治疗：①抗敏药物：氯苯那敏、氯雷他定、地氯雷他定、咪唑斯汀等；②抗炎治疗：羟氯喹、吲哚美辛、阿司匹林、雷公藤多苷、甘草酸苷等；③其他治疗：伴痤疮样皮炎可加服米诺环素、四环素、丹参酮、维胺酯及替硝唑等。伴色素沉着可补充维生素 C、维生素 E、谷胱甘肽等。

（3）中医治疗：中医治疗可根据皮损、自觉症状和舌苔、脉象进行辨证论治。主要以祛风、清热、解毒、凉血、润燥、养血为原则。可采用内治或内外兼治相结合的方法进行治疗。

3. 物理治疗

（1）急性期：可行冷喷、冷膜治疗，避免面部按摩。

（2）强脉冲光及红光：使用较低能量、较长波长的强脉冲光（590～1200nm）及红光（635nm）。对敏感性皮肤进行非剥脱性、非介入性治疗。可减轻炎症、降低皮肤敏感性，从而达到修复皮肤的作用。

4. 原发病治疗　待激素依赖性皮炎症状消除后，应规范治疗原发的皮肤病，如痤疮、黄褐斑、面部皮炎等。

（张雪洋　王　瑜）

四、接触性皮炎

（一）概述

接触性皮炎（CD）是由于接触某些外源性物质后，在皮肤黏膜接触部位发生的急性或慢性炎症反应。

根据其病理生理机制的不同，分为刺激性接触性皮炎和变应性接触性皮炎。其中80%的CD患者为刺激性接触性皮炎。本文主要对刺激性接触性皮炎进行介绍。

刺激性接触性皮炎（ICD）也称原发性刺激性皮炎，是由各种刺激物通过原发性刺激引起的急性或慢性皮炎，凡接触者均有不同程度的变化。强的刺激物，如强酸强碱在一定的浓度和作用时间下可使皮肤组织损伤。弱或相对弱的刺激物，如长期反复的刺激可使大多数人发生皮炎，这也使皮肤对其他刺激物敏感性增加。湿度、摩擦、压力、多汗和浸渍也可使一些温和的物质引起刺激性皮炎。

（二）病因

ICD 是一种多因素所致疾病，以前认为该病是一种皮肤非免疫性炎症反应，然而近年来越来越多的证据证实免疫机制也可能参与了 ICD 的发生。现对 ICD 的发病机制总结如下。

（1）对表皮造成损伤，皮肤屏障被破坏。

（2）表皮损伤、屏障破坏引发细胞因子释放，激活免疫反应。

（3）表皮损伤引发氧化应激反应。

（4）影响因素：①宿主个体；②环境因素：温度、气流、湿度等环境条件会影响皮肤对刺激物的反应；③水和潮湿工作；④化学刺激物：清洁剂、表面活性剂、消毒剂和防腐剂是导致职业性皮炎的常见原因，约占 ICD 42% 和 ACD 26.3%；⑤物理刺激物：常见的物理刺激物包括金属工具、木材和玻璃纤维，以及羊毛、纸张、灰尘和土壤。

（三）临床表现

ICD 的临床表现多样，皮损严重程度从轻微鳞屑、红斑、水肿到糜烂、湿疹化，与 ACD 和其他类型的湿疹无法区别。多发生于刺激物直接接触的部位，特别易发于手、前臂、面和颈部等暴露部位。皮损的特征和严重程度受多种因素影响，包括接触刺激物的性质、浓度和持续时间，先前存在的皮肤状况和其他因素，以及伴随的暴露因素，例如机械、热或气候影响。根据暴露后皮炎发展的快慢，ICD 可分为急性、亚急性和慢性 ICD。急性 ICD 通常在与强酸或强碱接触后形成，类似化学灼伤并具有表皮烫伤的外观；而慢性 ICD 则以苔藓化和皲裂为特征。感觉刺激是指使用化妆品后，面部瘙痒、刺痛或灼热感的状态。

（四）治疗

本病的治疗原则是寻找病因，迅速脱离接触物并积极对症处理。治疗方法包括避免刺激物、恢复皮肤屏障和控制炎症。

1. 系统药物治疗　视病情轻重可内服抗组胺药或糖皮质激素。

2. 外用药物治疗　可按急性、亚急性和慢性皮炎的治疗原则处理。

3. 物理疗法　舒敏导入医用修复敷料能更好地减轻颜面再发性皮炎患者的临床症状，促进皮肤屏障功能的修复，增强皮肤的免疫力。

（梁微微　高　西）

五、脂溢性皮炎

（一）概述

脂溢性皮炎（SD）是一种常见的慢性炎症性皮肤病，其患病率在普通人群中为1%～3%，在免疫抑制或神经系统疾病患者中为34%～83%，男性患病率高于女性。该病好发于头面、胸背部等皮脂溢出部位，其中70.3%的患者发病部位在头部，称为头皮脂溢性皮炎（SSD）。脂溢性皮炎多发生于皮脂腺活跃时期，发病多集中在婴幼儿期和成年期（30～60岁），婴幼儿脂溢性皮炎（ISD）和成人脂溢性皮炎（ASD）的临床表现反映了脂溢性皮炎具有双峰分布的特点。

（二）病因

脂溢性皮炎的发病是内源性因素和外源性因素共同作用的结果。目前许多研究证据表明，脂溢性皮炎的发病与马拉色菌的感染定植、皮脂溢出、表皮屏障破坏、免疫功能紊乱、神经源性因素以及饮食环境因素等有关。

（三）临床表现

脂溢性皮炎好发于皮脂溢出部位，以头、面、胸及背部等处多见。伴有不同程度的瘙痒。本病慢性经过，可反复发作。

脂溢性皮炎发病具有一定的季节性，在秋冬季节更易复发。在婴幼儿期，脂溢性皮炎表现为头皮油腻的黄色结痂，称为"摇篮帽"，通常会自行消退；在成人期则表现为皮脂腺丰富的部位出现片状、油腻性黄色鳞屑并伴皮肤红斑，颜面部好发于眉弓、鼻唇沟及胡须区域，常扩展至发际边及耳后。头皮损害主要有两种类型：鳞屑型常呈红斑并有小片糠枇状脱屑，头发稀疏或脱落；结痂型多见于肥胖者，头皮厚积片状、黏着油腻性痂，痂下炎症明显，间有糜烂、渗出。脂溢性皮炎常伴有不同程度的瘙痒，搔抓可能引起继发感染。

（四）治疗

脂溢性皮炎的治疗主要包括一般治疗、西医治疗、中医治疗、物理治疗及特殊人群和部位脂溢性皮炎治疗方案。

1. 一般治疗 脂溢性皮炎患者往往伴有表皮屏障功能下降，因此为了满足长期疗效稳定、减少复发、修复皮肤屏障功能，日常做好皮肤包括头皮的基础保湿是有必要的，可以使用一些包含神经酰胺、烟酰胺、透明质酸钠等保湿修护类护肤品。患者在日常生活中应进行科学的家庭护理，适度清洁，避免洁面时水温过高，严格防晒，调节饮食结构，保持生活规律、睡眠充足，并配合外用和口服药物进行治疗。

2. 西医治疗

（1）抗真菌治疗：局部使用抗真菌药物是脂溢性皮炎的一线治疗方案。

（2）抗炎治疗：局部使用糖皮质激素类制剂，可以有效减轻脂溢性皮炎相关的皮肤炎症症状和体征；钙调神经磷酸酶抑制剂具有较强的抗炎活性，外用药物主要包括他克莫司软膏、吡美莫司软膏等，其不良反应较少，能有效控制红斑、脱屑等症状。

（3）维A酸类药物：抑制皮脂腺活性，减少油脂分泌，并具有抗炎作用，如外用阿达帕林凝胶或口服异维A酸。

（4）抗组胺药物：脂溢性皮炎瘙痒明显的患者，可以口服抗组胺药，如氯雷他定、西替利嗪、依巴斯汀等。

（5）抗生素：对于合并细菌感染者可根据情况使用外用或口服抗生素治疗，如四环素类、大环内酯类抗生素等。

（6）角质剥脱剂：水杨酸具有剥脱角质、抗炎和抑菌作用。

3. 中医治疗 脂溢性皮炎的中医治疗需根据皮损情况，结合患者体质、伴随症状及舌脉，选用适宜的治疗方法。急性期以疏风清热利湿为主，缓解期以润燥祛风止痒为主。主要包括内治疗法，药物外治疗法，非药物外治疗法（包括毫针法、皮肤针、穴位埋线和耳针），中药提取物等。

4. 物理治疗 红蓝光、强脉冲光及光动力等物理治疗方法可用于脂溢性皮炎的治疗，能够减少皮脂腺分泌、减轻皮肤红斑症状。

5. 特殊人群和部位脂溢性皮炎治疗建议 针对青少年头皮部位脂溢性皮炎，推荐使用抗真菌、抗细菌、糖皮质激素及钙调磷酸酶抑制剂等抗炎药物改善症状，同时促进头皮皮肤结构和功能的正常化以维持头皮环境稳态。针对青少年非头皮脂溢性皮炎，可用抗真菌乳膏和局部糖皮质激素进行治疗。针对婴幼儿脂溢性皮炎，推荐局部使用抗真菌药物，如外用酮康唑；有时需单独或联合应用弱效糖皮质激素药物。

（梁微微　　王聪敏）

六、化妆品皮炎

（一）概述

化妆品皮炎属于接触性皮炎的一种特殊类型，是指人们在日常生活中使用化妆品引起的皮肤及其附属器的病变，发病前均有明确的化妆品接触史和光暴露史。皮损通常发生在同时暴露于化妆品和阳光或紫外线的部位，皮损的严重程度与化妆品的使用量、使用频率和紫外线暴露量有关。化妆品皮炎属于化妆品不良反应，主要是由化妆品中所含的化学原料、有害金属、化妆品受污染或个人敏感肤质所引起。

（二）病因

主要病因是：化妆品成分中的刺激和致敏物质引起接触性皮炎；局部皮肤屏障功能破坏；非法添加违禁成分或限用成分浓度超标等。化妆品皮炎发病机制主要为：刺激反应；变态反应；光敏反应；痤疮样效应；致色素异常机制。中医认为引起化妆品皮炎的内在原因是素体禀赋不耐，皮毛腠理不密，血热内生，外染妆毒而化热所致。

（三）临床表现

化妆品皮炎是指皮肤接触化妆品后，在接触的部位或其邻近部位发生的刺激性或者变应性皮炎，急性期表现为程度不等的红斑、水肿、丘疹、水疱，破溃后可有糜烂、渗出、结痂等，也会有瘙痒、灼热、疼痛、紧绷感等主观不适；慢性期表现为程度不等的浸润、增厚。重者可继发全身湿疹样或苔藓化改变，其临床表现为：接触性皮炎；光感性皮炎；皮肤色素异常；唇炎；痤疮；接触性荨麻疹；毛发损害；甲损害及其他皮肤不良反应。

（四）治疗

化妆品皮炎采用传统药物治疗＋紫外线防晒＋保护皮肤屏障功能治

疗，可显著提高疗效，在皮疹消退及皮肤屏障功能的修复上疗效肯定。中医认为，急性期多属湿热夹毒之证，治宜清热、利湿、解毒；若反复发作进入慢性阶段，则多属血虚风燥，治宜清热祛风、养阴润燥。

（梁微微　高　西）

第五节　毛发相关疾病

一、多毛症

（一）概述

多毛症是机体非雄激素依赖部位的皮肤出现毛发的过度增长，临床上分为先天性多毛症和后天获得性多毛症。其中先天性多毛症临床可分为先天性毳毛增多症、先天性局部毛增多症；后天获得性多毛症临床可分为后天性局部毛增多症、妇女多毛症。

（二）病因

先天性多毛症为常染色体显性遗传，由基因突变所致。局部多毛症多由于局部长期外用糖皮质激素、内分泌功能障碍或局部慢性刺激及慢性炎症等引起，其中雄激素水平升高、睾酮生物学利用度提高或毛囊对雄激素敏感性提高均可导致女性多毛。

（三）临床表现

1. 先天性毳毛增多症　本病多称为返祖现象。患儿出生时即全身多毛，毳毛多而长，以面部最为显著，眉毛浓而长，两侧眉毛常连在一起。根据面部毛发分布情况，分为狗脸型和猴脸型：狗脸型的大部分患儿体格和智力发育与健康人无明显差异，有些可有牙齿发育不良、恒齿稀少或缺如、外耳畸形等异常；猴脸型患儿常在婴儿期不明原因死亡。

2. 先天性局部毛增多症　本病是一种先天性局限性毛发发育异常，常有家族史。出生时或幼年发病，常和痣样表现合并存在，也可单发。

3. 妇女多毛症女性雄激素依赖性区域（上唇部、胸部、腹部、上臂部及腿部）毛发过度生长、变黑、变硬，出现毛发生长部位、毛发量、毛发颜色质地异常。

（四）治疗

1. 药物治疗　主要包括抑制肾上腺、卵巢产生雄激素及抗雄激素制剂，虽然常用但效果不确切。也可局部应用含5%丙二醇的黄体酮洗液、3%安体舒通及其代谢产物、茴香素等。

2. 传统治疗方法　主要包括脱色、刮毛、电解、镊子脱毛、蜡脱毛、化学物质脱毛、激光脱毛等。目前，各种新型脱毛激光的临床应用效果显著，是当前较为理想的治疗方法。

3. 其他　先天性局部毛增多症可以采用手术切除治疗。后天性局部毛增多症无须特殊治疗，去除局部诱因后多毛可逐渐消失。妇女多毛症治疗的关键是去除病因，对雄激素分泌增多或对雄激素敏感性提高所致者可给予雄激素抑制剂、雄激素受体阻滞剂或5α–还原酶抑制剂，对病因不明确者可选择激光脱毛。近年来中医药和中医外治疗法治疗女性多毛症疗效显著，值得继续深入研究。

（李　娜　　安俊红）

二、雄激素性脱发

（一）概述

雄激素性脱发（AGA）又称为脂溢性脱发，是临床上最为常见的脱发性疾病，表现为头发密度进行性减少，为雄激素依赖的常染色体显性遗传性多变性疾病。发病有种族差异，白种人发病率最高，而黄种人和黑种人发病率显著减少。

（二）病因

发病机制涉及遗传、激素水平和毛囊敏感性变化等因素。患者局部头皮毛囊对雄激素的敏感性增加，毛囊逐渐萎缩，终末期毛囊转变成毳毛毛囊，直至毛囊消失。

1. 血液循环中的雄激素　雄激素对毛发的作用与毛囊所在的部位有关。在雄激素的作用下，在具有遗传易感性素质的人群中，头顶部的毛囊逐渐萎缩，毛囊体积缩小，终毛毛囊逐渐转变为毳毛毛囊，最后毛囊消失，但枕部的毛囊不受雄激素的影响。目前对此发生的确切机制还没有令人满意的解释。

2. Ⅱ型5α-还原酶　睾酮是男性血液循环中的主要雄激素，在5α-还原酶的作用下，睾酮转变为二氢睾酮，后者结合雄激素受体的活性是睾酮的5倍以上。头皮中的5α-还原酶主要是Ⅱ型5α-还原酶。研究发现，雄激素性脱发区Ⅱ型5α-还原酶的表达增加。

3. 局部雄激素受体　雄激素性脱发渐进性发展并呈特有的模式。是否脱发或脱发的严重程度取决于毛囊的局部因素。雄激素性脱发区毛囊高表达雄激素受体，而枕部毛囊则不表达或低表达雄激素受体。

（三）临床表现

本病可有家族史。男性的雄激素性脱发又称男性型脱发，主要发生于20~30岁男性，从前额两侧开始头发密度下降，头发纤细、稀疏，逐渐向头顶延伸，额部发际向后退缩，前额变高，形成"高额"，前发际线呈M形；或从头顶部头发开始脱落。也有前额和头顶部同时脱落。脱发渐进性发展，额部与头顶部脱发可相互融合，严重时仅枕部及两颞残留头发。脱发区皮肤光滑，可见纤细的毳毛，皮肤无萎缩，可伴有头皮油脂分泌增加，一般无自觉症状。Hamilton将男性型脱发分为Ⅷ12类，临床上有一定的参考价值。

女性的雄激素性脱发一般较轻，多表现为头顶部头发逐渐稀疏，一般不累及颞额部。顶部脱发呈弥漫性，如"圣诞树样"。脱发的进程一般缓慢，其程度因人而异。50%的女性患者到50岁时，头发可明显稀疏，但极少发生顶部全秃。Ludwig将女性的雄激素性脱发分为三型。

（四）治疗

1. 药物治疗　主要包括口服非那雄胺及螺内酯，局部外用米诺地尔等。主要作用是抑制雄激素对毛囊的影响，并促进毛发生长。非那雄胺是一种选择性Ⅱ型5α-还原酶抑制剂，能够抑制睾酮转变为二氢睾酮，降低血清和头皮中二氢睾酮的水平，是美国FDA批准的唯一用于治疗男性雄激素性脱发的口服药物。女性的雄激素性脱发应以抗雄激素治疗为主。米诺地尔是一种非特异性促进毛发生长的药物，临床常用的浓度有2%、3%和5%三种外用制剂，浓度越高，疗效越好；不良反应主要包括局部刺激反应、接触过敏反应及多毛，发生率随浓度的增高而增加。因此，在应用过程中如局部出现瘙痒、红斑和丘疹等不适，应立即停药。多毛一般在停药后可逐渐恢复正常。近期有研究显示相比于米诺地尔溶液制剂，米诺地尔泡沫剂可降低过敏等不良反应的发生率，值得临床推广实践。

2. 低能量激光治疗（LLLT） 主要通过改善毛囊血液循环和新陈代谢来促进毛发生长。LLLT 可以通过促进一氧化氮（NO）从线粒体中细胞色素 C 氧化酶中释放，解除 NO 对细胞呼吸的抑制作用，激活电子传递链，增加 ATP 的产生；同时，释放出的 NO 可以舒张血管，增加组织细胞对氧的利用，此外，还可调节转录因子的表达，引发下游生物学效应，促进体外培养细胞的增殖和迁移。

3. 微针治疗 主要通过头皮微损伤启动头皮的自我修复级联反应，促进局部头皮的再生和修复进程，诱导头皮生长因子和细胞因子的释放，调节毛囊生长环境，改善毛囊结构与功能，促进毛发生长；同时该过程刺激胶原蛋白的合成，增加头皮的弹性和紧致度。此外，相比单一微针治疗脱发，微针疗法联合其他治疗方式可显著提高治疗脱发的有效率。临床使用微针联合外用药物及富血小板血浆治疗脱发被广泛应用。微针治疗后可提高头皮对药物的透皮吸收，同时还可刺激头皮血液循环并活化毛囊，临床展现出良好的安全性和有效性。此外，关于微针联合口服西药或中药制剂临床也有研究，但相关报道还相对较少。

4. 毛发移植治疗 毛发移植手术则是将健康的毛囊组织移植至脱发区，恢复毛发的生长，但需考虑可用的毛囊数量。

毛发移植分两大类，即自体毛发移植和人造纤维毛发移植。前者是将先天性对雄激素不敏感的枕部毛囊分离出来，然后移植到秃发的部位，移植后的毛囊仍然保持其原有毛囊的生理特点，即对雄激素不敏感性。所以从理论上讲，移植后的毛囊可以保持长久地存活，一次植发，终身受益。后者是将人造的纤维植入患者秃发部位，从而达到医学美容的目的，植入头皮的人造纤维无生长活性。近年来随着毛发移植技术的不断改进，以毛囊单位分离毛胚的毛发移植技术日趋成熟和标准化。

5. 其他 近年来国内外有报道外用前列腺素类似物溶液、点阵激光照射及肉毒素局部注射等治疗 AGA，具有一定疗效，但仍需大样本的对照研究证据。中医辨证施治也是 AGA 的疗法之一，其研究较多，但大多证据等级不高。药物或手术治疗无效的重度 AGA 患者可使用发片和假发等修饰，也可用头皮纹饰，将特殊色料以点状纹绘的方式植入头皮，外观似剃过的毛发，达到脱发区域有头发的视觉效果。适用于常规治疗效果欠佳，毛发移植手术未达到满意效果，供区条状瘢痕及点状瘢痕等。

（李　娜　安俞熙）

三、斑秃

（一）概述

斑秃是一种突然发生的局限性的非瘢痕性脱发，局部皮肤正常，无自觉症状。

（二）病因

对于斑秃的发病因素和病理机制尚不完全明确，未形成统一的认知，可能并非由某一种病因造成，而是多种发病机制综合作用的结果。现多数学者普遍认为其是主要由 T 淋巴细胞介导的针对毛囊的器官特异性自身免疫性疾病，主要与遗传、免疫、精神状态、微量元素、代谢等因素有关。

（三）临床表现

斑秃可发生在任何年龄，但多见于 30～40 岁中年人，无明显性别差异。不少患者在发病前有精神创伤和精神刺激史，患者常于无意中发现或被他人发现有 1 个或数个边界清楚的圈形、椭圆形或不规则形的脱发区，局部头皮正常、光滑，无鳞屑和炎症反应，无自觉症状，少数病例在发病初期患处可有轻度疼痛、瘙痒或其他异常感觉。本病可分为活动期、静止期及恢复期。活动期：脱发区数量继续增加或面积仍在扩大，脱发区边缘头发松动，很容易拔出（拉发试验阳性），拉出的头发在显微镜下可见毛干近端萎缩，呈上粗下细的"惊叹号"样。静止期：脱发基本停止，大多数患者在脱发静止 3～4 个月后进入恢复期，有些患者病程长达数年，甚至长期不愈或仅有毳毛。恢复期：有新生毛发长出，最初出现纤细、柔软、色浅的毳毛，继之长出黑色的终毛，并逐渐恢复正常。斑秃可发生甲改变：甲水滴状下凹、甲纵嵴和不规则增厚，也可发生甲浑浊、变脆等。全秃和普秃患者甲改变更明显。

斑秃的预后常较好，30%～50% 的患者在 6～12 月内有新发长出，逐渐恢复正常。枕部 1～2 处斑秃，若无明显进展可自愈。但个体差异很大，2/3 的患者在 5 年后才恢复。全秃发生于儿童者较难恢复。一般来说脱发区越广泛，头发再脱落的机会越大，复发率越高，完全恢复的概率越小。

（四）治疗

1. 系统治疗

（1）西药治疗：主要包括系统应用糖皮质激素、甲氨蝶呤、环孢素、Janus 激酶抑制剂、复方甘草酸苷等，其他非特异性药物如胱氨酸、复合维生素 B 或维生素 B_6、锌、辅酶 Q 等。

（2）中医药治疗：中医药的内外疗法从中医角度整体调理、辨证论治、专方治疗、中成药治疗、针药并用以及中西医结合治疗斑秃具有显著优势。

2. 局部治疗　主要是通过刺激局部皮肤、改善血液循环、抑制免疫反应来促进毛发生长。如外用强效糖皮质激素、接触致敏、外用米诺地尔等。

（1）外用强效糖皮质激素，应注意长期注射被全身吸收后的不良反应及局部皮肤萎缩。

（2）接触致敏引起局部发生迟发性变态反应，趋化效应 T 细胞，反复应用则激活非特异性免疫，抑制斑秃的效应细胞。不良反应主要包括湿疹样皮炎、荨麻疹、脓疱疮和炎症后色素沉着等。

（3）米诺地尔：单用米诺地尔溶液仅用于局限性斑秃，外用浓度 5% 效果更好。不良反应有多毛和局部刺激，停药后可自行缓解。

3. 物理疗法　常见物理治疗有冷冻治疗、光化学疗法、CO_2 点阵激光及 308nm 的准分子激光和准分子光、音频电疗等。冷冻治疗是利用低温液氮冷冻来使脱发区局部反复受到寒冷的刺激来调整神经系统的功能，同时作用于自主神经，促使患病部位皮肤血管收缩，使毛囊的血液供应增加来促进毛发的生长。光化学疗法是使用光敏剂在紫外线的照射下，使表皮内发生光化反应，引起血管扩张，加快毛囊周围的血液循环，激发局部组织细胞的活力，加速毛囊组织的修复，从而促进毛发的生长。CO_2 点阵激光能通过大量细孔的形成利于药物的渗透和吸收。308nm 的准分子激光可以对皮损区 T 淋巴细胞发挥细胞毒作用，抑制细胞因子的产生或诱导免疫调节作用等。

4. 微针治疗　微针作为治疗斑秃的一种手段，为斑秃治疗提供了新思路，具有快速、简单、廉价等优点，不良反应小，大多可以耐受。既可以单独使用，也可以与其他药物或非药物治疗联合使用，目前已证明与糖皮质激素、富血小板血浆（PRP）、米诺地尔、5 – ALA – PDT 等联合使用对斑秃患者有效。

5. 替代治疗　对于多种治疗均无效的患者可采用替代方法以遮盖皮损，如文眉术可用于模拟缺失的眉毛，而戴假发有助于泛发性斑秃患者恢复正常的社会生活。

6. 心身干预治疗　心理因素是斑秃的重要诱因，近年来关于心身干预对斑秃疗效的研究在不断开展，主要包括心理干预（催眠疗法、正念疗法、音乐疗法）、抗抑郁药治疗（三环类抗抑郁药、选择性 5 – 羟色胺再摄取抑制剂）、心理免疫疗法和中医心身干预治疗等，为斑秃提供更全面的治疗方法，但各种治疗手段由于样本量较小，有待进一步探究。

（李　娜　　王　健）

第六节　病理性瘢痕

瘢痕是机体组织遭受损伤后不能完全达到组织学再生，而以结缔组织替代，进行不完全性的组织修复，并能引起外观形态和功能改变的病理性组织。它是皮肤组织创伤修复的必然产物，其形成机制尚不完全清楚，一般认为修复细胞中成纤维细胞的大量增殖与凋亡受抑制、细胞外基质中胶原合成与降解失衡、部分生长因子大量产生这三者的密切关系构成了病理性瘢痕形成的生物学基础。

病理性瘢痕是人体组织对损伤产生的非再生愈合而修复的结果，是组织损伤修复的一种重要并发症，是各种原因引起的组织损伤愈合后的病理性变化。组织学上表现为一种血液循环不良、结构异常、神经分布错乱的纤维化性组织，其基质为结缔组织，主要成分是胶原纤维，表层为菲薄的上皮结构。病理性瘢痕是医患双方均应当尽力避免的不良结果。

瘢痕各个增生阶段均有不同的预防关键点。瘢痕形成前期是预防瘢痕增生的最佳时机，被称为瘢痕预防的"白金时间"。瘢痕预防主要是针对创面愈合以后、瘢痕成熟之前的瘢痕增生过程采取科学的有效措施，避免或减少瘢痕的增生并度过增生期、相对稳定期而快速进入消退成熟期，从而尽早使增生期瘢痕转变为成熟瘢痕或接近于正常皮肤组织。

一、增生性瘢痕

（一）概述

增生性瘢痕是临床最常见的瘢痕类型之一，其特点是瘢痕增生范围局限于皮肤损伤范围，有显著的增生期、减退期和成熟期过程。增生性瘢痕可基于临床特点进一步细分，如线性增生性瘢痕（如手术/外伤引起的瘢痕）和广泛生长的增生性瘢痕（如烧伤/创伤引起的瘢痕），是常见于临床的亚类别，也被《国际临床瘢痕管理推荐意见》分类所采用。增生性瘢痕可以出现瘢痕挛缩，影响机体功能，被称为挛缩性瘢痕畸形。

（二）病因

增生性瘢痕的发病机制尚未明确。研究发现增生性瘢痕存在一定家族遗传与种群倾向，另外还与表观遗传、细胞因子的异常调控、免疫炎症反应以及机械牵拉力等多种因素有关。

（三）临床表现

增生性瘢痕局限于伤口原有大小，不会超过原始伤口的边缘，以Ⅲ型胶原沉积为主，通常表现为隆起且表面光滑的暗色肿物，走行与创面或伤口一致，可根据临床特点分为线性增生性瘢痕、广泛生长增生性瘢痕，在瘢痕形成初期存在疼痛与瘙痒症状，随着时间推移颜色变深、体积萎缩，可在数年后得到减轻。由于部分患者瘢痕生长位置特殊，不但会影响美观，还可能出现组织肌肉痉挛进而导致关节功能障碍。

（四）治疗

增生性瘢痕的临床治疗方式主要有药物治疗、手术治疗与其他治疗。

1. 药物治疗

（1）药物注射：针对增生性瘢痕，皮损内药物注射治疗是目前应用最为广泛的一线治疗方案，也是目前循证医学证据认为是针对非大面积、泛发瘢痕的最有效的单一疗法，常用药物有糖皮质激素类、化疗药物、A型肉毒毒素、钙离子通道阻滞剂、γ干扰素等，其中糖皮质激素类药物是最常用和起效速度最快的药物，药物联合注射的疗效优于单一药物注射治疗。

（2）聚硅酮治疗：硅油、硅凝胶、硅橡胶等是预防、抑制增生性瘢痕的常用硅酮药物，其作用机制是提高肌肤的水合作用，能够减少创面水分流失以及增加角质形成细胞层的水合作用，提高氧分压，让氧气充分渗入到身体中，降低由于氧分压过低造成的组织刺激性，是一种安全、有效的治疗增生性瘢痕的方法。

（3）口服药物：目前文献报道的抗瘢痕口服药物有积雪苷片、曲尼司特、普萘洛尔和氧甲氢龙，抗瘢痕口服药物更多用于大面积烧伤瘢痕的预防和辅助治疗，通常不推荐用于增生性瘢痕和瘢痕疙瘩的常规治疗。

2. 手术治疗　增生性瘢痕的体积在 3~6 个月内会快速增大，随后进入静止期，绝大多数患者达到瘢痕成熟需要 1 年以上，在这个过程中瘢痕会逐渐变平、变软，手术多采用皮瓣、皮片修复干预。针对小面积和线性增生性瘢痕，手术切除并联合减张技术可快速治疗瘢痕并取得良好的美观效果。但针对张力较大的增生性瘢痕，手术复发率极高，通常需要联合术后辅助治疗如浅层 X 线照射治疗等。

3. 其他治疗

（1）压力治疗：压力治疗在大规模灼伤导致的皮肤增生性疤痕中使用频率较高，它可以通过压迫导致瘢痕中的动脉血管关闭，致使瘢痕中成纤维细胞不能形成胶原蛋白，加压治疗主要作为早期增生性瘢痕的预防手段以及增生性瘢痕的辅助疗法，通常是使用压力服或压力绷带，某些部位（如耳部）需要使用特殊装置。目前支持使用加压治疗的证据有限且不一致，所以一般不建议作为增生性瘢痕的单一疗法，而是作为其他疗法的辅助手段。

（2）激光、放射治疗：脉冲染料激光和点阵激光是近年来在增生性瘢痕治疗中应用频率较多的两种激光工具。脉冲染料激光可以有选择地损伤瘢痕浅层毛细血管内皮，达到抑制成纤维细胞增生的目的，降低其胶原蛋白生成。目前，比较常见的点阵激光是 1540Er：Glass 激光，多数患者在接受 3~5 次治疗就可取得一定效果，但其最终治疗效果与治疗次数成正相关。剥脱性点阵激光对大范围的浅部灼伤所致的增生性瘢痕具有明显作用，但对更深的灼伤所致瘢痕的治疗效果并不明显。放射治疗指的是通过电离辐射对瘢痕中的血管内皮进行破坏，致使胶原生成量减少，达到抑制瘢痕增长的目的。

（3）冷冻治疗：液氮冷冻治疗是增生性瘢痕的一种有效且经济实惠的

疗法。皮损内喷雾或直接接触式冷冻疗法安全，可有效减少增生性瘢痕的体积，尤其是联合曲安奈德注射治疗时疗效更佳。不过，冷冻疗法会产生明显痛感，有色素脱失风险且复发率高。

临床治疗增生性瘢痕方法较多，但多数研究显示单一治疗时存在疗效欠佳、复发率高的问题。要想提高治疗效果，还需在多种方式综合干预的基础上应用新型治疗方法，如自体脂肪移植、光动力以及基因治疗已经在模型基础上取得了一定效果，这说明从细胞、分子、基因角度对创面愈合以及瘢痕增生进行探究或能挖掘出新的治疗靶点。但目前部分新型治疗手段还缺乏较为规范的治疗方案，未来还需要进一步开展多中心的临床试验证实，针对不同情况的增生性瘢痕制定更为科学的治疗方案以达到最佳治疗效果。

（李　娜　王　健）

二、瘢痕疙瘩

（一）概述

瘢痕疙瘩是一种特殊类别的病理性瘢痕，表现为高出正常皮肤表面、超出原始损伤范围、呈持续性生长的肿块，质地较硬，弹性较差，可伴有瘙痒或疼痛，具有治疗抵抗和治疗后高复发率的肿瘤类疾病的特征。瘢痕疙瘩按其发病机制大致可以分为炎症型和肿瘤型两大类，前者通常以明显充血伴有痛、痒症状为主要临床特征；后者表现为充血不显著和明显隆起的块状肿物，类似于肿瘤。

（二）病因

在正常的伤口愈合过程中，胶原的合成与降解之间保持平衡。而在瘢痕疙瘩中，由于多种因素的影响，这种平衡状态被破坏，胶原合成明显多于降解，导致胶原的过度沉积而形成瘢痕。

1. 体外因素

（1）人种与肤色：瘢痕疙瘩在许多种族中均有报道。据统计，黑色人种瘢痕疙瘩的发生率高于白色人种。肤色较浅人种（如亚洲人），其发病率介于黑人与白人之间。

（2）遗传因素：瘢痕疙瘩具有家族倾向，常染色体隐性遗传和显性遗传均有报道。尤其是多发性瘢痕疙瘩患者，其阳性家族史更为明显。但也有研究认为瘢痕与遗传无明显关系。

（3）年龄：瘢痕增生可发生于任何年龄，但常见于 10～30 岁的人群。这可能是由于年轻人易受外伤且皮肤张力大、胶原合成率高所致。

（4）外伤和皮肤疾病：大部分瘢痕增生是由明确的局部损伤造成的，包括外科手术、外伤、注射、文身等。但也有一部分瘢痕患者无明确的损伤史。除此之外，伴有局部感染的皮肤疾病也与瘢痕形成有关。

（5）部位：有些部位伤后发生瘢痕的可能性要小一些，如眼睑、前额、外生殖器、乳晕区，以及手掌、足跖部及黏膜等处。而瘢痕疙瘩则好发于耳垂、胸骨前上区、上肢三角肌区和肩背等部位。

（6）伤情及处置水平：受伤程度也与瘢痕形成的程度有关。如深二度烧伤后瘢痕发生率最高，且增生程度往往比三度烧伤更甚。比较整齐、清洁的伤口瘢痕增生程度较轻。伤口早愈合是减少瘢痕增生的重要条件。

（7）张力：张力高的部位易发生瘢痕增生。临床上瘢痕疙瘩常见于肩背部、前胸、耳垂等皮肤张力较高的部位。而手术切口选择不当导致切口张力过大，也是瘢痕增生的重要因素之一。因此手术切口应尽量选择平行于皮肤松弛线的切口，以减少术后瘢痕增生。

2. 体内因素

（1）免疫及内分泌：瘢痕疙瘩易发生在青春期。当妇女处于妊娠期间，其原有的瘢痕病变症状可以变得更明显，而分娩后病情又可缓解。女性到绝经期则不发生病理性瘢痕，这一现象提示瘢痕增生与雌激素有关。近年来研究认为，瘢痕疙瘩的形成是一种特殊的免疫反应，增生性瘢痕患者血液中免疫球蛋白 E（IgE）水平升高，而瘢痕疙瘩患者比增生性瘢痕患者有更高的变态反应性。

（2）生物活性因子：创伤后局部有许多细胞和生物活性物质聚集并产生各种各样的生物效应，其中与瘢痕增生关系密切的生长因子主要有 TGF－β、bFGF、PDGF、IGF－1 等。

（3）基因调控：某些基因、癌基因、抑癌基因在瘢痕增生中起作用，目前较明确的与瘢痕增生有关的基因包括 Bcl－2、Fas 与 FasL、P53、P16 等。

（三）临床表现

各种程度的损伤甚至是很微小的损伤也可导致瘢痕疙瘩，且有明显的个体差异。常表现为单发或多发的高于周围正常皮肤的超出原损伤范围的持续性生长的肿块，有时像蟹足样向周围组织浸润生长，质地较硬，大小形态不一，呈粉红色或紫红色，无弹性，血液供应差，有时呈带状与皮纹平行。它与健康组织间常有索状牵连，搔抓后易破溃而继发感染。有时也可因其中的皮脂腺和毛囊发炎而导致脓肿、窦道等，形成经久不愈的溃疡；有时由于残存的毛囊腺体的存在，可引起局部感染，也可因中央部位缺血而发生液化性坏死。瘢痕疙瘩特别好发于身体上半部，头、颈、胸骨正中、肩和上臂是多发部位。其中，头颈和胸骨中线处是发生瘢痕疙瘩最密集的部位。此类瘢痕一般不发生挛缩，常伴有明显的疼痛和瘙痒且不能自行消退，影响患者的生活质量。

（四）治疗

瘢痕疙瘩常伴有明显的疼痛和瘙痒且不能自行消退，影响患者的生活质量，因此常需要进行积极治疗，目前以多种方法综合治疗为主。

1. 手术治疗　手术治疗仍然是治疗瘢痕疙瘩的重要手段，但并非所有瘢痕性病变都需要手术治疗。伴有功能障碍的瘢痕挛缩，伴有畸形的瘢痕，暴露部位影响美观的瘢痕，以及反复破溃或恶变的瘢痕均应进行手术治疗。在瘢痕增生的高峰期行手术操作，有诱发瘢痕增生的可能，原则上应选择瘢痕稳定期进行手术。一般认为半年甚至 1 年后手术治疗比较合适。

采用外科手术切除瘢痕，以及应用各种整形外科技术修复创面和纠正畸形。手术方法包括单纯手术切除缝合、瘢痕内核切除、瘢痕切除局部皮瓣移植或皮片移植等。但原则上应尽量避免采用皮片移植的方法，因此方法术后早期无法进行其他方法的治疗，瘢痕复发概率较其他方法高。瘢痕疙瘩单纯手术治疗后复发率极高且复发后常加重，因此瘢痕疙瘩手术切除后必须结合局部浅层 X 线或电子束照射治疗及局部加压、药物等方法进行综合治疗。

2. 非手术疗法　对于不宜手术切除的瘢痕，可采用非手术治疗。非手术治疗的方法很多，应根据患者全身情况及瘢痕特点进行选择。

（1）药物防治：用于防治瘢痕的药物非常之多，主要是通过抑制成纤维细胞增殖，限制胶原合成，减轻炎症反应，使蛋白酶增多，加速胶原的降解等方式抑制瘢痕形成。药物治疗通常是将一定的药物注射到瘢痕疙瘩处，瘢痕的表面出现苍白色时效果最好。常用药物主要有：糖皮质激素类、抗肿瘤药物（如 5 - 氟尿嘧啶、平阳霉素等）、维 A 酸类药物、钙离子通道阻滞剂、免疫调节剂（如他克莫司、干扰素等）、肉毒毒素、血管紧张素转化酶抑制剂、洋葱提取物、中药（如积雪草苷）等。

（2）瘢痕的压迫疗法：压迫疗法是通过对瘢痕区施加压力，使局部血流量减少、低氧，成纤维细胞发生退行性改变，胶原间的内聚力下降，成纤维细胞、内皮细胞发生降解、凋亡；压迫疗法还使胶原酶抑制因子 - α 巨球蛋白减少，胶原酶活性增强，造成胶原产生少而胶原分解多，从而达到治疗目的。压力压迫疗法临床治疗时要注意"早期、适量、适度、持久"的原则。最好在伤口开始愈合时开始治疗，压力以不影响患者上下端血运和患者可耐受度为宜，治愈的标准是瘢痕平软，色泽变白、变淡。

（3）硅凝胶膜：关于硅凝胶膜治疗瘢痕的机制，多数学者倾向于"水合作用"学说。硅胶膜使水分蒸发减少，皮肤内水分转移到角质层，使间质内水溶性蛋白及许多低分子水溶性混合物向表面扩散，间质水溶性物质减少，流体力学压力下降，瘢痕组织因而软化。

（4）放射治疗：放射线可破坏成纤维细胞，减少瘢痕疙瘩内胶原的产生，并影响细胞外基质基因的表达，同时也能使结缔组织干细胞遭受损害。用浅层 X 线照射瘢痕疙瘩可产生一定的疗效。放射治疗一般的不良反应有色素沉着、局部瘙痒、感觉障碍或疼痛感。然而，应用放射线治疗瘢痕引起癌变问题应加以重视。

（5）激光治疗：激光的光能变为热能使组织产生烧灼、凝固或组织汽化效应。用 Nd：YAG 激光（掺钕钇铝石榴石激光）可以使瘢痕成纤维细胞的生长与功能受到影响。超脉冲 CO_2 激光、点阵激光、点阵射频等离子束均可用于瘢痕的治疗。

（6）新兴疗法：随着技术的不断更新，对于瘢痕疙瘩的治疗方式逐渐增多，除了上述治疗方法外，还包括新兴的治疗方式，如微针疗法、富血小板血浆技术及基因疗法等。部分方法已经在临床中应用，部分方法处于试验阶段，比如基因疗法是通过转基因方法将遗传物质导入患者的特定细胞内，使导入基因表达，以补充缺失或失去正常功能的蛋白质，或抑制体内某种基因过量地表达，达到治疗疾病的目的。但基因治疗还处于研究阶段，尚未应用于临床。

（李　娜　刘鲁燕）

第七节　光线性皮肤病

一、日晒伤

（一）概述

日晒伤又称晒斑、日光性皮炎、日光红斑或日光水肿，是由过量紫外线照射皮肤后导致的皮肤急性光毒性反应，紫外线 B 段（UVB，波长 280～320nm）和紫外线 A 段（UVA，波长 320～400nm）均可引起日晒伤，但是能最有效诱导红斑的波长在 UVB 范围内。常表现为红斑、水肿、水疱、色素沉着和脱屑。本病春末夏初多见，好发于儿童、妇女、滑雪者及水面作业者，其反应的强度与光线强弱、照射时间、个体肤色、体质、种族等有关。在美国，37.1% 的成年人 1 年至少发生 1 次日晒伤。在特定人群中日晒伤的发病率更高，如 18～29 岁人群（52.0%）、反复日晒及晒后 2 周出现雀斑人群（45.9%）、白种人（44.3%）。在欧洲和澳大利亚的横断面研究中，日晒伤的患病率为 20%～70%。有研究发现，生活在英国的黑人和非洲黑人的日晒伤率也较高。事实上，黑人的日晒伤很可能比人们认为的更常见。一项针对生活在英国的黑人（非洲或加勒比黑人血统）的研究中，超过 50% 的受访者报告曾发生过日晒伤。日晒伤的发病率与地理位置相关度也较高，在 UVB 强度较高的地区（高海拔地区和近赤道地区）发病率较高。

（二）病因

本病的作用光谱主要是 UVB，其引起的红斑呈鲜红色。UVA 引起深红色红斑。短波紫外线（UVC）引起的皮肤红斑呈粉红色。出汗会增加皮肤角质层的水合作用，使角质层易吸收更短波长的紫外线，并导致紫外线的反射和散射减少，增加皮肤对紫外线的敏感性，进而引发日晒伤所需的紫外线辐照量降低。服用或食用易引发光敏反应的药物或食物，可显著增高日晒伤发病风险。易引发光敏反应的药物包括多西环素、磺胺、灰黄霉素、胺碘酮、四环素类抗菌药物和非甾体抗炎药。部分人群接触一些特定的植物、蔬菜和水果（如芹菜、香菜、酸橙、柠檬、菠萝和无花果树汁液）后，局部皮肤易出现日晒伤症状。有研究证明，发生即时性红斑的机制是紫外线辐射使真皮内多种细胞释放组胺、5 - 羟色胺、激肽等炎症介质，使真皮内血管扩张、渗透性增加。延迟性红斑的发病机制更为复杂，是由体液因素和神经血管调节因素共同作用造成的。

（三）临床表现

最易出现日晒伤的部位为胸背部、四肢、面颈部及手足背部，好发于皮肤类型为 Ⅰ ~ Ⅲ 型的人群。日晒伤轻则表现为轻微红斑，重则呈伴水肿、小囊泡和水疱的剧烈疼痛性红斑。水疱提示浅二度灼伤，偶尔提示深二度灼伤。红斑通常在日光照射后 3 ~ 5 小时出现，在 12 ~ 24 小时最显著，72 小时开始消退。深肤色患者晒伤后红斑可能不明显，而后续几日的脱皮较为明显。日晒后的特征性表现是皮肤对热和机械性压力的敏感性增加，轻度患者也不例外；严重者可能出现全身症状，包括头痛、发热、恶心和呕吐等。

（四）治疗

日晒伤具有一定的自限性，通常可在对症治疗数日后消退。日常应以预防为主，具体措施包括：①经常参加室外锻炼，增强皮肤对日晒的耐受能力；②在上午 10 时至下午 2 时日光照射最强时尽量避免户外活动，或减少活动时间；③避免日光暴晒，外出时应注意防护，如撑伞、戴宽边帽、穿长袖衣衫；④若在户外，建议常规应用日光保护因子（SPF）15 以上的遮光剂，有严重光敏者需用 SPF30 以上的高效遮光剂。遮光剂要在日晒前至少 20 分钟的时候使用。

1. 局部治疗　日晒伤后应尽快给予冷湿敷（如生理盐水、硼酸溶液及 2.5% 吲哚美辛溶液等），或予以局部冷敷剂、冷凝胶等。如形成皮肤大疱，则应抽出疱液，保持疱壁完整，避免感染。已破裂的水疱应保持清洁，并使用湿性敷料覆盖创面。日晒伤后局部外用糖皮质激素药膏可以缓解红斑及局部皮肤充血，抑制日晒后色素沉着，缓解局部皮肤疼痛感。可选用丁酸氢化可的松乳膏，患处外用，2 ~ 3 次/d。

2. 系统治疗　非甾体抗炎药是治疗日晒伤的最常用药物，可以缓解 UVB 诱导的超敏反应。口服非甾体抗炎药可以减轻日晒后皮肤对热及机械刺激的敏感性，同时降低日晒伤患者的疼痛感。必要时可选用布洛芬缓释胶囊口服，0.3g/次、2 次/d。较严重的日晒伤患者，可予以口服糖皮质激素抑制或减缓日晒伤发生及其症状。可选用醋酸泼尼松片，15mg/次，1 次/d。然而口服糖皮质激素（如泼尼松、泼尼松龙）并不能减轻日晒后导致的皮肤红斑和超敏反应。刺痒感严重患者，可予以抗组胺药，减轻患者瘙痒症状。抗组胺药还可抑制日晒伤的皮肤炎症反应，抑制红斑形成。将抗组胺药与阿司匹林联合应用，与仅使用日晒伤常用治疗药物（吲哚美辛）相比，其抑制红斑形成的疗效更佳且不良反应更少。可选用西替利嗪片，10mg/次，1次/d。

3. 中医中药治疗 日晒伤在中医属"日晒疮"的范围，由禀赋不耐，皮毛腠理不密，复感风邪之热，致使热不得外泄，郁于肌肤而成。复方苦黄喷雾剂、京万红软膏、善宝气雾剂、紫草油烫伤膏、美宝湿润烧伤膏等中成药外用制剂，均有有效治疗日晒伤的相关报道。

（张雪洋　王聪敏）

二、多形性日光疹

（一）概述

多形日光疹（PMLE）是最常见的特发性光感性皮肤病，1900 年由 Rasch 命名。在紫外线强度有显著季节性变化的温带地区多发。海拔高、纬度高的地区患病率明显高于海拔低、纬度低的地区。

PMLE 通常表现为日光暴露部位在数小时至数日后出现瘙痒性皮疹，持续数日后消退。青少年春季疹是 PMLE 的变异型。PMLE 通常在 30 岁前发病，且报道显示女性多见。浅肤色人群最常受累，但所有族群和皮肤类型的个体都可发生 PMLE。美国一项研究显示，光敏性疾病黑人患者诊断为 PMLE 的比例高于白人患者。

（二）病因

本病病因尚不完全清楚，紫外线 A 段和紫外线 B 段照射都与发生 PMLE 有关，偶尔情况下可见光照射也与 PMLE 有关，但主要的致病光谱尚有争论。大多数研究表明，与 UVB 相比，因 UVA 导致 PMLE 的患病率更高。皮疹可能会受紫外线照射剂量和频率以及被照射皮肤的范围及位置影响。有报道显示，焊接电弧产生的紫外线 C 段照射后可引起 PMLE。多形性日光疹发病可能和日光照射后其不能产生正常的免疫抑制，从而对日光诱导的自体抗原产生反应有关，这种反应为对一种或几种暴露或改变的皮肤抗原产生的迟发型超敏反应。除了日光参与直接发病外，还与遗传、内分泌改变、微量元素和代谢改变、氧化损伤和免疫学变化等有关。

(三)临床表现

PMLE 的特征性发作时间为春季和初夏。若发生在冬季，往往是使用日光浴机或在阳光充足的地方度假所致。好发于日光暴露部位，包括上胸部、颈部"V"形区、手臂伸侧，偶尔还包括肩部和小腿。患者日光暴露部位表现出瘙痒性、红斑样或与肤色一致的丘疹或斑块，呈对称分布，这种情况最为常见。也可见丘疱疹、水疱、大疱或融合的水肿性斑块（尤其是在面部）。类似昆虫叮咬或多形红斑的皮损较少见。PMLE 中发热、寒战、头痛和恶心等全身性症状虽然少见，但也可能出现。

(四)治疗

首先应对患者进行健康教育，提高他们对紫外线防护的认识。大部分轻症患者可采用避光、使用屏障物及宽谱遮光剂的方法。此外，在避免强烈日晒的前提下，经常参加室外活动或短时间日光浴可逐步提高机体对光线照射的耐受能力，使发生皮疹的机会减少。

1. 光疗及光化学疗法：目的是在不激发 PMLE 的前提下，诱导患者发生光学耐受。一般而言，疗效以补骨脂素长波紫外线疗法（PUVA）为佳，窄谱 UVB 及宽谱 UVB 次之。

2. 药物疗法

（1）皮质类固醇：对偶发病例，在发作早期或发作危险期之初，推荐使用泼尼松，但避免长期使用。

（2）抗疟药：一般不提倡作为首选药。主张在严重致残病例，遮光剂与局部皮质类固醇治疗失败及预防性的 UVB 光疗法或长波紫外线治疗失败或不适宜应用的病例使用。

（3）免疫抑制剂：对于极严重病例且对长波紫外线疗法及其他治疗无效时，可服硫唑嘌呤。有报告显示，每日 75～150mg，连服 3 个月后，临床症状及光敏反应明显改善。顽固病例还可以考虑应用环孢素。

3. 硬化治疗　较严重患者可预防性使用 PUVA 或 UVB，通过促进角质层的增厚、皮肤晒黑以及免疫学的作用，提高机体对紫外线的耐受，称为硬化治疗。采用 UVA + UVB 联合治疗效果亦佳。

（张雪洋　　夏志宽）

三、皮肤光老化

（一）概述

皮肤光老化又称外源性老化，是指皮肤长期反复遭受太阳辐射而发生的过早老化。光损伤所致的皮肤改变，会与自然老化（又称为内源性或程序性老化）所致的皮肤改变叠加，是大部分与年龄相关皮肤外观特征的原因。主要表现为暴露部位皮肤质地粗糙、皱纹加深、色素沉着斑、皮革样外观等，甚至可发展为癌前病变及皮肤恶性肿瘤等。在浅肤色人群中，年龄相关的皮肤美观问题大多归因于皮肤光老化。一项横断面研究纳入了澳大利亚昆士兰州某社区的 1400 名 20～54 岁居民，其中 83% 有皮肤光老化的迹象。另一项澳大利亚研究显示，在 30 岁以下人群中，有 72% 的男性和 47% 的女性存在中至重度皮肤光老化造成的皮肤纹理改变。

（二）病因

皮肤光老化主要是由紫外线照射引起的，其相关机制包括受体介导的通路 MAPK、NF-kB/P65、JAK/STAT、Nrf-2 的激活；氧自由基（ROS）使端粒缩短、线粒体损伤；DNA 损伤引起抑癌基因 P53 突变以及炎症级联反应和免疫抑制等。

（三）临床表现

皮肤光老化临床表现主要在表皮层和真皮层。表皮层主要表现为皱纹、松弛、粗糙和色素的增加或缺失。真皮层主要表现为胶原纤维和弹性纤维的降解，而近年来研究认为皮肤脂肪层也具有光老化表现。根据皮肤分型，Ⅰ–Ⅳ型人群的皮肤光老化主要改变包括细纹和粗大皱纹、日光性弹性组织变性、雀斑样痣、斑点状色素沉着、光化性角化病、毛细血管扩张、皮肤丧失半透明性和弹性、皮肤质地干燥和皮肤变灰黄。有研究发现，Ⅴ–Ⅵ型人群的皮肤光老化比Ⅰ–Ⅳ型人群症状表现更轻，因为深肤色人群的黑素体数量和大小增加，含更多黑色素细胞、在表皮中分布更广泛、降解更慢，因此具有更强的光防护作用。

（四）治疗

1. 维甲酸类药物　维甲酸是 FDA 批准用于治疗光老化的维生素衍生物，但其作用机制不清。近年来有研究表明全反式维甲酸和维甲酸受体激动剂可以改善 UV 引起的胶原纤维的损伤，并通过维甲酸受体增加光老化皮肤中的胶原含量。局部使用维甲酸治疗临床症状改善通常见于数周后，其不良反应为可能发生以红斑、鳞屑损害为特征的类视黄醇皮炎，但一般不久可自行消退。在临床上使用较低浓度的维甲酸见效所需时间较长，而高浓度维甲酸表现出其治疗光老化的潜能，并且联合治疗可能疗效更佳。

2. 抗氧化剂　人的表皮和真皮中都有抗氧化系统，但表皮中抗氧化剂的含量最高。人体的内源性抗氧化剂（如谷胱甘肽过氧化物酶、超氧化物歧化酶及过氧化氢酶等）在人体衰老的过程中会逐渐降低，但某些含酚类化合物的植物可作为天然抗氧化剂，有效保护皮肤免受光老化。天然抗氧化剂的使用不仅仅局限于口服，某些外源性天然化合物还可能通过增加皮肤细胞的抗氧化能力防止光老化。

3. 中药治疗　由于中药取材来自天然、作用比较平稳、不良反应小、毒性低的特点，运用中药防治光老化已逐渐成为研究的重点。据了解，中药如杜仲、芍药、广藿香、沙参麦冬汤和桃红四物汤等可通过清除自由基、增强抗氧化酶活性、抑制炎症反应、促进胶原修复等方面起到抗光老化的作用，从分子水平体现中药抗光老化的作用及防治光老化的潜力。

4. 超脉冲 CO_2 点阵激光　超脉冲 CO_2 点阵激光具有明显的光热作用，治疗后可导致 I 型胶原蛋白变性、退化，退化的胶原蛋白用于合成新的胶原蛋白基质，并激活新的胶原蛋白重排，从而使面部皮肤变的紧密、光滑、弹性增加及毛孔收缩等。在治疗后辅以胶原贴敷料，不仅可以使胶原进入点阵激光后的孔径中，还能刺激更多的胶原合成，减少色素沉着、红肿及皮肤干燥等问题的发生。

5. 强脉冲光　强脉冲光可被皮肤发色团（如血红蛋白、黑色素和水分子）很好地吸收，从而有效改善色素沉着、毛细血管扩张及皮肤纹理等。对于面部色素沉着斑和血管病变，强脉冲光治疗效果明显，但祛除皱纹效果差，尤其是黄褐斑患者反而更易加重。

6. 肉毒毒素注射　肉毒毒素可通过抑制神经肌肉接头处乙酰胆碱的释放导致肌肉松弛来改善动态皱纹。近年来研究发现真皮内注射肉毒毒素后，可改善皮肤纹理和静态皱纹。将肉毒毒素加入成纤维细胞培养基中，可促进 I 型胶原的合成，减少 MMP-9 的表达。另一项研究发现在 UVB 辐射诱导提早衰老的成纤维细胞中加入肉毒毒素后可减缓细胞衰老。

7. 化学剥脱术 化学剥脱术是指涂抹腐蚀性化学物质让特定的皮肤层脱落，随后皮肤再生，从而紧致肌肤和均匀肤色。经此处理后角质层变薄变紧、表皮层变厚、黑色素分布均匀。浅表和中等深度的剥脱或可改善轻度或中度皮肤光老化。深层剥脱可用于治疗重度光损伤。中等深度及深层剥脱常出现不良反应，包括色素沉着或色素减退、感染，以及瘢痕形成。

（张雪洋　　陈彩玲）

第二章

皮肤激光美容护理操作技术

第一节　光疗技术

一、红蓝黄光照射技术

红、蓝、黄光是半导体发光二极管（LED）所发出的一种冷光，不产生高热，可发出特定的窄谱光源即红光（630~700nm）、蓝光（400~470nm）和黄光（570~590nm），是皮肤美容科临床常用的治疗手段。蓝光通过影响痤疮丙酸杆菌及其抗炎特性对痤疮发挥作用，并抑制细胞增殖，因此可治疗增生性炎症疾病和慢性皮肤炎症。红光比蓝光穿透层次更深，红光可以更好地破坏皮脂腺下的痤疮丙酸杆菌，刺激包括巨噬细胞在内的各种细胞释放因子，减少炎症和增强伤口修复。红蓝光混合光疗法或交替光照，是治疗轻度、中度寻常性痤疮的一种安全、有效、无痛苦的治疗方法。黄光可抑制血管、神经的高反应性，增强细胞抗氧化能力，抑制黑色素合成过程，因此可改善面部潮红和毛细血管扩张及黄褐斑，并修复皮肤屏障功能，临床上常用于改善皮肤敏感，激光术后降低红斑、水肿反应等。

【操作目的及意义】

1. 红、蓝、黄光照射技术是一种非剥脱性、非热性和非创伤性的治疗，通过光生物调节效应刺激细胞的活性和功能，是治疗痤疮、敏感肌肤、光损伤皮肤的安全、有效的替代方法。

2. 治疗舒适、安全，无痛感、无创伤，适用于所有皮肤类型。

3. 红、黄光可作为激光术后即刻缓解不良反应的一种重要手段。

【操作步骤】

1. 评估　收集患者的一般资料、现病史、既往史、药物过敏史等，评估有无禁忌证、预期疗效等；评估患者治疗部位皮肤情况，观察局部皮肤是否完整，有无破损、感染，是否使用外用药物等。

2. 操作准备

（1）护士准备：衣帽整洁，洗手，戴口罩。

（2）物品准备：纱布，防护眼罩，一次性中单，棉签，75% 乙醇，红、蓝、黄光治疗仪，照相机等。

（3）患者准备：进行照射前向患者讲解治疗的目的、方法、意义等。详细交待治疗期间的注意事项及复诊时间，消除患者恐惧心理，以取得患者的配合。

（4）环境评估：治疗室保持整洁，光线充足，温湿度适宜（温度 18 ~ 22℃，湿度 50% ~60%）；治疗室内尽量不使用反光的材料，勿安装镜子。

3. 操作方法

（1）清洁治疗区。用洁面乳或清水清洁治疗部位皮肤。

（2）留取照片。嘱患者休息约 5 分钟后，对治疗部位拍照存档。

（3）接通电源，预热治疗仪，检查仪器性能是否良好。

（4）更换一次性床单，协助患者取利于治疗的舒适体位，并充分暴露治疗区。

（5）给患者戴防护眼罩。

（6）根据病情选择红光、蓝光或黄光，调节治疗参数。

（7）将治疗头对准治疗部位，距离为 10cm 左右。嘱患者闭眼，按开始键进行治疗。时间为 20 ~ 30 分钟。

（8）治疗结束后，仪器会自动停止并发出声音信号，关闭电源。

（9）取下患者眼罩，协助患者起床，告知患者注意事项。

（10）整理用物，做好记录。

4. 操作评价

（1）操作流程正确。

（2）患者舒适，无不良反应。

【操作重点及难点】

1. 治疗过程中，充分暴露照射的皮损，照射距离应保持在有效范围内，保证照射的有效性。

2. 痤疮患者每周照射红、蓝光两次，4 周共 8 次为一疗程，光照间隔不小于48小时。一般炎症比较明显的患者选择使用蓝光，炎症比较轻或明显消退的患者选择使用红光。

3. 治疗期间告知患者勿随意移动体位。

【注意事项】

1. 照射头面部时，注意遮挡双眼，避免引起眼炎或角膜炎。

2. 痤疮患者，告知用控油的洁面乳清洁面部，勿用香皂。

3. 治疗后告知患者做好皮肤保湿和防晒护理，尽量不化妆。敏感性皮肤患者在紫外线较强时段尽量减少外出，出门时最好使用遮阳伞或戴帽子、口罩防护。

4. 治疗期间饮食应清淡，避免辛辣刺激、高脂肪、高热量食物。多食新鲜水果、蔬菜。

5. 患者眼罩每次使用后擦拭消毒，防止交叉感染。

6. 禁忌证 ①使用光敏性药物、光敏性疾病患者；②白化病患者；③妊娠或哺乳期妇女；④患有严重的心、肝、肾功能损害者；⑤卟啉症患者。

【操作并发症及处理】

治疗后，皮肤通常较为干燥，根据患者肤质选择合适的保湿产品。痤疮患者应选择控油保湿的护肤品；敏感性皮肤患者选择具有皮肤屏障修复功能的护肤品。

（姚美华　　吴艳丽）

二、半导体激光照射技术

半导体激光波长为650mm，该波长的激光组织穿透力较紫外线更强，能够作用于更深的创面且功率大、连续、可调，热量较氦氖激光更高，能够发挥更为显著的生物学效应，扩张血管，促进照射局部血液循环，加速新陈代谢，有利于创面炎症、水肿的吸收和消散，从而加速组织修复与愈合。半导体激光作用于病变部位后会刺激感觉神经末梢，降低其兴奋性，减少疼痛传导，从而起到镇痛作用。

【操作目的及意义】

半导体激光主要用于神经性疼痛、运动系统的急慢性损伤、感染及非感染性炎症皮肤病的辅助治疗。

【操作步骤】

1. 评估　收集患者的一般资料、现病史、既往史、药物过敏史等，评估有无禁忌证、预期疗效等；评估患者治疗部位皮肤情况，是否使用外用药物等。

2. 操作准备

（1）护士准备：衣帽整洁，洗手，戴口罩。

（2）物品准备：纱布、防护眼罩、生理盐水、一次性中单、棉签、75%乙醇、半导体激光治疗仪、照相机等。

（3）患者准备：照射前向患者做好解释工作，讲明治疗的目的、方法、意义，交待清楚注意事项，以取得患者的配合。

（4）环境评估：治疗室保持整洁，光线充足，温湿度适宜（温度18~22℃，湿度50%~60%）；治疗室内尽量不使用反光的材料，勿安装镜子。

3. 操作方法

（1）清洁治疗区。皮肤上涂抹药膏时，应用蘸有无菌生理盐水的棉签轻柔地擦拭干净。

（2）治疗部位拍照存档。

（3）接通电源，预热治疗仪，检查仪器性能是否良好。

（4）更换一次性床单，协助患者取利于治疗的舒适体位，并充分暴露治疗区。

（5）给患者戴防护眼罩。

（6）根据病情选择合适的治疗参数。

（7）将治疗头对准治疗部位，距离5~10cm。嘱患者闭眼，按开始键进行治疗。时间为20~30分钟。

（8）治疗结束后，关闭电源。

（9）取下患者眼罩，协助患者起床，告知患者注意事项。

（10）整理用物，做好记录。

4. 操作评价

（1）操作流程正确。

（2）患者无不良反应。

【操作重点及难点】

1. 治疗过程中，充分暴露照射的皮损，照射距离应保持在有效范围内，保证照射的有效性，根据皮损面积，可选择单头或双头治疗。

2. 照射头面部时，必须戴防护眼罩。

【注意事项】

1. 治疗结束后，用75%酒精擦拭激光输出口，做好消毒处理以免交叉感染。

2. 每月对仪器进行检测，保证功率的稳定性。

3. 照射头面部时，注意戴防护眼罩，避免引起眼炎或角膜炎。患者眼罩每次用后消毒，防治交叉感染。

4. 治疗期间告知患者勿随意移动体位。

5. 禁忌证　①恶性肿瘤；②皮肤急性感染或局部坏死；③妊娠或哺乳期妇女；④血液系统疾病患者。

（袁　填　姚美华）

三、紫外线照射技术

紫外线是一种电磁波谱，分为长波紫外线（UVA，波长 320～400nm）、中波紫外线（UVB，波长 290～320nm）和短波紫外线（UVC，波长 180～290nm）。紫外线照射技术是指应用人造光源的紫外线治疗疾病，临床常用治疗皮肤病的紫外线波段有窄谱 UVB（311±2）nm、308nm 准分子激光、UVA。UVB 及 UVA 治疗所用光源以紫外荧光灯为主；308nm 准分子治疗仪以卤族元素的氯和惰性元素的氙的混合气体为发光物质，在一定的光电刺激下，氯和氙能形成氯化氙。这种非常不稳定的状态，称之为准分子状态，其很快分解为氯和氙，在分解过程中能产生 308nm 的激光。紫外线照射能提高人体的抵抗力、应激能力、免疫功能，有较强的免疫调节功能；抑制表皮细胞的增殖，从而阻止细胞分类增殖的速度；损伤表皮细胞，使皮损逐渐消退；诱导酪氨酸酶生成，促进黑色素细胞增殖和迁移。

【操作目的及意义】

1. 窄谱 UVB 常用于银屑病、白癜风、蕈样肉芽肿、特应性皮炎，也可用于瘙痒症、副银屑病、结节性痒疹、扁平苔藓、玫瑰糠疹、苔藓样糠疹、慢性单纯性苔藓、毛发红糠疹、皮肤肥大细胞增多症、淋巴瘤样丘疹病、硬斑病、系统性硬化病、硬肿病、移植物抗宿主病、脂溢性皮炎、环状肉芽肿、多形性日光疹、日光性荨麻疹等疾病的治疗。

2. 308nm 准分子激光通过手持式治疗头紧贴皮损照射，可作用于传统手段无法治疗的特殊部位和皮损较为局限者，如外耳、龟头等部位的皮损。其光斑直径小，照射功率更高，可避免照射非皮损部位，因此，总的累积照射剂量较窄谱 UVB 少。适用于白癜风、银屑病、蕈样肉芽肿、斑秃、结节性痒疹、扁平苔藓、硬斑病、硬化性苔藓等疾病的局限性、顽固性皮损的治疗。

3. UVA 与 UVB 和 308nm 准分子激光相比，UVA 穿透深，主要应用于硬斑病、系统性硬化病、硬化性苔藓、硬肿病、硬皮病样移植物抗宿主病等皮肤纤维化疾病的治疗。

【操作步骤】

1. 评估　收集患者的一般资料、现病史、既往史、药物过敏史等，评估有无禁忌证、预期疗效等；评估患者治疗部位皮肤情况，观察局部皮肤是否完整，有无破损、感染，是否使用外用药物等。

2. 操作准备

（1）护士准备：衣帽整洁，洗手，戴口罩。

（2）物品准备：纱布、防护眼罩、棉签、75% 乙醇、紫外光治疗仪、照相机等。

（3）患者准备：进行照射前向患者讲解治疗的目的、方法、意义等。详细交待治疗期间的注意事项及复诊时间，消除患者恐惧心理，以取得患者的配合。

（4）环境评估：治疗室保持整洁，光线充足，温湿度适宜（温度18～22℃，湿度50%～60%）；治疗室要有窗户，保持良好通风；治疗室内尽量不使用反光的材料，勿安装镜子。

3. 操作方法

（1）面部治疗时应用洁面乳或清水清洗，治疗区保持清洁。

（2）治疗部位拍照存档。

（3）接通电源，预热治疗仪，检查仪器性能是否良好。

（4）协助患者取利于治疗的舒适体位，并充分暴露治疗区，非治疗区做好遮挡。

（5）患者及操作者均戴防护眼镜。

（6）根据患者皮损选择合适的治疗参数，开始照射。照射过程中注意观察患者的精神状态及全身反应。

（7）操作完毕，关闭电源。

（8）整理用物，做好记录。向患者交待注意事项。

4. 操作评价

（1）操作流程正确，治疗参数选择合适。

（2）患者无不良反应发生。

【操作重点及难点】

1. 操作者必须全面掌握设备的设置和操作、治疗流程、最小红斑量测定步骤及结果读取方法、紫外线疗效的评估及不良反应的识别。

2. 治疗期间操作者需随时和患者保持沟通，并注意观察患者的精神状态及全身反应，如出现头晕、胸闷、大汗等不适，应及时停止治疗，并对症处理。

3. 治疗结束后，应准确记录照射次数和累积照射剂量。需全程监测紫外线照射强度测量的准确性，确保患者接受剂量的准确度。

4. 首次照射治疗前先测量最小红斑量，密切观察照射部位的皮肤变化和不良反应，根据测试结果选择初始能量，并根据每次照射后皮损处的治疗反应调整剂量。

5. 308nm 准分子激光治疗操作时，治疗头一定要紧贴病变部位，以免因漏光而降低治疗效果，照射中不可移位，皮损不可重叠照射，以免灼伤皮肤。操作动作要规范，力度适宜。

6. 照射时注意遮盖、保护非照射区。女性患者须穿三角内裤遮挡会阴、生殖器。男性患者应将生殖器严密遮盖。根据皮损大小、形状修剪内衣，使患者皮损部位充分显露，而正常皮肤得以遮挡。

【注意事项】

1. 治疗室要注意通风。氯和氩的混合气体是治疗中的一种耗材，气体罐的密封比较重要，这些气体对人体的健康是有害的，因此要防止泄露的发生。

2. 患者需要佩戴防护眼镜，对于幼儿患者，有家长陪同协助时，家长也需要佩戴眼镜。若治疗面部应注意保护眼睛。

3. 治疗期间应注意防晒并忌服光敏性药物和食物。药物如四环素、氯丙嗪；食物如香菜、芹菜、油菜、菠菜、木耳等。

4. 告知患者应注意休息，劳逸结合，生活有规律，注意加强锻炼，提高机体抵抗力。

5. 嘱患者治疗后避免额外日光照射，避免发生不良反应。

6. 禁忌证 ①光敏感者；②放化疗后免疫抑制患者；③妊娠期或哺乳期女性；④卟啉病及对紫外线过敏者。

【操作并发症及处理】

1. 皮肤干燥、脱屑、瘙痒感 治疗后使用保湿护肤品，促进皮肤屏障功能修复。

2. 水疱、疼痛 选择照射剂量过大时可发生水疱、疼痛。发生水疱后立即停止局部照射。局部对症处理，复方乳酸依沙吖啶溶液湿敷，伴有轻度烧灼感或疼痛时局部外用糖皮质激素软膏或他克莫司软膏，1~2次/日。待创面完全愈合后才能再行激光照射。操作308nm准分子激光时应从最小红斑量（MED）开始，小剂量逐渐递增，逐渐累积剂量。根据红斑反应调整剂量，避免单次照射剂量过大或在光敏性患者身上照射，治疗后局部皮损尽量不使用刺激性外用药物或暴晒，避免或减少不良反应的发生。

3. 色素沉着 若对皮损周围正常皮肤照射，则会出现色素沉着。一般无须特殊处理，停止照射后色素沉着可自行缓解。操作时治疗头要紧贴皮损处且不能移位，或用遮盖布将周围皮肤保护好，避免照射到正常皮肤。

4. 皮肤光老化 长期UVB及UVA治疗可导致皮肤光老化。

5. 潜在致癌风险 有待进一步观察研究。需定期体检，确保早发现、早治疗。

（姚美华 陈彩玲）

四、氦氖激光照射技术

氦氖激光是皮肤科常用的一种治疗方法，为一种低功率激光，可穿透组织10~15mm，通过电磁场效应产生热能，进一步转化产生生物学效应，促进局部炎症吸收和消散，提高机体细胞和体液免疫功能，扩张血管，改善微循环，促进组织愈合，从而达到消炎、消肿、促进创面恢复的作用。此外，激光照射产生神经冲动，提高人体痛阈，促进体内吗啡样物质释放，从而达到止痛的作用。

【操作目的及意义】

氦氖激光用于各种皮肤感染、创面的局部物理治疗，如带状疱疹、静脉炎、丹毒、溃疡等皮肤病，对创伤面照射起到杀菌和加快愈合的作用。

【操作步骤】

1. 评估　收集患者的一般资料、现病史、既往史、药物过敏史等，评估有无禁忌证、预期疗效等；评估患者治疗部位皮肤情况，是否使用外用药物等。

2. 操作准备

(1) 护士准备：衣帽整洁，洗手，戴口罩。

(2) 物品准备：纱布、防护眼罩、无菌生理盐水、一次性中单、棉签、75%乙醇、氦氖激光治疗仪、照相机等。

(3) 患者准备：照射前向患者做好解释工作，解释治疗的目的、方法、意义，交待注意事项，以取得患者的配合。

(4) 环境评估：治疗室保持整洁，光线充足，温湿度适宜（温度18～22℃，湿度50%～60%）；治疗室内尽量不使用反光的材料，勿安装镜子。

3. 操作方法

(1) 清洁治疗区。皮肤上涂抹药膏时，应用蘸有无菌生理盐水的棉签轻柔地擦拭干净。

(2) 治疗部位拍照存档。

(3) 接通电源，预热治疗仪，检查仪器性能是否良好。

(4) 更换一次性床单，协助患者取利于治疗的舒适体位，并充分暴露治疗区。

(5) 给患者戴防护眼罩。

(6) 根据病情选择合适的治疗参数。

(7) 将治疗头对准治疗部位，距离5～10cm。嘱患者闭眼，按开始键进行治疗。时间为20～30分钟。

(8) 治疗结束后，关闭电源。

(9) 取下患者眼罩，协助患者起床，告知患者注意事项。

(10) 整理用物，做好记录。

4. 操作评价

(1) 操作流程正确。

(2) 患者无不良反应。

【操作重点及难点】

1. 严格操作流程，照射头面部时，必须戴防护眼罩。

2. 治疗时根据患者的痛点、病灶面积大小，充分暴露皮损部位。

3. 调节光源与病变部位的距离，保证照射距离在有效范围内，并保证光斑大小覆盖皮损。

【注意事项】

1. 照射头面部时，注意戴防护眼罩，避免引起眼炎或角膜炎。患者眼罩每次用后消毒，防止交叉感染。

2. 治疗期间告知患者勿随意移动体位。

3. 操作者必须戴防护镜，避免激光束直射。

4. 治疗结束后，用75%酒精擦拭激光输出口，做好消毒处理以免交叉感染。

5. 每月对仪器进行检测，保证功率的稳定性。

6. 治疗仪在使用过程中，应注意其散热窗不要被遮挡。

7. 禁忌证　①恶性肿瘤；②皮肤急性感染或局部坏死；③妊娠或哺乳期妇女；④血液系统疾病患者。

（姚美华　　任飞霏　　梁　斌）

第二节　二氧化碳激光治疗技术

二氧化碳激光是不可见光，可释放10600nm红外线波长，使用波长为633nm的氦氖激光或红色的半导体激光作为瞄准光。二氧化碳激光是现代皮肤科领域常用的一种治疗手段，可通过强大的光热作用使皮肤表面的病变组织迅速加热，其热效应能有效地烧灼、切割、汽化组织，从而达到治疗目的。目前临床常用的是超脉冲二氧化碳激光，相对于传统二氧化碳激光的最大优势在于激光能量的精细控制，超脉冲模式可以在0.05s的脉宽时间内发出多个子脉冲，瞬时汽化靶组织，对周围组织的热传导损伤减少，更利于创面的修复。

【操作目的及意义】

1. 二氧化碳激光在医学美容中主要应用于治疗皮肤表面各种赘生物、各类痣疣、角化性疾病、汗管瘤、睑黄瘤、皮脂腺囊肿等。近年来，二氧化碳激光皮肤重建术不断用于治疗痤疮瘢痕和皮肤光老化。

2. 二氧化碳激光是临床上常用的医疗设备，其操作和维护方便，有利于推广应用。

【操作步骤】

1. 评估 收集患者的一般资料、现病史、既往史、药物过敏史等，评估有无禁忌证、预期疗效等；评估患者治疗部位皮肤情况，观察皮损处有无破溃、感染，是否使用外用药物等。

2. 操作准备

（1）护士准备：衣帽整洁，洗手，戴口罩。

（2）物品准备：表面麻醉剂、封包膜、激光防护眼镜、橡胶手套、一次性中单、棉签、75%乙醇、0.1%苯扎氯铵溶液、无菌纱布、2%盐酸利多卡因注射液、红霉素软膏、1ml注射器、创可贴、二氧化碳激光仪、烟雾排除设备、照相机等。

（3）患者准备：二氧化碳激光治疗前向患者讲解治疗的目的、方法、过程、预期效果、术后护理、可能带来的并发症、不良反应等，详细介绍治疗期间的注意事项及复诊时间，以取得患者的配合。充分沟通后，患者签署激光治疗知情同意书。

（4）环境评估：治疗室保持整洁，光线充足，温湿度适宜（温度18~22℃，湿度50%~60%）；治疗室内勿使用反光的材料，勿安装镜子；室内配备烟雾排除设备；治疗室外贴有激光危险的标识。

3. 操作方法

（1）清洁治疗区。用洁面乳或清水清洁治疗部位皮肤。

（2）留取照片。嘱患者清洁皮肤后，休息约5分钟对治疗部位拍照存档。

（3）更换一次性床单，协助患者取利于治疗的舒适体位，并充分暴露治疗区。如需治疗区外涂表面麻醉剂，外敷封包膜，30~60分钟后即可治疗。必要时也可在局部用盐酸利多卡因注射液做浸润麻醉。

（4）接通电源，预热仪器，检查仪器性能是否良好。

（5）去除麻醉药物，为患者戴好激光防护眼罩。

（6）局部皮肤常规消毒。

（7）设置参数，操作者戴好防护眼镜，打开烟雾排除设备。

（8）开始治疗。根据患者的皮损选择不同的脉冲能量及频率，左手绷紧患处皮肤，右手持激光手具对准皮损处逐层汽化，及时擦拭表面碳化物，直至治疗结束。

（9）治疗完毕，取下患者眼罩，外涂红霉素软膏，保护创面，防止感染。如皮肤重建术即刻给予生理盐水或无菌修复面膜湿敷。

（10）整理用物，并做好记录。告知患者注意事项。

4. 操作评价

（1）操作方法正确，治疗即刻皮损反应良好。

（2）患者舒适，未发生不良反应。

【操作重点及难点】

1. 在激光烧灼时，边汽化边用蘸有0.1%苯扎氯铵溶液的湿棉签擦拭治疗区域，皮损组织去除后，继续烧灼见到正常的组织。如果病变较深，在皮损处可以烧灼较深，但在边缘处烧灼要浅，从深到浅过渡到非治疗区皮肤，治疗后的凹陷周围需要做一个过渡性烧灼，适当地模糊治疗边界，使最后呈现出的组织缺损为浅盘型，这样在组织愈合后不易留下锐利边缘的凹坑。

2. 在皮肤重建术时，当治疗口唇部位时，应治疗到与唇红交界部位，但不要超过交界部位，否则会破坏口唇的唇红线。

3. 在做眼睑皮肤治疗时，观察激光与组织的反应，以避免皮肤组织的过度收缩，使巩膜外露或眼睑外翻。对有过眼睑整形手术的患者，尤其注意。

4. 皮肤表面的某些赘生物或皮损可能是一种癌前病变，进行治疗前应明确诊断，对皮损的性质有任何质疑，应进行活检以确定诊断，评估并排除恶性肿瘤。此外，不建议激光去除发育不良痣。

5. 把握好治疗的深度。治疗深度过浅，未能将增生组织完全祛除，则皮损易复发；如治疗过深则容易留下疤痕、色沉等不良反应。所以在临床上需要不断总结实践操作中的经验，准确把握汽化的深度。

6. 皮损数量多，分布密集，应分次分批治疗，不宜成片治疗，以免创面大，易遗留瘢痕。

7. 在眼睑周围做局部麻醉时要注意针头不要扎入过深，伤及眼球。如果患者（婴幼儿）配合不好，应先给予佩戴角膜保护罩，再做麻醉注射。对于治疗胸腹部的皮损时，麻醉药物不要注入深层，否则会引起气胸和腹膜炎等重大并发症。

【注意事项】

1. 激光工作间要有激光安全的警告标记，不允许无关人员随意进出。室内要安装烟雾排除装置，保持室内空气新鲜。室内要尽量减少放置有反光的界面或器具，以防止激光束在室内反射造成对人体的伤害。

2. 在操作过程中严禁激光头对着手术以外的部位，以免误伤。

3. 对于眼睑、眼睑边缘的眶周区域的皮损，在治疗前应放置金属眼盾，并且在操作时每个激光脉冲都应朝远离眼睛的方向发射。此外，还需注意治疗区域的温度，必要时给予冷却处理，防止金属眼盾过热和继发热损伤。用后的眼盾应消毒灭菌处理。

4. 如果使用酒精消毒治疗区，待完全干燥后，方可进行治疗。

5. 烧灼或切割治疗时，尽量使用烟雾排除设备，以防止污染。

6. 注意防晒。为了最大程度地减少色素沉着，告知患者防晒的重要性。

7. 二氧化碳激光并不是病毒性皮损的首选，必须治疗时应使用烟雾排除设备，戴手套及护目镜。

8. 禁忌证　①严重全身性疾病或严重疾病患者；②瘢痕疙瘩史者；③不接受术后风险者；④对治疗期望值过高及精神疾病患者；⑤治疗部位皮肤破损或存在感染病灶者；⑥孕妇或哺乳期妇女。

【操作并发症及处理】

1. 色素沉着　常见于肤色较深患者，多数为暂时性色素沉着，一般能自行恢复。治疗要点是防晒和预防感染。

2. 色素减退　较罕见，比较难处理，可行准分子激光照射。

3. 瘢痕　一般为治疗过深或感染所致。掌握好治疗的深浅及有效地指导患者术后护理可有效预防瘢痕的发生。

4. 水肿、渗出、红斑、瘙痒感、痤疮、粟丘疹等并发症　水肿、渗出是皮肤激光术后的正常反应，一般数天后即可恢复。如水肿明显，可口服短效激素来缓解。红斑一般持续数周，持续性红斑见于汽化非常深的创面，可持续 3 个月，有些病例可能更长，术后防晒和应用修复类产品可改善。瘙痒感、痤疮、粟丘疹，外用维 A 酸或抗菌药物，也可行针清术。

（姚美华　　徐晓敏）

第三节　等离子治疗技术

等离子是继固态、液态及气态之后的第四种形态，其治疗原理是利用 40.68MHz 的单极射频，将空气中的氮分子转化为高能量的等离子体，引起表皮至真皮浅层的矩阵样非汽化型剥脱。单极射频可传导至皮肤真皮层，产生热效应，刺激成纤维细胞合成新的胶原纤维及基质，并将原有排列紊乱的胶原纤维进行重排，达到填充缺损的组织空隙、组织重塑的作用。等离子治疗技术是近年来皮肤美容科治疗瘢痕的新技术，可用于痤疮瘢痕、成熟瘢痕、外伤后瘢痕等多种类型的治疗。因其治疗瘢痕时皮肤反应轻、疗效确切、恢复时间短、极少出现色素沉着等不良反应，故其在瘢痕治疗方面已展现出独特的优势。

【操作目的及意义】

临床上常用于治疗瘢痕，对外伤后瘢痕、术后早期的瘢痕预防、中后期的瘢痕增生及后期的美观修复都有很好的治疗效果。除此之外，还可改善皮肤松弛、皱纹、妊娠纹、生长纹并具有嫩肤的作用。

【操作步骤】

1. 评估　收集患者的一般资料、现病史、既往史、药物过敏史等，评估有无禁忌证、预期疗效等；评估患者治疗部位皮肤情况，观察皮损处有无破溃、感染，是否使用外用药物，询问患者是否有心脏起搏器及永久性植入物（如金属接骨板或化学物质）等。

2. 操作准备

（1）护士准备：衣帽整洁，洗手，戴口罩。

（2）物品准备：表面麻醉剂、封包膜、激光防护眼镜、橡胶手套、一次性中单、棉签、75% 乙醇、0.1% 苯扎氯铵溶液、无菌纱布、红霉素软膏、等离子治疗仪、烟雾排除设备、照相机等。

（3）患者准备：进行等离子治疗前向患者做好解释工作，讲解治疗的目的、方法、意义、注意事项及复诊时间，以取得患者的配合。充分沟通后，让患者签署等离子治疗知情同意书。

（4）环境评估：治疗室保持整洁，光线充足，温湿度适宜（温度 18 ~ 22℃，湿度 50% ~ 60%）。

3. 操作方法

（1）清洁治疗区。用洁面乳或清水清洁治疗部位皮肤。

（2）留取照片。请患者休息约 5 分钟后，对治疗部位拍照存档。

（3）更换一次性床单，协助患者取利于治疗的舒适体位，并充分暴露治疗区。

（4）治疗区外涂表面麻醉剂，外敷封包膜，30 ~ 60 分钟后即可治疗。

（5）接通电源，预热仪器，检查仪器性能是否良好。

（6）去除麻醉药物，为患者戴好激光防护眼罩。

（7）局部皮肤常规消毒。

（8）设置参数，操作者戴好防护眼镜，打开烟雾排除设备。

（9）治疗时，根据皮损选择合适的治疗头，不带套筒的定点治疗头与皮肤保持1mm间距，带套筒的定点治疗头需与皮肤表面紧密接触。非定点治疗头轻贴皮肤，滑动治疗。

（10）治疗结束后给予冷敷。一般40分钟即可，反应明显者可延长冷敷时间。

（11）治疗部位涂抹抗生素软膏。

（12）整理用物并做好记录。向患者交待注意事项。

4. 操作评价

（1）治疗即刻皮肤反应良好。

（2）患者舒适，未发生不良反应。

【操作重点及难点】

1. 根据皮损选择治疗模式，定点治疗头剥脱效应强，热效应弱，常用于凹陷性瘢痕、点状病损。滚动治疗头适用于深度＜0.5mm的表浅瘢痕、面积较大病损，建议6cm/s（中速）；如果为快速，可适当增加5～10W的治疗功率；如果为慢速，可适当降低5～10W的治疗功率。

2. 治疗头要与皮肤保持垂直，治疗有棱角或弧度较大的部位时，治疗头应随着角度的改变而随时转变，始终保持与皮肤垂直。

3. 皮肤测试，在治疗前进行小范围的皮肤测试，以评估患者对治疗的反应和耐受性。

【注意事项】

1. 治疗时疼痛明显，需做好局部麻醉，根据治疗的需要和患者的疼痛阈值，选择合适的局部麻醉方法，如表面麻醉剂涂抹或局部浸润麻醉，以减轻治疗过程中的不适。一般40分钟后可治疗。

2. 如果治疗区域有毛发，需要进行适当的处理，如剃除或修剪。

3. 嘱患者日常生活中要注意防晒，防止皮肤出现色素沉着。

4. 保持创面清洁、干燥，创面避免沾水，可使用抗生素软膏和生长因子凝胶等，直至创面愈合。术后不建议全身常规应用抗生素。

5. 术后加强皮肤屏障修复，使用医学修复护肤品，避免使用含刺激性成分的护肤品。

6. 术后避免食辛辣、刺激性食物。

7. 禁忌证 ①有任何活性植入物（如心脏起搏器）或有永久性植入物（如金属接骨板或化学物质）的患者；②有癌症病史及严重并发症的患者，如糖尿病、充血性心脏病、癫痫症等；③使用免疫抑制类药物或患有免疫抑制类疾病者；④妊娠及哺乳期妇女；⑤凝血功能障碍或使用抗凝血药物者；⑥治疗部位皮肤破损或存在感染病灶者。

【操作并发症及处理】

1. 疼痛 治疗时疼痛明显，治疗前外敷表面麻醉乳膏，术后冰敷可缓解疼痛。

2. 皮肤灼热、红肿 此类反应是暂时性的，24 小时可自行恢复。嘱患者 2 日内局部避免接触热水，避免剧烈运动。

3. 结痂 多在 7～14 天内自行脱落。

4. 色素沉着 不常见，一般短期内可自行恢复。

（姚美华 刘 丹）

第四节 点阵激光治疗技术

点阵激光治疗是一种新型治疗技术，是基于局灶性光热作用，通过点阵状刺激均匀地启动皮肤的修复程序，最终导致包括表皮和真皮在内的全层皮肤发生重塑和重建，达到治疗目的。与传统美容激光一样，点阵激光也分为非剥脱性点阵激光和剥脱性点阵激光两大类。非剥脱性点阵激光是一类波长在 1400～1600nm 之间的激光（近红外激光），剥脱性点阵激光主要有二氧化碳激光（波长为 10600nm）、铒激光（波长为 2940nm）两类。非剥脱性点阵激光不损伤表皮角质层，其余表皮组织凝固，但不汽化，微小热损伤区包括角质层下的表皮组织和不同深层的真皮组织，点阵皮秒激光和点阵射频微针是非剥脱性点阵激光治疗的新工具。剥脱性点阵激光的微小热损伤包括表皮到不同深度的真皮组织，其愈合需要微小热损伤周围正常组织的角质形成细胞的迅速爬行。与剥脱性点阵激光相比，非剥脱性点阵激光的优点是显著减轻患者不适感，并且治疗后皮肤反应较轻。点阵激光能有效治疗多种皮肤问题，包括瘢痕、面部年轻化、黄褐斑、色素沉着等。

【操作目的及意义】

1. 主要用于皮肤重建、痤疮瘢痕和外科瘢痕、面部皱纹、妊娠纹、浅表色素增生、黄褐斑等治疗。

2. 点阵激光技术与经典的激光全层表皮重建相比，具有损伤范围小、创面愈合快、不良反应少的优点。

【操作步骤】

1. 评估　收集患者的一般资料、现病史、既往史、药物过敏史等，评估有无禁忌证、预期疗效等；评估患者治疗部位皮肤情况，观察局部皮肤是否完整，有无破损、感染，是否使用外用药物等。

2. 操作准备

（1）护士准备：衣帽整洁，洗手，戴口罩。

（2）物品准备：表面麻醉剂、封包膜、激光防护眼镜、橡胶手套、一次性中单、棉签、75%乙醇、0.1%苯扎氯铵溶液、无菌纱布、冰袋、点阵激光仪、烟雾排除设备、照相机等。

（3）患者准备：点阵激光治疗前向患者讲解治疗的目的、方法、注意事项及复诊时间，以取得患者的配合。与患者充分沟通后，签署点阵激光治疗知情同意书。

（4）环境评估：治疗室保持整洁，光线充足，温湿度适宜（温度18～22℃，湿度50%～60%）；治疗室内尽量不使用反光的材料，勿安装镜子；室内配备烟雾排除设备；治疗室外贴激光危险的标识。

3. 操作方法

（1）清洁治疗区。用洁面乳或清水清洁治疗部位皮肤。

（2）留取照片。嘱患者休息约5分钟后，对治疗部位拍照存档。

（3）更换一次性床单，协助患者取利于治疗的舒适体位，并充分暴露治疗区。如需治疗区外涂表面麻醉剂，外敷封包膜，30～60分钟后即可治疗。

（4）接通电源，预热仪器，检查仪器性能是否良好。

（5）去除麻醉药物，为患者戴好激光防护眼镜。

（6）局部皮肤常规消毒。

（7）设置参数，操作者戴好防护眼镜。

（8）开始治疗。治疗参数的设置根据患者的年龄、皮肤类型及皮损状况等选择。手具与皮肤保持垂直，避免大面积加热，治疗期间经常询问患者的感受，并细心观察治疗皮肤的反应。根据患者的感受和治疗后反应随时调整治疗参数。

（9）治疗完毕，取下患者眼罩。立即进行冰敷或使用冷敷膜。冷敷时间为30～60分钟。

（10）整理用物，并做好记录。告知患者注意事项。

4. 操作评价

（1）操作流程正确，治疗即刻皮损反应良好。

（2）患者能配合治疗，未发生不良反应。

【操作重点及难点】

1. 操作中避免同一部位多回合治疗。组织学研究发现，点阵激光采用多回合治疗不能增加对真皮的热刺激深度和强度，只能增加表皮的刺激强度和密度。

2. 治疗终点反应，皱纹变平坦；瘢痕增生部位大致与周边皮肤无高度差；凹陷性痤疮瘢痕表面均匀分布汽化点，肉眼可观察到皮肤收缩。

3. 为了增加治疗时的舒适度，或防止过度的热刺激引发并发症，部分操作者在治疗的同时会采用皮肤冷却，认为在皮肤冷却下可保护表皮，治疗的深度、密度和热损伤的深度可以控制，但是却又可能导致疗效的削弱。所以要求操作者根据经验来选择是否采用皮肤冷却。

4. 一般来说，能量密度越高，组织热损伤越大，组织穿透也越深。设定能量密度时，建议结合治疗部位皮肤或病变的厚度、临床疗效预期综合考虑。首次治疗时使用保守参数，在随后的治疗中进行调整。低能量、低密度可以减少热效应，避免色素沉着的发生。

5. 痤疮瘢痕或皱纹较重患者，需要调置高能量的参数，使激光穿透更深，重塑皮肤深层的胶原结构。

6. 黄褐斑治疗时应采取联合治疗，如外用氢醌乳膏或口服氨甲环酸片。能量设置应低能量、低密度，避免炎症后色素沉着的风险。

【注意事项】

1. 对于眼睑、眼睑边缘的眶周区域的皮损，应注意对眼睛的防护。

2. 治疗前应用湿润的纱布覆盖周围的正常皮肤，以免因操作不慎而受到损伤。

3. 对于非汽化点阵激光治疗，无菌原则并不是非常严格，但对于汽化型点阵治疗应遵循外科无菌原则。治疗前患处常规消毒，接触治疗区的任何物品都应保持无菌状态。在多数情况下，治疗头的定距尺是可以拆卸的，有利于消毒灭菌。

4. 治疗后如患者主诉疼痛不适，禁忌外用表面麻醉剂来缓解疼痛。因经过点阵激光治疗后，皮肤上会存在一些细小的皮肤通道，有可能增加药物的通透性，导致药物经皮吸收过多而产生中毒。

5. 治疗后告知患者防晒的重要性，并指导患者做好防晒。

6. 术后即刻给予局部皮肤冷敷至少 10 分钟，通常 30 分钟，接下来的数小时内定时重复冷敷，缓解不适。

7. 每次治疗前用酒精棉签清洁扫描器或手柄镜头，在长时间的操作过程中检查镜头并进行必要的清洁。

8. 禁忌证 ①糖尿病、难治性高血压、心血管疾病或肺部疾病患者；②局部皮肤有活动性单纯疱疹、活动性痤疮者；③活动期银屑病、白癜风、严重的湿疹等易出现同形反应者；④瘢痕体质者；⑤期望值过高或不合作者；⑥最近使用异维 A 酸者；⑦妊娠期或哺乳期女性。

【操作并发症及处理】

1. 红斑 是激光术后常见的反应，术后护理能有效预防或减轻红斑的发生，可用一些保湿修复类产品、防晒霜等。较轻的红斑可不予处理，待其自行消退；持久性红斑可用 LED 照射、强脉冲光治疗、外用抗炎药物治疗，促进其消退。

2. 面部水肿 是皮肤激光治疗后的正常反应，在术后 2~3 天时最明显。通常数天后即可自行恢复。如水肿明显，可口服短效激素来缓解。

3. 瘙痒 可能与皮肤干燥、外用润肤剂和药物刺激有关，一般无须处理，大约 2 周后自行缓解。主诉持续时间较长和瘙痒严重时，应密切观察和进行标本培养，有可能是感染的信号。

4. 浅表的划痕状损害 一般因操作不当引起，正确地选择参数可预防。

5. 色素沉着 通常在几个月内自行消退，术后避光、防晒有助于预防色素沉着的发生。色素沉着一旦发生，可以外用褪色剂，如左旋维生素 C、熊果苷、氢醌乳膏等。

6. 色素减退　不常见的迟发性并发症，出现于数周后。通常与高能量有关，特别是深色皮肤类型患者。术后即刻涂抹皮质类固醇激素可以预防。

7. 疱疹、病毒、细菌感染　术前预防性用药和术后护理有助于预防感染的发生。出现感染后，可根据病原体给予相应的药物治疗。

8. 皮肤过敏　较少见，可能因皮肤表皮屏障功能受损所致。可采取湿敷、保湿、外用非激素抗炎药、口服抗组胺药等治疗。

9. 皮肤干燥、脱屑　术后正常反应，做好保湿护理。

10. 结痂　局部组织渗出物和药物常常混合形成创面上的一层痂皮。要注意防止痂下感染，并尽可能让痂皮自然脱落。局部应用抗生素涂抹。在创面不受损的情况下，适当用无菌生理盐水清除过厚的痂皮和渗出物，有利于皮肤的愈合。

（姚美华　　官丽倩）

第五节　调 Q 开关激光治疗技术

调 Q 开关激光治疗技术是应用选择性光热作用原理，经 Q 开关技术进行调试后，释放出高强能量密度、纳秒级脉冲宽度的激光。脉冲宽度短于黑素体的热弛豫时间，选择性地靶向破坏位于黑色素细胞和角质形成细胞中的黑素体，是临床中常用来治疗表浅和一些黑色素颗粒分布均匀的真皮色素性疾病的一线治疗手段。常用的调 Q 开关激光有倍频 Q 开关 Nd：YAG 532nm 激光、Q 开关红宝石激光、Q 开关翠绿宝石激光和 Q 开关 Nd：YAG1064nm 激光。

近几年，皮秒激光也越来越多地应用于临床，其实际上是调 Q 激光的一种，但是其脉冲持续时间为皮秒级（10～12sec），而且和传统激光光热效应不同，其主要作用原理是光机械效应，这一效应可以增强靶组织对能量的吸收，更大程度地避免周围组织受到热损伤。此外，皮秒激光也可以激发细胞新生，促进胶原蛋白生成，不仅可以治疗色素，而且能够改善肤质、淡化皱纹。临床应用的皮秒激光有 3 个波长，分别是 532nm、755nm以及 1064nm。

【操作目的及意义】

1. 治疗皮肤表皮和真皮色素增加性皮肤病，如太田痣、获得性太田痣样斑、咖啡斑、文身、异物文身、黄褐斑、黑变病、雀斑、雀斑样痣、脂溢性角化病等。

2. 这类疾病多发生于暴露部位，影响容貌的同时，给患者带来了巨大心理压力，使患者精神压抑，易形成孤僻、自卑心理，激光治疗后能改善患者的心理状态。

【操作步骤】

1. 评估 收集患者的一般资料、现病史、既往史、药物过敏史等，评估有无禁忌证、预期疗效等；评估患者治疗部位皮肤情况，观察局部皮肤是否完整，有无破损、感染，是否使用外用药物等。

2. 操作准备

（1）护士准备：衣帽整洁，洗手，戴口罩。

（2）物品准备：表面麻醉剂、封包膜、激光防护眼镜、橡胶手套、一次性中单、棉签、75%乙醇、0.1%苯扎氯铵溶液、无菌纱布、冰袋、调 Q 开关激光仪、照相机等。

（3）患者准备：进行调 Q 开关激光治疗前向患者讲解治疗的目的、方法、意义等。详细交待治疗期间的注意事项及复诊时间，消除患者恐惧心理，以取得患者的配合。充分沟通后，与患者签署调 Q 开关激光治疗知情同意书。

（4）环境评估：治疗室保持整洁，光线充足，温湿度适宜（温度 18 ~ 22℃，湿度 50% ~ 60%）；治疗室内尽量不使用反光的材料，勿安装镜子；治疗室外贴有激光危险的标识。

3. 操作方法

（1）清洁治疗区。用洁面乳或清水清洁治疗部位皮肤。

（2）留取照片。嘱患者休息约 5 分钟后，对治疗部位拍照存档。

（3）更换一次性床单，协助患者取利于治疗的舒适体位，并充分暴露治疗区。如治疗区需要外涂表面麻醉剂，外敷封包膜，30 ~ 60 分钟后即可治疗。

（4）接通电源，预热仪器，检查仪器性能是否良好。

（5）去除麻醉药物，为患者戴好激光防护眼镜。

（6）局部常规消毒。

（7）设置参数，操作者戴好激光防护眼镜。

（8）开始治疗。根据患者的色素深浅、皮肤状态、年龄等因素选择合适的参数进行治疗。激光头垂直对准病灶，按一定顺序从边缘开始向中心进行扫描，避免遗漏，以保证每处皮损均得到有效的治疗。治疗期间注意与患者沟通，经常询问患者的感受，并细心观察治疗部位皮肤的反应。根据患者的感受和治疗后反应随时调整治疗参数，直至完成治疗。

（9）治疗完毕，取下患者眼罩，立即进行冰敷 30 分钟左右，或即刻外敷冷藏后的医用面膜。对治疗反应较严重者应延长冷敷时间。观察患者治疗后是否出现红肿、水疱、紫癜等不良反应，并做好记录。

（10）整理用物，告知患者注意事项。

4. 操作评价

（1）操作流程正确，治疗即刻皮损反应良好。

（2）患者舒适，未发生不良反应。

【操作重点及难点】

1. 对于治疗没有把握的色素性疾病，首先在皮损边缘的位置进行试验性治疗，2~3 个月后，通过对试验区域的结果观察，再考虑是否继续进行治疗。

2. 治疗时手具应与皮肤表面垂直，确保手具与患者皮损处保持适当的距离，根据不同的疾病调节适当的聚焦距离。

3. 倍频 Q 开关 Nd：YAG532nm 激光、Q 开关红宝石激光、Q 开关翠绿宝石激光治疗时的即刻反应是组织变白或变灰，在治疗真皮色素性皮损后，白色可能不明显。变色一般 20~30 分钟内逐渐消退，留下轻微的红斑。如果即刻组织未变白或变灰，则说明激光照射或治疗参数低。当能量低于阈值时，由于刺激了黑色素细胞，可能会出现反常的色素沉着。当能量超过阈值时，可导致热烧伤伴组织脱落、创面愈合时间延长、色素减退、色素沉着、肤质改变、瘢痕形成。Q 开关 Nd：YAG1064nm 激光的治疗即刻反应是治疗后出现轻度的针尖大小的皮肤渗血和水肿。操作者应根据皮肤即刻反应来调节能量密度，如即刻反应不明显，应适当提高能量密度；如果即刻反应太强，应适当下调能量密度。

4. 深色皮肤达到组织变白的阈值较低，激光治疗后发生色素障碍的风险更大。因此，在治疗深色皮肤患者的色素性皮损或文身前，建议使用低能量进行光斑测试，以评估色素减退和色素沉着的风险。

5. 低能量 Q 开关 Nd：YAG1064nm 激光治疗黄褐斑是安全且有效的选择，其瞬间产生的高强度辐射能量集中作用于皮肤上的黄褐斑色素组织颗粒上，黑色素被选择性地破坏，而黑色素细胞保持完好，但是停止治疗后患者有复发的可能，甚至有可能会加重色素沉着。因此，治疗时应注意与患者充分沟通，术后应用美白、祛斑、防晒类产品，防止色素沉着或复发。

6. 对于去除文身治疗，皮损的大小、患者年龄、解剖部位以及色料的颜色是确定治疗效果是否理想的主要因素。深蓝和黑色文身对激光治疗的反应最好，而黄色、红色、绿色的色素反应差或仅部分可去除。避免治疗白色和肉色文身，因为这类文身经激光治疗后，会立即转变为永久性的不能被清除的深黑色或灰色。由烟花爆竹造成的创伤文身选择 Q 开关激光治疗应慎重考虑，因为激光撞击残留颗粒时有发生微爆炸的可能性（较罕见），从而导致空洞形成或潜在的萎缩性瘢痕。

【注意事项】

1. 进行去除文身治疗前，要向患者做好解释工作，使患者对治疗的效果有一个客观、现实的认识。一般需多次治疗且有些文身染料即使多次治疗后也无法去除。

2. 每一次激光脉冲都会引起短暂的烧灼性疼痛，不同患者以及不同解剖部位对疼痛的感知不同。治疗黄褐斑或面积较小的皮损时可不使用表面麻醉剂。而治疗去除文身及较大的色素性皮损时，建议使用表面麻醉剂，以减轻患者痛苦，使患者能更好地配合治疗。

3. 注意眼睛的防护。Q 开关激光能引起永久性视网膜损伤，造成失明。由于一些色素性疾病的皮损靠近眼睛，需要戴眼内金属眼盾，在治疗时要特别注意对眼睛的防护，尤其是对不配合的患者（如婴幼儿等）。

4. 治疗后应嘱患者尽量避光，外用抗生素软膏预防感染。皮肤反应的急性期过后（脱痂），仍需避光并适当使用防晒剂。

5. 治疗室外应贴有激光危险的标志，室内不能有反光材料。

6. 禁忌证　①瘢痕体质者；②妊娠期及哺乳期妇女；③治疗部位皮肤破损或存在感染病灶者；④严重全身性疾病或严重疾病患者；⑤对治疗期望值过高及精神疾病患者；⑥不接受术后风险者。

【操作并发症及处理】

1. 疼痛　治疗后立即冰敷可防止热量向更深层次的组织传导，减轻治疗区域的组织热损伤，以减轻局部的疼痛感。冰敷时冰袋外面包裹纱布，禁忌用力压在上面或者来回擦揉皮损，以防破坏表皮，引起继发感染。同时注意勿冻伤皮肤。

2. 色素改变 激光治疗后难免会发生色素沉着或色素减退。色素沉着一般会随着时间的推移自行减退，或外用含美白成分的护肤品逐渐改善。色素减退者可行准分子激光或窄波紫外光进行改善。

3. 热损伤 患者出现治疗区肿胀、渗出、水疱等，一般因能量过大或冰敷时间过短造成。急性期可给予短效激素治疗。软组织水肿一般在数天内消退，无须特殊处理。若水疱较小，能干燥结痂，则不需处理。若水疱较大，皮肤消毒后使用无菌注射器抽出疱液，外擦抗生素软膏，无菌敷料覆盖，换药，1 次/日，直至水疱干涸结痂。

4. 感染 术中无菌观念不强或术后护理不当可引起感染，对于面积较大的创面，应用生理盐水清洗并涂抹抗生素软膏，有助于预防感染。一旦出现给予抗感染治疗。

5. 瘢痕 由于过度治疗或感染所致。如果遵守激光治疗原则，选择恰当的治疗参数，瘢痕的形成比较罕见。若出现瘢痕，应根据瘢痕的性质选择脉冲染料激光或点阵激光，也可局部注射小剂量曲安奈德（联合或不联合 5 - 氟尿嘧啶），以及局部外用硅胶贴等治疗方法，改善瘢痕。治疗两周后出现轻微的鹅卵石样纹理可能是瘢痕形成的前兆，每天两次局部使用皮质类固醇激素可以逆转这一症状。

（姚美华　　国　晶）

第六节　染料激光治疗技术

染料激光（PDL）是将罗丹明类染料溶解，利用闪光灯将染料溶液泵出。PDL 可选择性地作用于血管中的血红蛋白，使其受热凝固，封闭血管。通常被认为是治疗鲜红斑痣和小管径毛细血管扩张的标准治疗，常用的 PDL 发射 585nm 或 595nm 波长的激光。近年来出现了更长波长（如600nm）、更大光斑、更长脉宽和更高能量密度的 PDL 激光，提高了对深部血管性疾病的疗效。用于治疗鲜红斑痣、血管瘤、毛细血管扩张等各种血管性疾病，并取得了良好的效果。

【操作目的及意义】

1. 治疗皮肤血管异常性疾病，包括血管瘤、蜘蛛样血管瘤、血管痣、毛细血管扩张、鲜红斑痣、血管角皮瘤、增生性瘢痕等。

2. 此类疾病多发生于暴露部位，影响患者容貌。对于儿童期的部分血管瘤，应早期干预治疗。

【操作步骤】

1. 评估　收集患者的一般资料、现病史、既往史、药物过敏史等，评估有无禁忌证、预期疗效等；评估患者治疗部位皮肤情况，观察局部皮肤是否完整，有无破损、感染，是否使用外用药物等。

2. 操作准备

（1）护士准备：衣帽整洁，洗手，戴口罩。

（2）物品准备：表面麻醉剂、封包膜、激光防护眼镜、橡胶手套、一次性中单、棉签、75％乙醇、0.1％苯扎氯铵溶液、无菌纱布、冰袋、脉冲染料激光仪、冷风机、照相机等。

（3）患者准备：进行染料激光治疗前向患者讲解治疗的目的、方法、预期效果、术后护理、可能带来的并发症及不良反应等。详细交待治疗期间的注意事项及复诊时间，消除患者恐惧心理，以取得患者的配合。充分沟通后，患者签署染料激光治疗知情同意书。

（4）环境评估：治疗室保持整洁，光线充足，温湿度适宜（温度18~22℃，湿度50%~60%）；保持空气流动，通风良好；治疗室内尽量不使用反光的材料，勿安装镜子，无易燃、易爆品；室内配备冷风机设备；治疗室外贴激光危险的标识。

3. 操作方法

（1）清洁治疗区。用洁面乳或清水清洁治疗部位皮肤。

（2）留取照片。嘱患者休息约5分钟后，对治疗部位拍照存档。

（3）更换一次性床单，协助患者取利于治疗的舒适体位，并充分暴露治疗区。如治疗区需要外涂表面麻醉剂，外敷封包膜，30~60分钟后即可治疗。

（4）接通电源，预热仪器，检查仪器性能是否良好。

（5）去除麻醉药物，为患者戴好激光防护眼镜。

（6）局部皮肤常规消毒。

（7）设置参数，操作者戴好防护眼镜。打开冷风机。

（8）开始治疗。根据患者的年龄、皮肤类型及病变颜色等选择治疗参数进行治疗。激光头垂直对准病灶，治疗时将冷却头温度调至4℃左右，治疗顺序一般从边缘开始向中心进行扫描，避免遗漏，以保证每处皮损均得到有效的治疗。治疗期间注意与患者沟通，经常询问患者的感受，并细心观察治疗皮肤的反应，根据患者的感受和治疗后反应随时调整治疗参数，直至完成治疗。

（9）治疗完毕，取下患者的眼罩，立即进行冷敷 30 分钟左右。对治疗反应较严重或血管性疾病者应延长冷敷时间，观察患者治疗后是否出现色素沉着、红肿、水疱、紫癜等不良反应，并做好记录。

（10）整理用物，告知患者注意事项。

4. 操作评价

（1）治疗即刻，皮损反应良好。

（2）患者舒适，未发生不良反应。

【操作重点及难点】

1. 治疗血管畸形和血管瘤患者，需要采用能产生紫癜的终点反应才可以达到最好疗效。若出现灰色，表示能量过高。

2. 选择合适的脉冲宽度。选择脉宽过长时，会使热量从治疗的靶组织传导到周围组织，导致瘢痕和色素沉着等不良反应的发生，同时靶组织因热量损失而不能得到充分的治疗。如果选择脉冲宽度过短，则不足以使血红蛋白吸收的热量传导到整个血管。

3. 选择合适的能量密度。为使靶血管能够被充分凝固破坏，血液的温度应达到 70℃左右并持续一定时间。能量密度过低达不到效果；若过高，则会产生多余的热量，损伤周围组织，引起不良反应。

4. 选择合适的光斑大小。大光斑能够减少边缘的散射，因此比小光斑的组织穿透更深，但大光斑由于加热的组织体积大，降低了治疗的安全性。有学者建议治疗光斑的大小应该与血管的直径吻合，使血管充分吸收热量，最大限度地降低因周围组织吸收能量后而引起的不良反应。

5. 较低的能量用于较大的光斑，并配以较窄的脉冲宽度。对于深肤色患者，建议采用更宽的脉冲宽度，治疗应该从较低的能量开始，如果治疗耐受良好，则可以提高能量以达到期望的治疗终点反应。

6. 进行有效的表皮冷却。表皮冷却可以增加激光有效凝固的深度，提高治疗的能量密度，而不增加瘢痕和色素改变等不良反应的发生率，同时减轻治疗的疼痛感。

【注意事项】

1. 液体染料激光器在实际应用中不可避免地发生染料溶液外溢的情

况，大多数有机染料是易燃、易爆、有毒或致癌物质，所以治疗室要经常通风且不能有易燃、易爆品。

2. 对于患有毛细血管扩张和红斑的患者不提倡使用局部麻醉剂，因为它能引起局部血管收缩，皮肤变白，靶色基颜色变浅，影响治疗效果。如需使用，可用2.5%的盐酸利多卡因注射液或2.5%的普鲁卡因注射液。年龄小于1岁的患儿治疗时不宜用任何麻醉剂，以免引起系统吸收和产生毒性。年龄较大的患儿外敷表面麻醉剂的时间不宜太长或者在手术室里意识镇静状态下进行治疗。

3. 对于先天性血管畸形，最好在婴儿早期开始治疗。原因可能是婴儿皮肤薄、血管小而浅、皮肤受累区域小，治疗次数少，疗效更好。

4. 有毛发的部位应先刮除毛发后再进行治疗。在眉毛和睫毛处可涂抹外科润滑剂，以防止毛发烧焦，虽然毛发通常会再生，但如果毛囊距离表皮非常近，激光治疗就可能会引起永久性脱发。

5. 必须采取适当的护眼措施。

6. 治疗中使用咽喉保护罩或插管的患者应小心谨慎，应在面罩上覆盖无菌湿纱布，面罩去除后将手术区的氧气或氮气移除。

7. 禁忌证 ①口服异维A酸者；②妊娠期或哺乳期妇女；③有凝血功能障碍病史或使用抗凝药物者；④有任何活动性感染者。

【操作并发症及处理】

1. 疼痛、不适 治疗后立即冰敷或敷降温面膜可防止热量向更深层次的组织传导，减轻治疗区域的组织热损伤，以减轻局部的疼痛感。选择冰水混合、稍软的冰袋冰敷，外层用纱布包裹，避免冰袋太硬擦伤皮损。在冰敷时要密切观察皮肤的颜色，有无缺血现象，以及患儿全身情况。

2. 紫癜 细小的血管被激光治疗后会发生破裂，导致皮下紫癜，通常是一种有效的标志。但大多数情况下紫癜在治疗后即刻发生，一般7~10天内消退。

3. 水疱 是皮肤浅二度烧伤的一种表现。如果使用过高能量密度进行治疗，可发生水疱。水疱形成后，可产生表皮坏死，严重时出现真皮坏死。故治疗前应进行光斑测试，并观察5分钟，如出现过度反应，及时调整治疗参数。水疱形成后，如水疱较小、疱壁松弛，局部外擦抗生素软膏；水疱较大，疱壁紧张时，应局部消毒，使用无菌注射器及时抽出疱液，外擦抗生素软膏后使用无菌敷料加压外包患处，并每日换药1次，直至水疱干涸结痂。

4. 出血、血肿　是由于操作不当所引起，注意参数的选择可避免。

5. 色素改变　发生色素沉着或减退可能与人种、皮肤类型、全身状况、治疗能量密度偏大有关。除预防感染措施外，嘱患者避光防晒，外用防晒霜。告知患者色素的消退需要一个耐心的等待过程，一般 3~6 个月消退，部分患者可能持续时间更长。若出现色素沉着可用氢醌霜或其他美白剂。少数持续性色素减退可用准分子激光或窄谱 UVB 进行治疗。

6. 瘢痕　是由于过度治疗或感染所致。治疗中要避免过高的能量密度或光斑重叠，防止皮肤过度损伤，积极预防感染。若出现瘢痕，应根据瘢痕的性质选择激光或药物治疗。

（姚美华　　夏志宽）

第七节　光动力治疗技术

光动力疗法（PDT）是利用光动力反应进行疾病诊断和治疗的一种技术，光动力是在光敏剂参与及光的作用下利用光能激活化学反应，有选择性地破坏某组织。它利用光激活靶细胞中外源性或内源性光敏物，通过形成单线态氧或其他氧自由基，诱导细胞死亡，达到治疗目的。PDT 可使用多种光敏剂和光源，常用的光源有红光、蓝光、半导体激光、染料激光等。临床上常用的光敏剂有 5 - 氨基酮戊酸，用于治疗体表肿瘤，如基底细胞癌、鳞状细胞癌、光化性角化病等；皮肤美容科常用于治疗重度痤疮、酒渣鼻等。此外，还有卟啉单甲醚，静脉给药后能快速被血管内皮吸收，经光照产生光动力作用，选择性破坏血管内皮，是治疗鲜红斑痣的理想光敏剂。本节以 5 - 氨基酮戊酸光动力治疗重度痤疮及卟啉单甲醚治疗鲜红斑痣为例介绍光动力治疗技术。

【操作目的及意义】

光动力治疗仪配合特定的光敏剂，主要用于治疗尖锐湿疣、银屑病、痤疮、扁平疣、跖疣、鲜红斑痣、鲍温病，以及基底细胞癌、鳞状细胞癌等皮肤肿瘤。

一、外用盐酸氨酮戊酸散光动力治疗重度痤疮

【操作目的及意义】

光动力疗法是光动力治疗仪配合特定的光敏剂，主要用于治疗尖锐湿

疣、银屑病、痤疮、扁平疣、跖疣、鲍温病、基底细胞癌、鳞状细胞癌等皮肤肿瘤。

【操作步骤】

1. 评估 收集患者的一般资料、现病史、既往史、药物过敏史等，评估有无禁忌证、预期疗效等；评估患者治疗部位皮肤情况，观察皮损处有无破溃、感染，是否使用口服药及外用药物等。

2. 操作准备

（1）护士准备：衣帽整洁，洗手，戴口罩。

（2）物品准备：0.1%苯扎氯铵溶液、生理盐水、一次性注射器、棉签、无菌纱布、5-氨基酮戊酸、保湿凝胶、治疗杯、冰袋、一次性搅拌棒、橡胶手套、封包膜、一次性遮光布、光动力治疗仪等。

（3）患者准备：光动力治疗前向患者讲解治疗的目的、方法、过程、预期效果、术后护理、可能带来的不良反应等，详细介绍治疗期间的注意事项及复诊时间，以取得患者的配合。嘱患者及家属备好避光物品（墨镜、遮阳帽等）。充分沟通后，患者签署光动力治疗知情同意书。

（4）环境评估：治疗室环境清洁，安装遮光窗帘，温湿度适宜（温度18~22℃，湿度50%~60%）。

3. 操作方法

（1）清洁治疗区。用洁面乳清洗面部，去除皮肤油性分泌物、灰尘、皮屑及化妆品。

（2）留取照片。嘱患者清洁皮肤后休息约5分钟对治疗部位拍照存档。

（3）更换一次性床单，协助患者取利于治疗的舒适体位。

（4）将外用盐酸氨酮戊酸散、保湿凝胶按医嘱配制，搅拌均匀。

（5）局部皮肤常规消毒，外敷光敏剂，外用遮光布遮盖，一般2~3小时。

（6）治疗室窗帘遮挡，关闭照明灯。

（7）去除光敏剂，用生理盐水清洁治疗部位。为患者戴好激光防护眼罩。

（8）设置仪器参数，操作者戴好防护眼镜。

（9）开机治疗。光板距离皮肤2~6cm，根据患者病变部位的高度适当调节治疗仪，光动力治疗仪局部照射20~30分钟。期间嘱患者保持体位，闭上双眼，勿移动身体。密切观察局部皮肤反应和患者有无不适。

（10）治疗完毕，取下患者眼罩，给予冰敷。

（11）整理用物，并做好记录。告知患者注意事项。

4. 操作评价

（1）光敏剂涂抹均匀，与皮肤贴敷紧密。

（2）照光时，皮损完全暴露。

（3）严格无菌操作，无交叉感染。

【操作重点及难点】

1. 根据病情选择合适的药物浓度。浓度过高易引起皮肤红肿、疼痛明显，严重时会产生水疱。

2. 涂抹光敏剂后避免紫外线和明亮的可见光，否则影响药物吸收。

3. 在涂抹光敏剂时，将药物涂抹于皮损表面和皮损边缘外扩 5mm 的正常皮肤区域，厚度约 1mm，多发皮损可分别涂抹。

4. 照光期间可能出现治疗部位短暂性疼痛、烧灼感或刺痛感。治疗时应注意观察患者反应及询问患者感受。

【注意事项】

1. 治疗前嘱患者及家属备好避光物品，如墨镜、宽边帽，居家阳面房间挂暗色窗帘等。

2. 治疗前告诉患者不宜大量饮水，以免影响治疗。

3. 治疗后 48 小时内避免阳光照射，避光期后根据皮肤见光反应情况逐渐增加照光亮度直至正常，做好防晒。

4. 避光期内可口服维生素 C、维生素 E 或胡萝卜素等，以减轻皮肤光敏反应。

5. 需多次治疗者，应待皮肤光敏反应完全消失后方可进行。

6. 患者和操作者在治疗时必须佩戴防护眼镜。

7. 敷药时避免进入眼睛。

8. 禁忌证　①光敏性皮肤病患者；②放化疗后免疫抑制患者；③妊娠期或哺乳期妇女；④皮损处有破损、感染者；⑤已知对卟啉过敏者；⑥已知对药物的任何成分过敏者；⑦卟啉病患者。

【操作并发症及处理】

1. 红斑、肿胀　立即局部冰敷 20 分钟，严格做好防晒工作。

2. 皮肤干燥、紧绷感　术后使用保湿剂，注意皮肤保湿护理，以降低光动力治疗后局部的反应。

3. 皮肤光毒反应　注射光敏剂后一段时间内需要避光，避免皮肤出现红肿等过敏反应，甚至发生头晕、心慌等光敏剂过敏现象。轻度过敏性皮炎无须处理，注意避光1~3天即可自行消退；中度光敏性皮炎除注意避光外，可服苯海拉明等抗过敏药物；症状较重者可口服强的松5~10mg，3次/日。同时告知患者治疗后避光的重要性。

4. 色素沉着　一般1~2个月会自然消退，不必特殊处理。偶有患者出现局部小脓疱，可外涂莫匹罗星软膏，几天后消退，一般不留瘢痕和色素沉着。注意避免强光直射，外出时涂防晒霜。

5. 疼痛、烧灼感、刺痛感　治疗时的正常反应，治疗结束后可缓解，或给予冰敷缓解症状。

二、注射用海姆泊芬光动力治疗鲜红斑痣

【操作目的及意义】

光动力治疗仪配合特定的光敏剂，基于光、光敏剂和氧的相互作用，产生的活性氧物质损伤血管内皮细胞，引起血栓和血管封闭等血管损伤效应，具有靶向性强、疗效好、安全性佳的特点，是治疗鲜红斑痣的一种新方法。

【操作步骤】

1. 评估　收集患者的一般资料、现病史、既往史、药物过敏史等，评估有无禁忌证、预期疗效等；评估患者治疗部位皮肤情况，观察皮损处有无破溃、感染，是否使用口服药及外用药物等。

2. 操作准备

（1）护士准备：衣帽整洁，洗手，戴口罩。

（2）物品准备：光敏剂、0.9%氯化钠注射液、微量泵、10ml注射器、50ml注射器、输液器、一次性避光延长管、留置针、一次性三通接头、输液贴、一次性贴膜、复合碘消毒液、棉签、止血带、医用胶布、输液架、手消液、黑红色遮挡布、激光治疗仪、冷风机、计时器、防护眼镜、照相机等。

（3）患者准备：光动力治疗前向患者讲解治疗的目的、方法、过程、预期效果、术后护理、可能带来的并发症、不良反应等，详细介绍治疗期间的注意事项及复诊时间，以取得患者的配合。询问患者进食情况。嘱患者及家属备好避光物品（墨镜、遮阳帽等）。充分沟通后，患者签署光动力治疗知情同意书。

（4）环境评估：治疗室环境清洁，安装遮光窗帘，温湿度适宜（温度 18～22℃，湿度 50%～60%）。

3. 操作方法

（1）清洁治疗区皮肤。

（2）留取照片。嘱患者清洁皮肤后休息约 5 分钟对治疗部位拍照存档。

（3）更换一次性床单，协助患者取利于治疗的舒适体位。

（4）充分暴露治疗皮损部位，其余部位沿皮损形状使用医用胶布对正常皮肤做遮光保护，特别是鼻翼、鼻唇沟等薄弱处，使用双层黑红布遮盖非照射区域。

（5）遵医嘱配制药物，并避光保存。

（6）建立静脉通路。

（7）根据医嘱设置微量泵滴速。

（8）首先输入少量 0.9% 氯化钠注射液，观察穿刺部位有无肿胀、药物外渗及询问患者穿刺部位有无疼痛不适。保证静脉通路通畅的情况下连接微量泵输入光敏剂。

（9）静脉管道避光处理，治疗室窗帘遮挡。

（10）药物输入 10 分钟后，患者、医务人员佩戴防护眼镜。

（11）调节光照参数，开始照射。光照治疗头距离皮损处 5～10cm，照射时保持光源与照射平面垂直，同时打开冷风机以减轻患者不适感。一般照射 20 分钟。

（12）照射时间停止后，中断药物输注。取下患者眼罩，立即进行冷敷，对治疗反应较严重者应延长冷敷时间。观察患者反应及局部皮肤有无不良反应，并做好记录。

（13）整理用物，告知患者注意事项。

4. 操作评价

（1）患者无明显不良反应。

（2）严格无菌操作，无交叉感染。

【操作重点及难点】

1. 照射时保证光源垂直于皮肤，若皮损不在一个平面，可调整治疗头，保证照射均匀性。

2. 首次治疗时光照剂量与强度需根据患者治疗部位、年龄、皮损类型进行选择，皮损面积较大或部位较分散，可采用多光斑照射处理。

3. 对特殊部位的治疗，如鼻翼、上唇、颏部、肢体等，应适当缩短治疗时间；儿童患者需适当降低光照的功率、密度。

4. 光照10分钟后，观察患者疼痛反应，如无明显疼痛，可上调光照参数，在后续治疗中，根据上一次治疗反应情况进行参数调整。

5. 治疗期间的烧灼感、疼痛是治疗过程中的一个难点，部分患者若不能耐受疼痛，会导致治疗无法进行，因此进行有效的护理措施是保障治疗顺利完成的关键。在光照开始5~10分钟后，患者会感到皮肤处发痒，后逐渐出现烧灼感、疼痛。随着光照时间延长，反应也会越来越剧烈。治疗开始时应打开冷风机，对皮损处吹风，以缓解不适感。随着烧灼感、疼痛加剧，可增加风机功率。还可以通过与患者聊天、播放轻音乐、身体安抚、手持压力球等方法，使其身心放松。多鼓励安慰患者，增加其治疗信心，以更好地配合完成治疗。对于疼痛、敏感、耐受性差的患者或儿童，可于术前给予镇静药物，如水合氯醛，必要时采取全身麻醉，并提前准备好必要的监测设备，保证治疗的安全。

【注意事项】

1. 有毛发遮盖处需提前备皮，以免影响照光。

2. 做好避光防护，治疗后2周内应避免皮肤和眼部直接暴露于阳光或强的室内光源。减少手机、电脑等电子设备的辐射影响，但患者不必完全处于黑暗状态，可以将皮肤暴露于正常的室内光线，这有利于使皮肤残留药物失活。必要外出时一定要穿保护性服装（如宽边帽、长袖衣裤、手套）等，佩戴墨镜以保护皮肤和眼睛。

3. 为减轻不良反应症状，嘱患者3天内间断冷敷，可使用纱布包裹冰袋或外敷医用修复类面膜（冷藏后使用）。

4. 若发生感染时，不要自行处理，应及时就诊。

5. 治疗后应嘱患者避免过量食入光敏性食物，如芹菜、香菜、油菜、香菇等，以免加重过敏反应。多食富含维生素C、维生素E、胡萝卜及纤维素的食物，促进光敏剂从体内排出。

6. 定期随访。嘱患者完成正规足疗程治疗，做好定期随访。

7. 治疗前嘱患者及家属备好避光物品，如墨镜、宽边帽，居家阳面房间挂暗色窗帘等。

8. 治疗前告诉患者不宜大量饮水，以免影响治疗。

9. 患者和操作者在治疗时均需佩戴防护眼镜。

10. 禁忌证　①年龄小于 1 周岁患儿；②皮肤光过敏，如光线性皮肤病或红斑狼疮患者；③已知患有卟啉症或者对卟啉及结构类似的药物过敏以及对光敏剂中任意成分过敏的患者；④妊娠期或哺乳期患者；⑤皮损处有破损、感染者；⑥患有严重的精神疾病或行为能力异常的患者。

【操作并发症及处理】

1. 瘙痒、烧灼感、疼痛　治疗部位出现瘙痒、烧灼感、疼痛，及时做好对症处理。治疗结束后，常规给予医用保湿面膜外敷、冷喷，减轻不适。嘱患者 3 天内间断冷敷，一般 2~3 天后不适症状可逐渐缓解消退。

2. 肿胀　一般术后均有不同程度的局部水肿，1~2 天后达到高峰，一周左右逐渐消退。若肿胀明显，遵医嘱给予口服糖皮质激素。

3. 水疱　较小水疱可自行吸收，出现较大水疱时，可用无菌注射器抽吸疱液。注意尽量不要碰掉疱壁，以保留疱壁完整性，外涂抗生素软膏。

4. 结痂　结痂后勿撕脱痂皮，待其自然脱落。治疗后 3~7 天内结痂，痂皮通常较薄，痂皮随时间逐渐脱落，2~3 周完全脱落。期间嘱患者勿搔抓患处。关节部位或口周结痂者应尽量减少该处肌肉活动，以免导致痂皮脱落过早而愈合不佳。

5. 紫癜　一般消退的比较慢，通常无须特殊处理，一个月内可自行恢复。

6. 色素沉着　是最常见的不良反应，发生率 31.6%，大多可在 3~6 个月内自行消退恢复。同时加强防晒。

7. 色度减退　较少见，3~6 个月内可自行恢复。

8. 瘢痕　较少见，常因药物剂量过大，照光能量过高，导致大面积的真皮内血管网破坏，皮肤缺血性坏死而引发严重感染导致。应给予积极抗感染治疗，防止瘢痕形成。若痂皮护理不当，创面反复愈合也易发生萎缩性瘢痕。

9. 光敏反应　因卟啉类光敏剂用药后有一定的代谢时间，若未严格避光可能会发生光敏反应。皮肤暴露于日光下，会出现皮肤红斑、瘙痒、烧灼、畏光、头晕等症状。若给药数小时内全身非病灶部位受到强光照射，可产生严重的光敏反应，如全身性荨麻疹、呼吸急促等，需立即进行抗过敏治疗。

10. 药物外渗　治疗期间嘱患者勿大幅度活动穿刺部位，告知其危险性，尤其是发生难以忍受的疼痛、烧灼感时。若出现药液外渗，必须立即停止输注，并局部冷敷。外渗部位必须完全避光，直到局部肿胀等渗出反应完全消失，以免引起更严重局部光毒反应。

（姚美华　　王聪敏　　祝　贺）

第八节　强脉冲光治疗技术

强脉冲光虽然不是激光，但其工作原理与激光一样，同样遵循着选择性光热作用原理。强脉冲激光是多色光源，发射波长 400～1200nm 的宽光谱脉冲光。这些设备使用滤光片缩窄波长范围，选择性作用于皮肤中不同深度的结构。临床上根据不同的治疗要求，在治疗时强脉冲光可采用不同的滤光片，获得不同区间的光进行相应的治疗，从而针对血红蛋白、黑色素、内源性卟啉，提高强脉冲光对皮肤色素增加、毛细血管扩张等问题的精准性，同时可改善毛孔粗大、淡化细纹等皮肤问题。

【操作目的及意义】

1. 临床上可用于治疗浅表性色素疾病、面部毛细血管扩张、痤疮、玫瑰痤疮、光老化等。

2. 强脉冲光治疗系统作为一个治疗平台，能解决多种皮肤问题，治疗不良反应少、安全性高。

【操作步骤】

1. 评估　收集患者的一般资料、现病史、既往史、药物过敏史等，评估有无禁忌证、预期疗效等；评估患者治疗部位皮肤情况，观察局部皮肤是否完整，有无破损、感染，是否使用外用药物等。

2. 操作准备

（1）护士准备：衣帽整洁，洗手，戴口罩。

（2）物品准备：冷凝胶、涂胶板、激光防护眼镜、橡胶手套、一次性中单、冰袋、强脉冲光治疗仪、照相机等。

（3）患者准备：强脉冲光治疗前向患者做好沟通工作，介绍治疗的目的、方法、意义及注意事项等，以取得患者的配合。与患者充分沟通后，签署强脉冲激光治疗知情同意书。

（4）环境评估：治疗室保持整洁，光线充足，温湿度适宜（温度18～22℃，湿度50%～60%）；治疗室内尽量不使用反光的材料，勿安装镜子；治疗室外贴激光危险的标识。

3. 操作方法

（1）清洁治疗区。用洁面乳或清水清洁治疗部位皮肤。

（2）留取照片。嘱患者休息约 5 分钟后，对治疗部位拍照存档。

（3）更换一次性床单，协助患者取利于治疗的舒适体位，并充分暴露治疗区。

（4）接通电源，预热仪器，检查仪器性能是否良好。操作者及患者戴好激光防护眼镜。

（5）治疗区域均匀涂抹冷凝胶。

（6）设置参数，测试光斑。根据治疗部位、皮肤类型、皮损情况等选择治疗参数。在治疗区的边缘位置先发射 1 ~ 2 个光斑，15 分钟后观察局部皮肤的反应，根据光斑反应调整参数开始治疗。

（7）治疗完毕，取下患者眼罩，将治疗部位的冷凝胶轻轻地去除，观察治疗后反应，并立即进行冰敷 20 分钟左右或即刻外敷冷藏后的医用面膜。对治疗反应较严重或血管性疾病者应延长冷敷时间。观察患者治疗后是否出现色素沉着、红肿、水疱、紫癜等不良反应，并做好记录。冷敷后无须包扎并告知患者注意事项。

（8）整理用物，做好记录。

4. 操作评价

（1）操作流程正确，治疗即刻皮肤反应良好。

（2）患者舒适，未发生不良反应。

【操作重点及难点】

1. 治疗区涂抹冷凝胶，通常 1 ~ 2mm 的厚度，但肤色较深或在额头部位时，可增加涂抹的厚度。如果皮损面积小于治疗头面积，需用白色隔板遮挡。

2. 治疗头应保持与皮肤垂直，注意治疗头与皮肤的距离，勿用力下压。每个治疗面积应覆盖前移治疗面积的 10% 。

3. 测试光斑非常必要。治疗后 15 ~ 30 分钟若皮肤出现改变，如色素加深、皮肤微红、毛细血管扩张模糊、轻微的灼热感，说明选择参数合适。如果皮肤过度红肿、疼痛明显，则提示治疗过度；若皮肤无明显反应，则提示治疗过轻。这就需要调整参数，直至出现适度的反应。

4. 治疗额头、颧骨、手部等骨骼较突出的部位、皮肤色素密度高或年老患者时，应降低能量密度。

5. 操作经验丰富者，可在患者（尤其是血管性疾病患者）皮损处，重复光斑进行治疗。

6. 如观察到皮肤出现荨麻疹、水疱，皮肤呈灰青色，应立即停止治疗，并检查治疗参数。同时应用冰袋或冷却物质进行缓解。

7. 对于肤色较浅患者，可以选择 510~540nm 的滤光片；深色肤质患者，可以选择 570~695nm 的滤光片。

【注意事项】

1. 治疗前必须清洁治疗区，清除残留的化妆品。

2. 当患者初次接受强脉冲光治疗时，护理人员需对患者做好心理护理。护士主动与患者沟通，耐心讲解强脉冲光治疗的注意事项、适应证以及治疗后的注意事项。同时引导患者正确面对治疗效果，避免期望值过高而失望。

3. 治疗中通常在患者的皮肤表面涂抹一层冷凝胶来提高治疗手具的制冷效果。虽然强脉冲光治疗手具不直接接触皮肤，但仍存在接触人体皮肤的可能性，因而对每一位患者治疗后需对治疗手具进行清洁消毒。

4. 强脉冲光的脉宽在毫秒级，因此存在术后色素沉着的风险，对于深色皮肤类型的患者应谨慎选择治疗参数。

5. 治疗后告知患者防晒的重要性，并指导患者做好防晒。

6. 强脉冲光虽并发症较少但还应提醒患者，如有不适及时就诊。

7. 禁忌证　①患者近期有暴晒史；②对光敏感者或近期服用过光敏药物者；③患卟啉病及其他个人或家族中有瘢痕体质者；④皮肤恶性肿瘤或癌前病变者；⑤患糖尿病、心脏病等严重疾病者；⑥妊娠期或哺乳期患者；⑦患有进展期银屑病、白癜风等易出现同形反应疾病者；⑧治疗部位皮肤破损或存在感染病灶者。

【操作并发症及处理】

1. 刺痛、灼热、红肿、紧绷、红斑、水肿及皮肤瘙痒　这些反应通常是强脉冲光治疗后的正常现象，给予冰敷以缓解症状，使用具有抗刺激、抗炎、抗过敏等功效的面膜，能更好地缓解出现的不适症状。面膜使用前最好给予冷藏，对治疗后的皮肤有良好的效果。

2. 皮肤干燥、敏感和脱屑　患者接受强脉冲光治疗后，其热效应及其他相关生物学效应可影响皮肤的屏障功能，应根据皮肤类型选择温和的医学护肤产品，以增加皮肤所需要的水分、营养，增加角质形成细胞活力，修复皮肤屏障功能，增强其治疗效果。也可选择短波导入保湿产品，2次/周，快速补充皮肤水分，修复皮肤屏障。

3. 色素异常　出现色素沉着或色素减退。常见于肤色较深患者或能量密度过大时引起。多数为暂时性色素沉着，一般能自行恢复。较难处理的色素沉着者可外用褪色剂；色素减退者可行准分子激光照射。

4. 水疱　一般由于能量密度过大或冰敷时间不够引起。较小水疱可不予处理。若水疱较大，皮肤消毒后用无菌注射器抽取疱内液体，注意不要碰掉水疱的表皮，外涂抗生素乳膏。嘱患者保持创面清洁、干燥，避免沾水。结痂后痂皮要自行脱落，勿用手撕脱。

（姚美华　　安俞熙）

第九节　射频治疗技术

无线电发射的频率称为射频，射频是介于声频与红外线频谱之间的电磁波，通过电热作用于皮肤真皮甚至皮下组织，当真皮温度提高到50～60℃时，可刺激皮肤的胶原收缩和胶原蛋白增生、重新排列，从而达到去皱紧肤的目的。组织对射频能量的吸收取决于组织中含水和电解质成分，与皮肤黑色素无关，克服了表皮屏障作用，在保护表皮的同时可促进新胶原增生，是安全性较高的一种抗衰设备。用于皮肤美容的主要射频有单极射频、双极射频和多极射频。

【操作目的及意义】

射频治疗技术主要是保持皮肤年轻化，用于治疗皮肤松弛、皮肤橘皮样改变、减少皱纹等问题，达到紧肤除皱效果；还可用于黄褐斑、皮肤敏感患者的治疗。

【操作步骤】

1. 评估　收集患者的一般资料、现病史、既往史、药物过敏史等，评估有无禁忌证、预期疗效等；评估患者治疗部位皮肤情况，观察皮损处有无破溃、感染，是否使用外用药物，询问患者是否有心脏起搏器及永久性植入物（如金属接骨板或化学物质）等。

2. 操作准备

（1）护士准备：衣帽整洁，洗手，戴口罩。

（2）物品准备：润滑剂、测温仪、纸巾、棉签、橡胶手套、一次性中单、射频治疗仪、照相机等。

（3）患者准备：进行射频治疗前向患者做好解释工作，讲解射频治疗的目的、方法、意义、注意事项及复诊时间，以取得患者的配合。充分沟通后，让患者签署射频治疗知情同意书。

（4）环境评估：治疗室保持整洁，光线充足，温湿度适宜（温度18～22℃，湿度50%～60%）。

3. 操作方法

（1）清洁治疗区。用洁面乳或清水清洁治疗部位皮肤。

（2）留取照片。请患者休息约5分钟后，对治疗部位拍照存档。

（3）更换一次性床单，协助患者取利于治疗的舒适体位，并充分暴露治疗区。射频紧肤治疗可以不用任何麻醉剂。若患者希望消除治疗时的不适，可采用表面麻醉剂（一般不推荐使用），30分钟后可进行治疗。

（4）接通电源，预热仪器，检查仪器性能是否良好。

（5）在治疗部位均匀涂抹润滑剂。

（6）治疗时，电极头与皮肤保持垂直，用力均匀，轻柔地与皮肤接触。治疗期间注意与患者沟通，经常询问患者的感受，并用测温仪随时测试皮肤温度，细心观察治疗皮肤的反应，根据患者的感受及皮肤温度和治疗后反应随时调整治疗参数，直至完成治疗。

（7）治疗结束后将皮肤上的润滑剂清洗干净。

（8）整理用物，并做好记录。向患者交待注意事项。

4. 操作评价

（1）治疗即刻皮肤反应良好。

（2）患者舒适，未发生不良反应。

【操作重点及难点】

1. 在脂肪含量较少的皮肤（颧骨、下颌、颞部、前额）操作时，要降低射频能量，因为能量不能穿透骨骼而集中于皮肤层，避免损伤皮肤。

2. 治疗头要与皮肤保持垂直，并与皮肤贴合紧密，治疗有棱角或弧度较大的部位时，治疗头应随着角度的改变而随时转变，始终保持与皮肤垂直并有一定的压力。

3. 近年来常采用较低能量、重复多遍治疗以及基于患者热感觉反馈的治疗终点，可消除或减轻难以接受的不良反应，并显著改善治疗相关的疼痛，使得大多数治疗可在非麻醉状态下实施。

4. 医用射频属于医学治疗范畴，需要有正规资质医生进行操作，治疗前应去除患者身体所佩戴的金属饰物。

【注意事项】

1. 尽量不使用表面麻醉药，更不应该使用其他任何麻醉方式，例如局部注射或神经阻滞麻醉等。因为疼痛是人体器官的一种自然防御反应，这样可以避免灼伤及相应的后遗症。如果电热效应太高而患者由于过度麻醉的原因没能感觉到相应的痛感，可能会伴发严重的组织损伤。相反，太少的热效应可能达不到足够的疗效。

2. 射频紧肤虽并发症较少，但还应提醒患者，如有不适及时就诊，以便得到及时、正确的处理。

3. 嘱患者日常生活中要注意防晒，防止皮肤出现色素沉着、光老化。

4. 禁忌证 ①有任何活性植入物（如心脏起搏器）或有永久性植入物（如金属接骨板或化学物质）的患者；②有癌症病史及严重并发症的患者，如糖尿病、充血性心脏病、癫痫症等；③使用免疫抑制类药物或患有免疫抑制类疾病者；④妊娠及哺乳期妇女；⑤凝血功能障碍或使用抗凝血药物者；⑥治疗部位皮肤破损或存在感染病灶者；⑦瘢痕体质者。

【操作并发症及处理】

1. 疼痛 是最常见的不良反应，但是疼痛在一定程度内与疗效成正比；降低能量或停止治疗后即可缓解。

2. 一过性红斑 一般 24 小时内自行消退。

3. 皮肤灼热、红肿 此类反应是暂时性的，24 小时可自行恢复。嘱患者 2 日内局部避免接触热水，避免剧烈运动。

4. 皮肤干燥、敏感和脱屑 这是射频热效应及其他相关生物学效应，可影响皮肤的屏障功能。应根据皮肤类型选择温和的医学护肤产品，以增加皮肤所需要的水分、营养，增加角质形成细胞活力，修复皮肤屏障功能。

5. 二度烧伤 治疗后可观察到持续性红斑，形状大小与治疗头接触区域近似，之后出现清晰的结痂或小水疱，一般治疗后一周消退。

6. 皮肤凹陷 罕见。皮肤较薄区域更容易出现，由于治疗能量过高，脉冲重复叠加，深层组织过度加热导致脂肪萎缩和纤维间隔的过度收缩。一般 1~3 个月可自行恢复。

7. 色素沉着　偶见于点阵射频、等离子体射频等，与操作能量、密度有关。

8. 脂肪坏死和脂肪萎缩　非常罕见。可能是由于局部过度操作而产生的脂肪液化变性。

9. 皮肤麻木　较少见。一般沿着神经分布，可自行消退，无须特殊处理。

10. 瘢痕　多因治疗头接触不完全引起，也可因水疱发生后处理不当所致。

（姚美华　　王聪敏）

第十节　激光脱毛治疗技术

激光脱毛是建立在选择性光热作用的基础上，在特定波长、脉宽、能量密度下，对色素靶目标精确而选择性热损伤，毛囊和毛干中丰富的黑色素吸收光能后，温度急剧升高，从而导致毛囊组织的破坏，将毛发去除而不损害邻近组织，是一种常见的皮肤美容科治疗方法。目前常用的脱毛设备有半导体激光、掺钕钇铝石榴石（Nd：YAG）激光器、红宝石激光、翠绿宝石激光和强脉冲激光。脱毛包含两个不同的概念，即暂时性脱毛和永久性脱毛。暂时性脱毛指毛发生长的延迟，通过诱导休止期持续时间最长可达 3 个月。永久性脱毛指的是治疗后的毛发数量明显减少，并且在较长一段时间内保持稳定。激光脱毛后通常会造成暂时性完全脱毛（最多 3 个月），然后是部分性永久脱毛。因此预期的结果是毛发绝对数量减少，而剩余毛发变得更细更软，生长得更慢。

【操作目的及意义】

1. 通过激光脱毛可以去除多余毛发，目前是安全、快捷、长久的脱毛技术。

2. 多余毛发是困扰大多数女性及少数男性的一个普遍性美容问题，不但造成患者生活不便，而且会引起心理负担。

【操作步骤】

1. 评估　收集患者的一般资料、现病史、既往史、药物过敏史等，评

估有无禁忌证、预期疗效等；评估患者治疗部位皮肤情况，观察皮损处有无破溃、感染，是否使用外用药物等。

2. 操作准备

（1）护士准备：衣帽整洁，洗手，戴口罩。

（2）物品准备：激光防护眼镜、备皮刀、冷凝胶、涂胶板、纸巾、棉签、复合碘消毒液、0.1%苯扎氯铵溶液、橡胶手套、一次性中单、激光脱毛治疗仪、冷风机、照相机等。

（3）患者准备：进行激光脱毛前向患者做好解释工作，介绍脱毛的目的、方法、意义及注意事项，以取得患者的配合。与患者充分沟通后，签署激光脱毛治疗知情同意书。

（4）环境评估：治疗室保持整洁，光线充足，温湿度适宜（温度18~22℃，湿度50%~60%）。

3. 操作方法

（1）清洁治疗区。用洁面乳或清水清洁治疗部位皮肤。

（2）留取照片。嘱患者休息约5分钟后，对治疗部位拍照存档。

（3）更换一次性床单，协助患者取利于治疗的舒适体位，并充分暴露治疗区后开始备皮。首先在治疗部位均匀涂抹冷凝胶，然后顺着毛发的生长方向剃净毛发。对疼痛非常敏感或毛发较浓密患者备皮后可采用表面麻醉，外敷封包膜，30~60分钟后即可治疗。

（4）接通电源，预热仪器，检查仪器性能是否良好。

（5）去除麻醉药物，为患者戴好激光防护眼罩。

（6）局部皮肤常规消毒。

（7）使用半导体激光或强脉冲光进行治疗时，治疗部位均匀涂抹冷凝胶。

（8）设置参数，操作者戴好防护眼镜。

（9）开始治疗。手持治疗头垂直于皮肤，与治疗区保持良好的接触。光斑测试后发射一个光斑后立即抬起治疗头，并移向下一个光斑处，直至治疗结束。

（10）将治疗部位的冷凝胶轻轻去除。

（11）观察治疗后局部皮肤的反应，立即进行冰敷15分钟左右，毛发较重的部位可延长冰敷时间。冰敷后无须包扎并告知患者治疗后的注意事项。

（12）整理用物，做好记录。

4. 操作评价

（1）严格操作流程，治疗即刻皮肤反应良好。

（2）患者舒适，未发生不良反应。

【操作重点及难点】

1. 粗而黑的毛发是激光脱毛的理想适应证。处于生长期的毛发黑色素含量最高，此时治疗最有效；而处于休止期和退行期的毛发对光能量无效。毛发粗密、较黑的部位，如腋窝、发际、四肢、胸腹部、比基尼等部位对激光反应好，治疗次数少，一般 3 ~ 5 次即可；而上唇毛发相对较细、颜色较浅，黑色素吸收激光产生的热量少，不足以破坏毛囊，治疗效果欠佳，需要 7 ~ 10 次治疗甚至更多。不同部位毛发的生长周期长短不一，其治疗间隔时间也不同。腋窝、发际、四肢等部位毛发生长缓慢，休止期相对较长，间隔时间可相对延长（6 ~ 8 周），而唇部、面颊、眉间等部位毛发生长较活跃，治疗间隔时间短（4 周左右）。此外，对于肤色颜色较深的患者需要特别慎重，其效果相对较差，需要个体化治疗。

2. 治疗细和颜色浅的毛发应该使用更高能量密度，治疗浓密的毛发或较深肤色时需要较低的能量密度。较高能量密度可以提高脱毛效率，但也可能增加不良反应的发生率。对于较细的毛发，使用较短的脉冲；对于较粗的毛发，最好使用稍宽一点的脉宽。

3. 最佳的治疗反应是皮肤毛囊口红肿、凸起。如果所设置的能量合适，在治疗过程中患者会感到毛囊被针刺的疼痛感。

4. 强脉冲光的波长较短，黑色素对其吸收力也较高，使用强脉冲光脱毛时，理想患者应该肤色较浅、毛发浓密且颜色较深，而不太适合肤色较深的患者。

5. 治疗开始时，必须在小范围内进行几次光斑测试。避开色素性病灶和文身。

【注意事项】

1. 治疗前必须清洁治疗区，清除残留的化妆品。

2. 备皮时在治疗区涂抹薄薄的一层冷凝胶，起到润滑的作用并且要顺着毛发的生长方向进行刮毛，防止刮破皮肤。避免不涂抹冷凝胶或其他润滑剂直接备皮，如不小心损伤皮肤表皮，需消毒处理。治疗时应避开皮损处，术后涂抹抗生素软膏。

3. 告知患者术后数周内破坏的毛发会脱落，在此期间避免拔毛、刮毛或蜡拔。

4. 对接受激素治疗或有潜在内分泌疾病的患者，应告知脱毛效果可能不佳。

5. 激光脱毛虽并发症较少且能自行恢复，但还应提醒患者，如有不适及时就诊。

6. 尽管目前脱毛技术非常成熟，也非常有效，但是要达到绝对意义上的永久性脱毛是非常困难的，只能做到相对永久性脱毛。对治疗效果期望值过高的患者，可能会感到失望，治疗开始前，应和患者做好详细的讲解和沟通。

7. 由于选择性光热作用原理，正确选择合适的波长、脉宽和能量密度，激光就能精确地破坏毛囊而不引起邻近组织的损伤。

8. 禁忌证 ①瘢痕体质者；②妊娠及哺乳期妇女；③免疫性疾病患者；④近期服用光敏药物的患者或治疗前 6 个月内服用过维 A 酸类药物者；⑤治疗部位皮肤破损或存在感染病灶者；⑥治疗前 1 月内有暴晒致皮肤较黑者；⑦一个月内实施过牵拉脱毛者，如蜡脱等。

【操作并发症及处理】

1. 局部红斑、毛囊性水肿、烧灼感、疼痛感 较常见。主要与激光能量和表皮中的黑色素有关。治疗后即刻给予患者冰敷，可减轻术后疼痛、红斑、水肿等不良反应，通常不需要止痛剂，一般数小时内即可消退。

2. 毛囊炎 一般在男性络腮胡部位较多见。治疗后避免剧烈运动、泡热水澡等，可预防毛囊炎的发生。若已发生毛囊炎，可给予局部外用消炎药膏。

3. 色素异常 色素沉着、色素减退，见于肤色较深或近期晒黑的患者。多数为暂时性，一般能自行恢复，但也有永久性变化的报道。

4. 表皮损伤 一般由于能量过大引起。选择合适的参数可避免。

5. 剧烈瘙痒、严重的水肿和红斑 均有报道。如有发生，可给予外用糖皮质激素、抗组胺药物治疗。

6. 荨麻疹 即使没有生理性荨麻疹病史的患者也可能出现严重和持续性荨麻疹，这可能是由于使用制冷剂或对特定波长的光敏感性所致。通常对症处理，给予抗组胺药。

7. 眼部并发症 白内障、虹膜萎缩粘连、虹膜炎、葡萄膜炎、畏光、瞳孔改变和视野改变等情况均有报道，甚至发生于已使用适当眼罩的患者。波长 400～1400nm 的光线如果直接作用于眼部，可导致视网膜灼伤和永久性视觉障碍，所以一定要让患者和操作者使用眼部保护装置，做好防护。

8. 反常毛发增多　较少见。

（姚美华）

第十一节　短波理疗导入治疗技术

短波理疗导入治疗技术是利用射频（27±2.7MHz）电场及电子技术方法，经绝缘电极通过皮肤表面将能量传导到皮下组织，改变皮肤微循环、刺激胶原和弹力纤维再生；结合水电离渗透作用，增加皮肤的渗透性和通透性，通过离子导入，提高药物及护肤品的弥散作用和组织渗透性，快速补充皮肤所需的水分和脂质，修复皮肤屏障，增强药物的吸收；并通过从空气中分离出高浓度氧气，有效针对治疗位置，加速细胞新陈代谢，提高皮肤免疫功能。

【操作目的及意义】

1. 主要用于激素依赖性皮炎、日光性皮炎、脂溢性皮炎、玫瑰痤疮、面部潮红、皮肤干燥、敏感性皮肤等皮肤屏障受损相关的修复治疗。

2. 改善皮肤松弛、黄褐斑、色素沉着等。

3. 治疗舒适，一般无不良反应，疗效较好。

【操作步骤】

1. 评估　收集患者的一般资料、现病史、既往史、药物过敏史等，评估有无禁忌证、预期疗效等；评估患者治疗部位皮肤情况，观察局部皮肤是否完整，有无破损、感染，是否使用外用药物，询问患者是否有活性植入物（如心脏起搏器）及永久性植入物（如金属接骨板或化学物质）等。

2. 操作准备

（1）护士准备：衣帽整洁，洗手，戴口罩。

（2）物品准备：一次性中单、面巾纸、棉签、无菌棉片、75%乙醇、0.1%苯扎氯铵溶液、相应的导入药物及护肤产品、超声波补水仪、照相机等。

（3）患者准备：对患者进行导入前，评价患者的皮肤状况，有针对性地选择导入药物或护肤产品。详细交待治疗期间的注意事项及复诊时间等。

（4）环境评估：治疗室保持整洁，光线充足，温湿度适宜（温度 18 ~ 22℃，湿度 50% ~ 60%）。

3. 操作方法

（1）皮肤清洁。用洁面乳或清水彻底清洁皮肤。

（2）留取照片。嘱患者休息约 5 分钟后对治疗部位拍照存档。

（3）协助患者取舒适体位，充分暴露治疗部位。

（4）接通电源，预热治疗仪，检查仪器性能是否良好。

（5）用酒精棉片将治疗头擦拭消毒，根据皮肤状态和导入产品调节治疗参数。

（6）根据皮肤性质将药物或护肤产品涂抹于皮肤。

（7）开始治疗。全面部补水导入时，右手手持治疗头按照从下颌至耳下、嘴角至耳中、人中至耳上、鼻翼过下眼睑至太阳穴、额头至发际线上下顺序，做提拉或打圈按摩。导入力量均匀，上提动作可稍微加大力度，下回动作以安抚为主。时间一般 15 分钟。

（8）操作完毕，观察皮肤反应，治疗部位涂抹护肤品。

（9）整理用物，并做好记录，告知患者注意事项。

4. 操作评价

（1）操作方法正确，治疗效果良好。

（2）患者舒适，未发生不良反应。

【操作重点及难点】

（1）操作时治疗头轻贴治疗区域皮肤，不能硬压皮肤，但也不得飘离皮肤，力度应均匀、适中。敏感肌在治疗时，应大圈转动，动作轻缓，敏感发红部位安抚带过即可。

（2）治疗参数选择适宜，治疗时，应先从低能量开始，逐步往上累加。过大易出现皮肤红肿等不良反应。

（3）整个治疗过程中保持充足的水量和护肤产品。

（4）治疗后即刻涂抹皮肤修复类面霜。

【注意事项】

1. 药物导入治疗时，应注意所用药物的适用范围，以免引起不良反应。

124 皮肤美容科护士一本通

2. 治疗头不可长时间空载，离开皮肤时应先按暂停键，否则容易造成损害。

3. 操作时治疗头方向不要垂直对着眼睛，以免造成伤害。

4. 告知患者做好日常皮肤保湿修复护理，并注意防晒。

5. 禁忌证　①对导入药物成分过敏者；②治疗部位皮肤破损或存在感染病灶者；③妊娠及哺乳期妇女；④神经损伤导致皮肤感觉不灵敏或感觉缺失的患者；⑤有任何活性植入物（如心脏起搏器）或永久性植入物（如金属接骨板或化学物质）的患者。

【操作并发症及处理】

1. 局部皮肤瘙痒、红肿　一般因药物、护肤品选择不当导致过敏或因功率、手法过大、用力过重而引起。给予冷敷或抗过敏药物治疗。

2. 皮肤灼伤　因治疗时功率过大导致。出现灼伤后暂停治疗，局部抗感染治疗。

（姚美华　　李海涛）

第十二节　化学换肤治疗技术

化学换肤治疗技术是通过在皮肤表面使用化学换肤剂，造成皮肤不同层次（表皮、真皮）的可控损伤，从而诱导皮肤进行修复和重建，起到治疗或美容的作用。常用的化学剥脱剂包括 α 羟基酸、水杨酸、复合酸等。α 羟基酸又称果酸，是从水果及乳制品中提取的一类羧酸化合物的总称，包括甘醇酸（又称羟基乙酸、乙醇酸）、苦杏仁酸、柠檬酸、乳酸和苹果酸等。其中甘醇酸分子量小，渗透性强，能透过角质层到达皮肤更深处，调整角质的功能，剥脱老化角质，降低角质和表皮之间的粘连性，促进细胞剥脱及细胞更替，同时可刺激真皮胶原合成，解决表皮和部分真皮病变问题，是应用非常广泛的 α 羟基酸。甘醇酸常用浓度有 20%、35%、50% 及 70%；水杨酸具有良好的脂溶性和渗透均匀的特点，常用的水杨酸浓度为约 30% 的缓释型。水杨酸对皮肤具有抗菌、抗炎、抗角化过度或抗角化不全的作用；复合酸是指在单一制剂中组合两种及以上不同类别的酸。通过不同成分间的补充、协同作用，可增加单次治疗的效果。下面主要以果酸为例介绍其治疗技术。

【操作目的及意义】

1. 化学换肤治疗技术具有良好的安全性和有效性，且易于开展，目前已广泛用于多种皮肤病的治疗和皮肤美容领域。

2. 常用于治疗痤疮、黄褐斑、皮肤光老化。根据其具有减轻角质层粘连性的特点，辅助治疗银屑病、甲真菌病、鱼鳞病和毛发苔藓等，可加强药物的疗效、缩短治疗时间。

【操作步骤】

1. 评估 收集患者的一般资料、现病史、既往史、药物过敏史等，评估有无禁忌证、预期疗效等；评估患者治疗部位皮肤情况，观察局部皮肤是否完整，有无破损、感染，是否使用外用药物等。

2. 操作准备

（1）护士准备：衣帽整洁，洗手，戴口罩。

（2）物品准备：橡胶手套、一次性中单、2ml注射器、一次性刷子、玻璃小碗、棉签、棉片、红霉素眼膏、计时器、冰块或冷藏的医用修复面膜、化学换肤剂、照相机等。

（3）患者准备：进行治疗前向患者讲解化学换肤治疗的目的、方法、意义、预期效果等，详细交待治疗期间的注意事项及复诊时间，以取得患者的配合。充分沟通后，患者签署化学换肤术治疗知情同意书。

（4）环境评估：治疗室保持整洁，光线充足，温湿度适宜（温度18～22℃，湿度50%～60%）。

3. 操作方法

（1）清洁治疗区。用洁面乳彻底清洁治疗部位皮肤。

（2）留取照片。嘱患者休息约5分钟后，对治疗部位拍照存档。

（3）更换一次性床单，协助患者取利于治疗的舒适体位，并充分暴露治疗区。

（4）根据患者皮肤问题选择合适的化学换肤剂，用注射器抽取1～2ml的化学换肤剂至玻璃小碗中备用。

（5）操作者戴橡胶手套，用蘸有含乙醇的棉片再次清洁皮肤，清除面部残留的皮屑、脂质、化妆产品。在皮肤薄弱处如内外眼角、鼻孔、唇红边缘等部位涂抹红霉素眼膏，起到保护作用。

（6）嘱患者闭上眼睛，开始刷酸液。用刷子蘸取酸液，同时开启计时器。一般先刷"T形区"，最后刷面颊处，由里向外均匀轻柔地涂抹酸液。操作过程中要注意与患者沟通，询问患者的感受，并细心观察治疗部位皮肤的反应，根据患者的感受和治疗后反应判断酸液的停留时间。

（7）酸液中和。用湿润的棉片遮盖住双眼，右手持装有中和液的喷雾瓶，快速、准确地喷洒在治疗处皮肤，左手拿棉片吸取喷洒液，直到喷洒时皮肤不会出现白色泡沫，可停止中和。

（8）即刻给予冰敷或外敷冷藏的医用修复面膜。皮肤反应缓解后，涂抹保湿霜，并向患者交待注意事项及复诊时间。

（9）整理用物，做好记录。

4. 操作评价

（1）操作流程正确，治疗即刻皮损反应良好。

（2）患者舒适，未发生不良反应。

【操作重点及难点】

1. 换肤剂浓度的选择。首次治疗时一般宜选择最低浓度，后续治疗浓度可根据前次治疗后皮肤瘙痒、发红、刺痛、结痂、脱屑等反应程度和皮肤恢复时间的长短来选择，可延长在皮肤上停留的时间或提高酸液的浓度。皮肤较粗糙或男士的油性皮肤初始浓度稍高一些，身体部位治疗时如毛周角化等初始可给予高浓度且停留时间应适当延长。

2. 治疗过程中，皮肤可能出现微红、红斑，及时观察患者的反应。毛囊口角质油脂堵塞严重者可能皮肤略起白霜，把握好终点反应，及时中和液中和。

3. 黄褐斑病因复杂，治疗比较困难。虽然化学换肤剂可以改善色素沉着，但也可能造成激惹，导致色素沉着反而加重，尤其在深肤色人种中常见。因此，换肤剂浓度不宜太高且停留时间不宜太长。

4. 化学换肤治疗技术是一种非常重要的治疗手段，对于抗衰老和治疗一些浅表的皮肤病有很好的效果。操作者要根据患者的需求制定换肤方案，选择合适的换肤剂，严格控制换肤时间；同时需根据患者的反应，在整个疗程中不断地调整才能使化学换肤达到最佳治疗效果。

【注意事项】

1. 在用刷子蘸取酸液时，每次蘸取量应以刷子上的酸液不往下滴为准，如蘸取量过大，可在玻璃碗的边缘去除过多的酸液，防止酸液流淌或滴入眼睛。

2. 化学换肤剂属于光敏剂，嘱患者避光防晒。治疗期间不能使用对皮肤有刺激性的外用药，如维甲酸类等。治疗部位应避免搔抓，不可自行剥除痂皮或脱屑。

3. 化学换肤治疗尤其是浅层换肤时，不可能出现立竿见影的效果，而且或多或少都有炎性恢复期。治疗开始前，应和患者做好详细的讲解和沟通，让患者了解该治疗的过程和风险，对于治疗效果有一个合理的期望值。

4. 禁忌证 ①对化学换肤剂或其成分过敏者；②妊娠及哺乳期妇女；③治疗部位有急性炎症（如湿疹急性期），或活动性细菌、真菌和疱疹病毒感染，或未愈合的创面者；④日晒伤者；⑤严重的皮肤屏障受损者。

【操作并发症及处理】

1. 刺痛感、痒、灼热感、紧绷感 化学换肤术后皮肤屏障暂时性受损，出现敏感症状，一般可自行恢复。冷敷和保湿可促进皮肤敏感症状的缓解，同时需要避免不良刺激，如日晒、桑拿、剧烈运动、刺激性成分（如维 A 酸和家用果酸）等。

2. 脱屑 术后皮肤屏障功能出现暂时性下降，经皮水分丢失增加，可能出现不同程度的脱屑，通过加强保湿可缓解。

3. 红斑 术后皮肤可能会出现暂时性红斑，通常自行恢复。若红斑持续时间 1～3 个月，可能预示出现炎症后色素异常甚至瘢痕的风险，治疗时掌握换肤剂的浓度、作用时间，加强术后保湿防晒可预防。

4. 结痂 术后可能出现不同程度的结痂，取决于化学剥脱的深度。浅表剥脱时一般不结痂或仅出现局部皮肤薄痂，而剥脱过深则可引起明显的结痂，进而增加色素异常和瘢痕的风险。出现结痂时勿强行脱痂，待自然脱落。

5. 感染 浅表化学剥脱极少导致感染。中层剥脱时感染风险增加，包括单纯疱疹病毒、金黄色葡萄球菌、铜绿假单胞菌和白念珠菌感染等。

6. 色素异常 色素异常包括炎症后色素沉着、色素减退和色素脱失。炎症后色素沉着是所有皮肤重建术后均可能发生的不良反应，是因损伤导致炎症，进而导致黑色素细胞产生过多黑色素。术前和术后注意保湿、防晒，术后可外用具有淡化色素功效的药物或功效性护肤品，大部分患者炎症后色素沉着可在 3～6 个月内自行恢复，少数可能持续存在。部分化学换肤术后可能出现色素减退甚至色素脱失。色素减退可能在数月内自行恢复，但色素脱失通常为永久性，目前尚无治疗方法，应以预防为主，避免剥脱过深。

7. 瘢痕 术后出现瘢痕的风险很低，但却是最严重的并发症之一。瘢痕的处理应以预防为主。术前评估和选择治疗方案，术中需控制好化学换肤剂的浓度、停留时间，密切观察患者皮肤反应。术后避免因皮肤护理不当导致延迟愈合。对于已经出现的瘢痕，则按照瘢痕的处理原则进行早期干预。

8. 眼睛损伤 治疗时可能发生酸液进入眼睛引起损伤。操作时要小心谨慎，必要时使用眼罩或眼药膏加以保护。

（姚美华　敖俊红）

第十三节　针清治疗技术

针清治疗技术，又称"粉刺挤出术"或"粉刺清除术"，是通过专业器械将痤疮粉刺内的内容物（如角质栓、皮脂等）排出，以减轻炎症和促进愈合。针清可以预防粉刺发展为炎症性痤疮，避免病情的继续进展。临床中常用来辅助治疗痤疮及粟丘疹的挑治。

【操作目的及意义】

1. 通过实施针清技术能明显改善患者的黑头粉刺、丘疹、脓疱等症状，减轻炎症，促进愈合。

2. 操作简便，创面愈合快，患者易接受，疗效明显。

【操作步骤】

1. 评估 收集患者的一般资料、现病史、既往史、药物过敏史等，评估有无禁忌证、预期疗效等；评估患者治疗部位皮肤情况，是否使用外用药物等。

2. 操作准备

（1）护士准备：衣帽整洁，洗手，戴口罩。

（2）用物准备：针清针、75%乙醇、棉签、无菌纱布、红霉素软膏、一次性无菌手套、0.1%苯扎氯铵溶液、照相机等。

（3）患者准备：护士向患者做好解释工作，讲明治疗的目的、方法、意义，详细交待治疗期间的注意事项等。

（4）环境评估：治疗室保持整洁，光线充足，温湿度适宜（温度18～22℃，湿度50%～60%）。

3. 操作方法

（1）清洁治疗区。用洁面乳或清水清洁治疗部位皮肤。

（2）留取照片。嘱患者休息约5分钟后，对治疗部位拍照存档。

（3）更换一次性床单，协助患者取利于治疗的舒适体位，并充分暴露治疗区。

（4）操作者戴无菌手套，常规消毒皮肤。

（5）开始治疗。操作者一手用示指、中指或拇指绷紧需治疗部位的皮肤，另一只手用灭菌针清针与皮损部皮肤平面呈30°角，从皮损最薄处小心刺动患处，再用另一端圆圈部分轻轻按下患处，排出皮脂栓及脓性分泌物。

（6）治疗区用蘸有0.1%苯扎氯铵溶液的棉签消毒患处，外涂红霉素软膏。

（7）整理用物，告知患者注意事项。

4. 操作评价

（1）操作方法正确，无交叉感染。

（2）患者未出现不良反应。

【操作重点及难点】

1. 护士操作时动作要轻柔，避免针头损伤面部皮肤和血管。

2. 挑治过程中，注意观察患者的反应。如患者出现不适，应立即停止操作，报告医生。

3. 针清适用于黑头粉刺、白头粉刺，及时处理能在一定程度上预防炎症的发展，加快皮损的恢复。而对于丘疹、脓疱、结节、囊肿，是不能针清的，以免加重局部炎症反应、发生瘢痕等不良反应。

4. 对于面部危险三角区的皮损，应评估是否能行针清治疗。避免操作不当引起颅内感染。

5. 避免过度挤压，减少炎症扩散。

【注意事项】

1. 针清针必须灭菌后使用，操作时严格遵守无菌技术操作原则。

2. 术后应保持创面清洁，避免接触水和化妆品。

3. 针清操作看似简单，但对于无菌操作、术后护理的要求均较高，操作不当易导致炎症扩散及严重的瘢痕产生。告知患者勿自行操作，应到正规医院由专业医务人员进行治疗。

4. 禁忌证　①瘢痕体质者；②妊娠期及哺乳期妇女；③对治疗期望值过高及精神疾病患者。

【操作并发症及处理】

常见的操作并发症主要是感染，由于操作不当或无菌观念不强而引起。若出现感染，应加强换药，外涂抗生素软膏，以促进创面的愈合。

（姚美华）

第十四节　液氮冷冻治疗技术

液氮冷冻治疗是利用液氮的超低温（-196℃），使局部组织水分外渗，细胞脱水，局部形成血栓，促使细小血管闭塞，导致组织坏死脱落后生成新的上皮组织，从而去除病灶，但不会损伤周围正常组织，具有较高的安全性，是皮肤科常用的一种治疗技术。

【操作目的及意义】

1. 皮肤科应用广泛。如病毒性疾病：扁平疣、寻常疣、跖疣、传染性软疣、尖锐湿疣等；良性增生性皮肤病：皮肤纤维瘤、鸡眼、胼胝、脂溢性角化症、汗孔角化症、疥疮结节、皮肤淀粉样变等；也适用于神经性皮炎、结节性痒疹、肥厚性扁平苔藓、软纤维瘤等。

2. 操作简单、安全性高、疗效好，治疗费用较低。

【操作步骤】

1. 评估　收集患者的一般资料、现病史、既往史、药物过敏史等，评估有无禁忌证、预期疗效等；评估患者治疗部位皮肤情况，观察局部皮肤是否完整，有无破损、感染，是否使用外用药物等。

2. 操作准备

（1）护士准备：衣帽整洁，洗手，戴口罩。

（2）物品准备：复合碘消毒液、棉签、红霉素软膏、创可贴或无菌纱布、橡胶手套、一次性床单、液氮、照相机等。

（3）患者准备：治疗前向患者做好解释工作，讲明操作的目的、方法和注意事项，以取得患者的配合。

（4）环境评估：治疗室保持整洁，光线充足，温湿度适宜（温度18~22℃，湿度50%~60%）。

3. 操作方法

（1）清洁治疗区。如面部皮损需用洁面乳或清水清洁治疗部位皮肤。

（2）留取照片。嘱患者休息约5分钟后，对治疗部位拍照存档。

（3）更换一次性床单，协助患者取利于治疗的舒适体位，并充分暴露治疗区。

（4）常规消毒皮肤。

（5）开始治疗。可使用冷冻器械（接触法或喷射法），也可用棉签蘸液氮作薄涂或压迫治疗。

（6）棉签法：①根据皮肤病变的大小，选择相应大小的棉签；②在容器内饱蘸液氮，迅速置于病变上，并施加一定压力。

（7）接触法：包括浸冷式冷刀和封闭式接触治疗两种。①使用浸冷式冷刀时，将其放入液氮数分钟至液氮停止沸腾，冷刀与液氮温度相同后，与皮损处紧密接触。适于浅表及小范围皮损；②封闭式接触治疗，根据皮损的大小选择适当的铜制或银制冻头，连接在冷冻治疗器的喷管上进行冷却，冻头接触皮损，需施加一定压力。接触法冷冻深度较棉签法深，可达2~5mm，易于控制，适用于较大、较深皮损的治疗。

（8）喷射法：有浅冻和深冻两种。①浅冻：是利用低压、小口径喷管在皮损表面螺旋式或粉刷式喷射。多用于大面积的浅表皮损；②深冻：用较大口径的喷管，压力为1~1.5kg/cm^2，通常是对病变进行间歇性喷射（即喷2~3秒，停2~3秒交替）。多用于大面积较深的皮损。

（9）治疗完毕。观察患者治疗后反应，并做好记录。

（10）整理用物，告知患者注意事项。

4. 操作评价

（1）皮损治疗彻底，无交叉感染发生。

（2）患者无特殊不适。

【操作重点及难点】

1. 按病损大小选择冷冻头，然后抵于病损处，输出液氮，待表面出现冰霜时开始计时，或观察至局部病灶组织变白、发硬时为宜。在操作过程中应注意安全，防止将液氮溅及正常组织。

2. 冷冻停止后使其自然复温或用其他方法加速复温，不可将冷冻治疗器铜头强行撕脱。

3. 冷冻剂量根据病损性质、部位、深浅、液氮气流量和冷冻方法而异。一般需停留 10 秒 ~ 3 分钟，婴幼儿冷冻时间应酌情缩短。

【注意事项】

1. 治疗前应向患者说明治疗可能发生的情况，如疼痛、水肿、起疱等，这是治疗正常反应，告知患者不要挑破水疱，如水疱较小可自行吸收恢复；若水疱较大，及时就诊处理。

2. 冷冻治疗后，应保持创面干燥，防止感染。清洗时尽量轻柔，避免碰破水疱。

3. 如果治疗部位在足底，避免过多行走；其他部位也要避免摩擦等刺激。

4. 冷冻结痂期（一般冷冻后 1 ~ 2 周）应耐心等待痂皮自然脱落，切忌抠剥痂皮，以免增加感染或者瘢痕形成的风险；脱痂后（一般冷冻治疗后 2 ~ 4 周）需定时复诊，判断是否再次治疗；脱痂后局部可能会有色素减退或者色素沉着，一般会逐渐恢复，特别是颜面部接受冷冻治疗后应注意避光防晒，避免加重局部色素沉着。

5. 治疗时患者如有头晕、恶心、面色苍白，应立即停止治疗，平卧休息，对症处理。

6. 放置液氮的容器应做好消毒，或为一次性使用，避免交叉感染。

7. 禁忌证　①患有影响皮肤愈合的疾病（如糖尿病）；或口服影响皮肤愈合的药物，如糖皮质激素等；②治疗部位皮肤存在感染者；③严重全身性疾病或严重疾病患者；④肢体麻痹、局部循环障碍、局部皮肤感觉障碍患者。

【操作并发症及处理】

1. 疼痛　治疗后的正常反应，一般可以耐受，3 ~ 5 天后缓解。

2. 水肿　冷冻治疗后往往局部会发生水肿，一般数天后可自行消退。

3. 水疱　对较为深在的皮损进行冷冻治疗后，均会有水疱甚至血疱形成，较小的可自行吸收，较大的可在无菌操作下抽出疱液，并保护创面，避免感染。

4. 皮下气肿　对皮肤破损处进行液氮喷雾法治疗时，可发生皮下气肿，一般在 1~2 天内自然消退，不需要进行特殊处理。

5. 系统反应　冷冻治疗过程中或治疗结束后，可能发生荨麻疹、发热性中毒反应、虚脱、心脏传导阻滞，特别是后者，应及时请专科医生会诊。

6. 出血　对小的出血，可压迫止血；如为动脉出血，需行结扎止血。

7. 继发感染　可致创面延迟愈合或形成明显瘢痕。治疗时应严格无菌操作，治疗后的创面结痂不可强行撕脱，应使其自然脱落。

8. 色素脱失　色素细胞对低温较敏感，故色素脱失是冷冻治疗常见的并发症。一般在数月内可逐渐消退，但在冷冻过深时，可致永久性色素脱失。

9. 色素沉着　是冷冻治疗引起的炎症继发性改变，可在数月内逐渐消退。

10. 慢性溃疡　部分老年患者或糖尿病患者，在血运较差部位进行较深的冷冻治疗，可形成经久不愈的慢性溃疡。对此类患者的治疗应谨慎，若已形成溃疡，半导体激光照射加换药治疗常有一定疗效，也可采用手术方式修复。

11. 瘢痕形成　较深的冷冻后，可有瘢痕形成。冷冻治疗形成的瘢痕一般为柔软的萎缩性瘢痕，偶有增生性瘢痕形成。

12. 神经损伤　研究报道较为少见，主要影响感觉神经，一般恢复较慢。对有神经干浅表分布的部位（如指侧、下颌角、耳后区等）治疗时，应熟悉解剖结构，避免神经损伤。

（姚美华）

第十五节　冷疗法

冷疗法是临床中常用的护理技术，通过低温的物理作用，使局部血管收缩，毛细血管通透性降低，减轻局部充血、渗出、出血；抑制细胞的活动，减慢神经冲动的传导，降低神经末梢的敏感性而减轻疼痛；冷疗直接与皮肤接触，通过传导与蒸发的物理作用，使体温降低。根据应用的面积及方式，冷疗法可分为全身冷疗法和局部冷疗法。全身冷疗法包括温水擦浴、乙醇拭浴等。局部冷疗法包括冰袋、冰囊、冰帽、化学致冷袋的使用和冷湿敷法等。本节重点讲述冰敷法和冷湿敷法。

一、冰敷法

【操作目的及意义】

1. 激光术后冰敷,降低局部皮肤温度,减轻水肿和疼痛等症状,减少不良反应的发生。

2. 整形美容术后冰敷,减轻疼痛、红肿瘀青,缩短恢复时间,提高患者手术满意度。

【操作步骤】

1. 评估　收集患者的一般资料、现病史、既往史、药物过敏史等,评估有无禁忌证、预期疗效等;评估患者治疗部位皮肤情况,观察局部皮肤是否完整,有无破损、感染,是否使用外用药物等。

2. 操作准备

(1) 护士准备:衣帽整洁,洗手,戴口罩。

(2) 物品准备:冰袋、无菌纱布、毛巾等。

(3) 患者准备:主动与患者沟通,向患者解释操作的目的、方法及意义,以取得患者的配合。

(4) 环境评估:治疗室保持整洁,光线充足,温湿度适宜(温度18 ~ 22℃,湿度50% ~ 60%)。

3. 操作方法

(1) 协助患者取利于冰敷的舒适体位,并充分暴露治疗区。

(2) 用无菌纱布包裹冰袋,置于所需部位。时间一般为30分钟,根据皮肤情况可延长冰敷时间。期间注意观察局部皮肤情况。

(3) 整理用物,做好记录。

4. 操作评价

(1) 患者不适症状缓解或消失。

(2) 操作舒适,无不良反应。

【操作重点及难点】

1. 注意观察患者局部皮肤变化,局部皮肤有无发紫、麻木及冻伤发生。局部皮肤苍白、青紫或有麻木感,应立即停止使用。

2. 冰敷时冰袋外面包裹无菌纱布，禁忌用力压或者来回擦揉皮肤，以防破坏表皮，引起继发感染。

3. 冰敷时交替敷所需部位（2~3分钟），不可停留在一处持续冰敷，防止冻伤。

【注意事项】

1. 激光治疗结束时，立即冰敷降温，以减少组织的热损伤。避免水肿、小水疱或血疱形成。严格控制冰敷的时间，治疗后局部反应较严重的，可适当延长时间，以避免不良反应发生。

2. 眼睑整形术后，冰袋的位置应正好处于上眼睑的上方，患者无压迫感或疼痛，感觉舒适。

3. 使用过程中，检查冰袋融化及有无漏水情况，必要时及时更换。

4. 有创皮肤，特别注意无菌操作，防止感染。

5. 禁忌证　①雷诺氏综合征患者；②局部血液循环障碍者。

【操作并发症及处理】

1. 荨麻疹　冷过敏现象，冰敷时应注意观察，及时发现，对症处理。

2. 冻伤　不常见。主要是长时间持续冰敷导致。治疗中应避免长时间持续冰敷一处，若发生冻疮遵医嘱外涂冻疮膏处理。

二、冷湿敷法

【操作目的及意义】

1. 冷湿敷法具有清洁、消炎、收敛和止痒的功效。皮肤经湿敷后，由于液体蒸发，使血管收缩，体表温度降低，渗出减少，水肿消退。

2. 可使皮肤局部温度降低，镇静末梢神经，达到止痒作用。

3. 冷湿敷法适用于急性渗出性皮损，如急性湿疹、皮炎及较小面积的皮肤糜烂等；也可用于渗出少、红肿明显、皮肤感染、糜烂及溃疡者。

【操作步骤】

1. 评估　收集患者的一般资料、现病史、既往史、药物过敏史等，评估有无禁忌证、预期疗效等；评估患者治疗部位皮肤情况，是否使用外用药物等。

2. 操作准备

（1）护士准备：衣帽整洁，洗手，戴口罩。

（2）物品准备：冷湿敷液、0.9% 氯化钠溶液、无菌纱布、棉球、一次性中单、一次性垫巾、无菌换药盘、无菌手套、照相机等。

（3）患者准备：主动与患者沟通，向患者解释操作的目的、方法及意义，以取得患者的配合。

（4）环境评估：治疗室保持整洁，光线充足，温湿度适宜（温度 18 ~ 22℃，湿度 50% ~ 60%）。

3. 操作方法

（1）治疗部位拍照存档。

（2）更换一次性中单，协助患者取利于湿敷的舒适体位，并充分暴露治疗区。在治疗部位下铺一次性垫巾。

（3）清洁皮肤。用蘸有生理盐水的无菌棉球擦拭治疗区域。

（4）用浸透湿敷液的无菌纱布稍用力挤压以不滴水为准，紧贴于皮损处。每隔 5 分钟取下再次浸透湿敷液，如此反复 5 ~ 6 次。期间注意观察局部皮肤情况。

（5）结束后，涂抹护肤品或药膏。

（6）整理用物，做好记录。

4. 操作评价

（1）患者不适症状缓解。

（2）操作舒适，无不良反应。

【操作重点及难点】

1. 纱布与皮肤紧密贴合。

2. 有创皮肤进行湿敷时，严格遵循无菌技术操作原则。

【注意事项】

1. 冷湿敷药液应现用现配，禁止重复使用。

2. 湿敷一般采用冷湿敷，故而面积不宜过大，不能超过身体表面积的 1/3，以免感染或药物中毒。

3. 非一次性用物使用后必须清洁并高压灭菌处理。

4. 室温较高或气候干燥时纱布上药液蒸发过快，需随时更换；皮肤温度较高或纱布表面温度升高至微热时，也需及时更换。

（姚美华）

第十六节　冷喷治疗技术

冷喷即低温喷雾疗法，是一种皮肤科及美容科常用的治疗手段，是将冷喷液（如蒸馏水、活泉水等）置入冷喷机中，通过超声波震荡，产生出大量带有负氧离子的微小雾珠作用于患处，温度为 18～22℃。可降低局部皮温，减轻灼热、瘙痒等不适症状，收缩真皮毛细血管，减轻炎症反应。具有止痒、抗炎、消肿、抗过敏、缓解干燥、补水等作用。

【操作目的及意义】

1. 主要适用于治疗各种面部皮炎、玫瑰痤疮、皮肤过敏和皮肤干燥等疾病和缓解相关症状。也可用于无创光电术后，替代冷敷。

2. 该方法简便、经济，无不良反应，可提高患者舒适度，加快病程恢复。

【操作步骤】

1. 评估　收集患者的一般资料、现病史、既往史、药物过敏史等，评估有无禁忌证、预期疗效等；评估患者治疗部位皮肤情况，观察局部皮肤是否完整，有无破损、感染，是否使用外用药物等。

2. 操作准备

（1）护士准备：衣帽整洁，洗手，戴口罩。

（2）物品准备：冷喷仪、冷喷液、纸巾、毛巾、洁面乳、保湿护肤品、照相机等。

（3）患者准备：进行冷喷前向患者讲解治疗的目的、方法、意义等。详细交待治疗期间的注意事项及复诊时间等。

（4）环境评估：治疗室保持整洁，光线充足，温湿度适宜（温度18～22℃，湿度50%～60%）。

3. 操作方法

（1）清洁治疗区。用洁面乳或清水清洁治疗部位皮肤。

（2）留取照片。嘱患者休息约5分钟后，对治疗部位拍照存档。

（3）冷喷机内加入冷喷液，接通仪器电源，检查仪器性能是否良好。

（4）更换一次性床单，协助患者取利于治疗的舒适体位，并充分暴露治疗区，周围铺毛巾。

（5）调置喷口距皮肤约20cm，打开开关，喷雾20分钟左右。

（6）关闭开关，告知患者注意事项。

（7）整理用物，洗手、记录。

4. 操作评价

（1）操作流程正确。

（2）患者舒适，无不良反应。

【操作重点及难点】

1. 冷喷口距离皮肤约20cm，冷喷时间为20分钟左右。

2. 面部治疗时，嘱患者闭眼，防止进入眼睛，并及时擦干皮肤表面过多水分，防止进入眼睛。

3. 冷喷后即刻涂抹具有舒敏、修复屏障作用的保湿护肤品；否则，随着皮肤表面水分蒸发，会使皮肤越来越干。

【注意事项】

1. 冷喷液水位应在规定水位线之内，不能过高或过低。

2. 冷喷液定时更换，1次／日。定期清洁、消毒水箱，1次／日，用75%乙醇擦拭水箱内壁及喷雾管道，晾干备用。

3. 禁忌证　①治疗部位皮肤破损或存在感染病灶者；②寒冷性荨麻疹患者；③对冷敏感者；④对治疗期望值过高及精神疾病患者。

（姚美华）

第十七节　电解疗法

电解疗法是一种微创治疗技术，在皮肤科常用于治疗汗管瘤。利用治疗头上的细针，穿入汗管瘤内部，尖端放电时可破坏深部的瘤体，而皮肤表面只留有针尖大小的创面，可自然愈合不留痕迹。

【操作目的及意义】

目前治疗汗管瘤尚无确切的口服或外用药物，通常以二氧化碳激光或冷冻等技术治疗，这些方法创面大且深处容易残留病损，创面恢复慢，易发生瘢痕或色素改变。电解疗法保证了治疗的深度，又最大程度保护了正常皮肤，复发率和不良反应明显降低，是目前治疗汗管瘤较好的选择，通常几次治疗后可去除。

【操作步骤】

1. 评估　收集患者的一般资料、现病史、既往史、药物过敏史等，评估有无禁忌证、预期疗效等；评估患者治疗部位皮肤情况，观察皮损处有无破溃、感染，是否使用外用药物等。

2. 操作准备

（1）护士准备：衣帽整洁，洗手，戴口罩。

（2）物品准备：表面麻醉剂、封包膜、激光防护眼镜、橡胶手套、一次性中单、棉签、75% 乙醇、0.1% 苯扎氯铵溶液、无菌纱布、红霉素软膏、电解治疗仪、照相机等。

（3）患者准备：电解疗法治疗前向患者讲解治疗的目的、方法、过程、预期效果、术后护理、可能带来的并发症、不良反应等，详细介绍治疗期间的注意事项及复诊时间，以取得患者的配合。充分沟通后，患者签署电解疗法治疗知情同意书。

（4）环境评估：治疗室保持整洁，光线充足，温湿度适宜（温度 18 ~ 22℃，湿度 50% ~ 60%）。

3. 操作方法

（1）清洁治疗区。用洁面乳或清水清洁治疗区皮肤。

（2）留取照片。嘱患者休息约 5 分钟后，对治疗部位拍照存档。

（3）更换一次性床单，协助患者取利于治疗的舒适体位，并充分暴露治疗区。

（4）接通电源，预热仪器，检查仪器性能是否良好。

（5）患者戴好激光防护眼罩。

（6）局部皮肤常规消毒。

（7）根据皮损情况设置参数后开始治疗。

（8）治疗后的创面涂抗生素软膏。

（9）整理用物，并做好记录。告知患者注意事项。

4. 操作评价

（1）操作方法正确，治疗即刻皮损反应良好。

（2）患者舒适，未发生不良反应。

【操作重点及难点】

因汗管瘤最常见于眼周，操作时应谨慎，避免损伤眼睛。

【注意事项】

1. 治疗后保持创面干燥、清洁。

2. 治疗后注意防晒。

3. 禁忌证　①严重全身性疾病或严重疾病患者；②瘢痕疙瘩史者；③不接受术后风险者；④对治疗期望值过高及精神疾病患者；⑤治疗部位皮肤破损或存在感染病灶者；⑥孕妇或哺乳期妇女。

【操作并发症及处理】

1. 瘢痕　不常见。治疗时严格控制治疗深度、范围和能量的选择，并指导患者加强术后护理。

2. 色素异常　不常见。若发生色素沉着一般可在数月内逐渐消退。色素脱失极少发生。

（姚美华）

第十八节　外用药涂抹及封包技术

外用药涂抹技术是指为诊断、治疗及预防疾病而在皮肤或黏膜表面使用外用药物。封包技术是将药物涂抹在皮损后，再用封包膜包裹的一种治疗方法，可减少组织水分蒸发，软化皮损，利于药物充分吸收。外用药涂抹及封包技术是皮肤科常用的疾病治疗方法。

【操作目的及意义】

外用药的涂抹方法直接影响治疗的效果，涂抹药物的量、厚度、时间、频次等都有一定的方法、方式。正确实施涂抹或封包技术，不仅提高药效并可降低药物不良反应的发生。

【操作步骤】

1. 评估　收集患者的一般资料、现病史、既往史、药物过敏史等，评估有无禁忌证、预期疗效等；评估患者治疗部位皮肤情况，观察皮损处有无破溃、感染等。

2. 操作准备

（1）护士准备：衣帽整洁，洗手，戴口罩。

（2）物品准备：一次性换药盘、无菌手套、棉签、压舌板、毛刷、封包膜、医用胶布、照相机、外用药等。

（3）患者准备：操作前询问患者之前是否使用过此类药物，有无过敏反应，说明操作的目的、方法、意义，抹药过程中的注意事项，取得患者的积极配合。

（4）环境评估：治疗室保持整洁，光线充足，温湿度适宜（温度18～22℃，湿度50%～60%）。

3. 操作方法

（1）清洁治疗区。用洁面乳或清水清洁治疗部位皮肤。

（2）留取照片。嘱患者休息约5分钟后，对治疗部位拍照存档。

（3）更换一次性床单，协助患者取利于治疗的舒适体位，并充分暴露治疗区。

（4）打开一次性换药盘，将需混合使用的药膏混合均匀，一次不可配制过多；洗剂使用前先摇匀。

（5）按照先水剂后膏剂的顺序涂抹。涂抹洗剂需先摇匀药液，再用毛刷顺毛囊轻涂于皮损表面；涂抹膏剂需用压舌板稍用力研磨，顺时针揉擦于皮损表面（擦药范围略大于皮损范围）。

（6）抹药后向患者交待注意事项，嘱患者抹药后暴露5分钟待干，观察有无不良反应。

（7）需封包的患者，抹药后用封包膜包裹抹药部位2圈，胶带固定，注意松紧适宜，根据皮损及药物按时取下封包膜。

（8）整理用物，并做好记录。告知患者注意事项。

4. 操作评价

（1）操作方法正确。

（2）患者舒适，未发生药物过敏等不良反应。

【操作重点及难点】

1. 涂药量一般推荐采用指尖单位法，以成人示指指尖1个关节长度（2.5～3cm）为一个单位的药量。药膏的管径通常是5mm。一个指尖单位约等于挤出了0.5g药膏，大约可涂抹2个手掌大的皮疹面积，相当于人体体表面积的2%。

2. 两种药膏混用时需现用现配，30分钟内用完。

3. 可根据皮损的性质和治疗需要采用不同的用药方法，皮损浅在或药物透入性强时，可局部少量涂擦；如果苔藓样变显著，需促进药物深达时，则外用软膏或乳剂后封包。

4. 涂抹洗剂采用点涂法，以免损伤正常皮肤。

5. 由于角质屏障作用，药物在皮肤表面达到一定的饱和度即停止吸收，因此间断用药比连续用药好，每日外用 1～2 次即可。

6. 应用硼酸软膏时，要注意不可大剂量长期使用，每次封包面积少于全身面积的 1/3，以免引起硼酸中毒。

7. 洗剂不宜用于糜烂、渗液、有痂皮或皮肤肥厚干燥、苔藓样变的慢性皮损及毛发部位；酊剂禁用于糜烂、渗出处。

【注意事项】

1. 过敏体质者初次使用某外用药时，为降低过敏风险，建议先在病变部位皮肤或手腕、小臂内侧小范围少量涂抹药物，作为过敏测试，观察 24～48 小时。如果未出现红斑、瘙痒等过敏症状，皮损处再增加用药量和涂抹面积。

2. 对脓性分泌物多的患处，应先用生理盐水清洗后涂药；皮损处若见直径大于 0.5cm 的水疱，要先进行抽吸，保留疱壁后涂药；有毛发的部位用药前，应先剔除毛发，然后再涂药。

3. 封包时，先均匀涂抹外用药物，然后用封包膜包裹涂抹药物处的皮肤，包裹时间根据皮损性质和用药说明，最多不要超过 8 小时；注意包裹时不可过紧，以免影响皮肤血液循环；封包法适用于皮损较厚重的四肢、背部，点滴状皮损处一般不使用，但也不可全身大面积应用，封包药物宜选择软膏、霜剂。

4. 告知患者居家涂抹药物时，应先清洁双手，挤出适量药膏在指腹上，用指腹将药膏均匀涂开，轻轻按摩患处，促进药膏吸收；当涂抹部位有烧灼或瘙痒、发红、肿胀、皮疹等不良反应时，应停药，并将局部药物洗净，及时就医。

5. 涂抹前检查药物的有效期及颜色、性状等有无变化。开封的药膏，在规定储存条件下最长可保存 2 个月（指未超过标注有效期的情况下），但如果挤出的药膏性状发生改变，立即停止使用。

【操作并发症及处理】

1. 外用药接触性皮炎

（1）刺激性皮炎：刺激性强的药物可在使用后数分钟或数小时内发生反应，刺激性弱的药物则可在用药数日或数周后发生反应。局部通常有烧灼感、疼痛或瘙痒。皮损表现为与药物使用区域边界清楚、一致的红斑、水肿、水疱或红斑、糜烂或溃疡。

（2）变应性接触性皮炎：多在用药 12 小时后发生反应，48 小时后达到高峰。去除接触致敏原后炎性反应不能马上消退，大多维持 1 周左右。表现为湿疹样，有明显瘙痒，局部出现红斑、水疱、糜烂、渗出。一般无疼痛，不出现坏死、溃疡。

（3）速发型接触性反应：较少见。临床表现为接触性荨麻疹。在接触外用药后数分钟至数小时内发生，并在 24 小时消退。表现为一过性潮红或红斑，典型者会出现风团。

（4）光毒性及光变应性接触性皮炎：指皮肤使用外用药后，再照光所引起的局部皮肤反应。表现类似晒伤，可以遗留明显的色素沉着。处理方法：立即停用药物，用大量清水清洗抹药部位，加强皮损部位观察；必要时行斑贴试验等实验室检测，明确反应的性质；必要时待反应消退后，减少使用时间或降低药物浓度后再尝试使用。

2. 色素沉着　由药物激发表皮黑色素细胞过度表达使黑色素合成增多，或者药物与黑色素形成稳定的复合物导致巨噬细胞中黑色素清除减少所致。处理方法：对患者进行宣教，使其充分了解药物诱导的色素沉着具有可逆的可能性，多数在停药或治疗后消失，无须特殊处理。

3. 硼酸中毒　硼酸经皮肤、黏膜或伤口吸收，长期大面积外用，可导致急、慢性或潜在的中毒，临床用于完整皮肤处，发生过敏反应少见。小范围用药，发生中毒反应后立即停药给予对症处理。

（王聪敏　　姚美华）

第十九节　疱病清创术

疱病清创术是利用无菌物品、药品对大疱类皮肤病、重症药疹、重症多形红斑等疾病引起的水疱、脓疱及疱壁破溃进行专科清创、换药。

【操作目的及意义】

1. 清除大水疱的脓液、分泌物和痂皮等，减轻炎症反应，促进创面愈合，并减轻患者痛苦。

2. 抽出疱内液体也可预防或减少感染，还利于外用药物渗入吸收，提高治疗效果。

【操作步骤】

1. 评估　收集患者的一般资料、现病史、既往史、药物过敏史等，评估有无禁忌证、预期疗效等；评估患者创面发生部位、面积、程度，是否有糜烂、渗出、渗血、结痂、对疼痛的耐受程度、配合程度和心理状态等。

2. 操作准备

（1）护士准备：衣帽整洁，洗手，戴口罩。

（2）物品准备：无菌棉签、无菌纱布、一次性换药盘、生理盐水、强氧化离子水、频谱仪、吸氧管、皮肤创面修复材料等。

（3）患者准备：操作前向患者讲解治疗的目的、方法、过程、预期效果、术后护理等，以取得患者的配合。

（4）环境评估：治疗室保持整洁，操作前紫外线消毒房间，光线充足，温湿度适宜（温度 24～26℃，湿度 50%～60%），必要时电暖器采暖，避免患者受凉。

3. 操作方法

（1）清洁治疗区。用洁面乳或清水清洁治疗部位皮肤。

（2）留取照片。嘱患者休息约 5 分钟后，对治疗部位拍照存档。

（3）更换一次性中单，协助患者取利于治疗的舒适体位，并充分暴露治疗区。局部创面铺一次性垫巾。必要时隔帘遮挡患者。

（4）清创：操作者戴无菌手套，用镊子夹取蘸有生理盐水的无菌棉球，清除皮肤表面即将脱落的痂皮、渗出物及残留药物。水疱松弛者用注射器进行无菌抽吸。面颈部厚痂涂药膏软化，脱落后予以清除。头皮处厚痂用橄榄油或食用香油焖敷软化后清除。

（5）消毒：酸性氧化电位水消毒。创面面积较大者行酸性氧化电位水浴。

（6）吹氧：氧流量调到最大，距创面 5～10cm，时间为 3～5 分钟，加快干燥过程，促进肉芽组织生长。

（7）低频电疗：频谱仪照射（灯管距离创面 30cm，每部位 30 分钟）。

（8）根据皮损外敷药物及促进创面修复愈合的敷料，创面包扎。

（9）协助患者取舒适体位，整理床单位，向患者交待注意事项。

（10）整理用物，洗手。做好记录。

4. 操作评价

（1）操作方法正确。

（2）无不良反应发生。

【操作重点及难点】

1. 操作时严格遵守无菌技术操作原则。

2. 抽疱适用于松弛型水疱或大疱（直径小于 1.0cm 为水疱，超过 1.0cm 为大疱），采取低位穿刺，使疱壁覆盖在创面之上，保护创面，防止造成创面感染。根据疱液性质适当抽吸，部分疱液可自行吸收。

3. 涂有银锌霜的创面配合使用两层纳米银抗菌医用纱布，渗出多者选用干性，创面较为干燥或需要包扎者选用油性。

4. 局部创面糜烂、渗出较多者，尤其是容易受压的部位，可选用凝胶敷料均匀涂抹，厚度为 2mm 左右，外用粘性高渗海绵敷料粘贴，有效吸收渗液、减压、干燥创面。3 天给予换药 1 次。

5. 全身大面积创面清创后可使用棉签轻轻滚动、均匀涂抹一层银锌霜皮肤黏膜抗菌剂，起到干燥、抑菌、防止粘连的作用。

6. 观察敷料有无脱落、渗液外溢，是否出现过敏反应，发现异常及时更换。

7. 使用含银敷料时，禁止碘伏消毒，因银与碘接触生成碘化银，影响药效。

8. 特殊受力部位应包扎牢固，防止反复摩擦创面。

9. 换药时，粘连处用温盐水浸润后再轻揭敷料。

【注意事项】

1. 为避免患者劳累或长时间暴露体位引起受凉，操作时动作应熟练，时间不能过长。

2. 橄榄油或食用香油使用前需加热，冷却后焖敷。

3. 吹氧时间应根据创面渗出程度随时调整，以创面肉芽组织刚好干燥为度。吹氧后使用壳聚糖系列喷雾剂喷创面，形成微膜以保护创面。

4. 使用频谱仪照射时，灯管高度要适宜，以患者感觉温热为准，避免引起烫伤。

【操作并发症及处理】

1. 皮肤烫伤　低频电疗操作不当可引起皮肤烫伤，发现后立即给予冰敷，严重者涂抹湿润烧伤膏。

2. 毒性反应　表皮大面积脱落患者使用抗菌剂过量，因过多吸收产生毒性反应，应立即使用无菌生理盐水进行冲洗。

（王聪敏　　姚美华）

第二十节　中药药浴疗法

中药药浴疗法是指按照中医辨证施治的原则，根据病症的不同选择相应的中药，煎煮后泡洗全身，用以治疗疾病的方法。中药药浴疗法使药物从毛孔而入，贯通孔窍、腧穴、经络，进入皮肤筋骨之间，输布全身，发挥与内治法相似的清热解毒、活血通络、散风祛湿、杀虫止痒、养血润肤等治疗作用。皮肤科主要适用于治疗慢性瘙痒性皮肤病，如皮肤瘙痒症、泛发性神经性皮炎、异位性皮炎等；全身肥厚浸润性皮肤病，如全身性硬皮病、银屑病等疾病。中药药浴疗法分全身药浴和局部药浴。全身药浴又可分为擦洗、淋洗、浸洗、熏洗等；局部药浴除擦洗、淋洗、浸洗、熏洗外，还有荡洗、头面浴、手足浴、坐浴、目浴等多种方法。

【操作目的及意义】

1. 中药药浴疗法运用温热法，使药物直接作用于皮损，经透皮吸收进入血液，不会产生胃肠反应，减轻肝肾负担，安全、有效且过程舒适。

2. 药浴通过热水浴和药物治疗双重作用，使皮肤、肌肉及关节内的血管扩张，明显改善局部血液循环，加快代谢产物排泄，达到清洁、润肤、保湿、止痒、止痛的目的。

3. 中药药浴疗法可明显减少患者住院时间，加速病情缓解。

【操作步骤】

1. 评估　收集患者的一般资料、现病史、既往史、药物过敏史等，评估有无禁忌证、预期疗效等；评估患者治疗部位皮肤情况，观察皮损处有无破溃、感染，是否使用外用药物等。

2. 操作准备

（1）护士准备：衣帽整洁，洗手，戴口罩。

（2）物品准备：生理盐水、棉球、浴盆、浴袋、温水、遵医嘱应用相应的中药煎煮 2000ml 等。

（3）患者准备：主动与患者沟通，向患者解释操作的目的、方法及意义，以取得患者的配合。

（4）环境评估：治疗室保持整洁，操作前紫外线消毒房间，光线充足，温湿度适宜（温度 24 ~ 26℃，湿度 50% ~ 60%），必要时电暖器采暖，避免患者受凉。

3. 操作方法

（1）清洁治疗区。用洁面乳或清水清洁治疗部位皮肤。如涂有外用药应用蘸有生理盐水的棉球轻柔地擦拭干净。

（2）留取照片。嘱患者休息约 5 分钟后，对治疗部位拍照存档。

（3）浴袋套入浴盆后将治疗药液放置于浴盆内，加入温水。

（4）调节水温：根据患者的耐热习惯在 37 ~ 42℃ 之间调整水温：以清洁为主者，温度为 37 ~ 39℃ 为宜；润肤止痒为主者，不超过 40℃；止痛为主者，温度可稍高，但不宜超过 42℃。

（5）让患者的身体或患病部位浸入药液中。

（6）观察患者的反应，根据患者对于水温的感受，及时调整水温，以达到最佳的效果。

（7）浸浴过程中，询问患者情况，避免烫伤、心悸、缺氧等不适情况发生。

（8）浸浴过程中，可以采用中间休息 2 ~ 3 次，每次 3 分钟的方法来适应治疗，累积泡浴时间达到 10 ~ 20 分钟即可。

（9）治疗结束后，擦干身体或患处，及时穿衣，注意保暖，避免受凉。

（10）整理用物，做好记录。

4. 操作评价

（1）操作方法、流程正确。

（2）患者未出现烫伤、心悸、缺氧等不适情况。

【操作重点及难点】

1. 根据患者的病情选择不同的药浴方法和方药。

2. 病变范围小者，采取局部洗浴；病变范围大者，采取全身洗浴。

3. 药浴以皮肤微微出汗为佳。

4. 药浴液的水位不宜过高，以胸部以下不感胸闷为宜。

5. 药浴时应用软毛巾或软布，禁用刷子等强力搓擦皮肤，药浴后不用清水冲洗。

6. 水温不应低于正常体温（36 ~ 37℃），否则不发汗，起不到活血行气、除寒、除湿、舒筋利骨的治疗作用；水温高于 43℃ 容易引发心血管疾病或皮肤烫伤。

【注意事项】

1. 药浴过程中，如患者感觉不适，应立即停止药浴，并给予相应处理。

2. 注意浴盆的清洁，浴袋一次性使用，避免交叉感染。

3. 餐前不宜药浴，防止低血糖发生，一般应在进餐1小时后进行。

4. 药浴之前，不宜过量运动，尤其是老年患者更应注意，避免突发心脑血管意外。

5. 药浴时间　每次以10~20分钟为宜。药浴每日1次，1~2周为1疗程。

6. 禁忌证　①皮损严重感染者；②严重心脑血管、肺部疾病者；③意识障碍、肢体感觉障碍者；④月经期妇女、孕妇；⑤体质虚弱患者。

【操作并发症及处理】

中药药浴治疗时如出现胸闷、心慌现象，立即停止泡浴。让患者平卧，注意保暖，饮温开水或糖水；重者刺人中、素髎、内关、足三里，灸百会、关元、气海等穴并配合其他急救措施。

（梁　斌　姚美华）

第三章

皮肤整形美容护理操作技术

第一节　皮肤整形外科概论

一、概述

整形外科学是外科学的一个分支，又称整复外科或成形外科，治疗范围主要是皮肤、肌肉及骨骼等创伤、疾病、先天性或后天性组织或器官的缺陷与畸形等。

整形外科治疗包括修复与再造两项内容，以手术方法进行自体的各种组织移植为主要手段，也可采用异体、异种组织或组织代用品来修复各种原因所造成的组织缺损或畸形，以改善或恢复生理功能和外貌。

整形外科虽然是一个新兴专业，只有近百年的历史，但整复体表缺陷的手术可追溯到古代。例如公元前我国晋书上就有唇裂的记载，公元前6~7世纪印度即有鼻再造与耳垂修复的记载。19世纪从事整形外科手术者日益增多，范围不断扩大特别是皮片移植的出现及许多有关整形手术的著作问世，对整形外科向专业发展起到了推动作用。

我国整形外科作为一门学科开始于20世纪40年代末期，一些医学院纷纷成立整形外科，设置专科病床，收治各种类型的整形外科患者。朱洪荫编著的《整形外科概论》，宋儒耀编著的《唇裂与腭裂的修复》《手部创伤的整形外科治疗》，孔繁祜编写的《实用成形外科手术学》，张涤生主编的《整复外科学》及汪良能的《整形外科学》等陆续出版，为整形外科的普及与提高作出了很大贡献。杨果凡、李吉等（1975年）首创的吻合血管的前臂皮瓣游离移植，被国外同行誉为"中国皮瓣"。为了专业的发展与学术交流，我国整形外科与烧伤专业已于 1982 年正式成立了专业组，1985 年整形外科学会正式成立。

二、无菌技术

在整形外科手术中无菌操作是一项必须严格执行的原则，由于任何感染都会直接影响手术效果，整形外科手术操作较为复杂，手术时间较长，手术野不仅较广泛，有时还涉及两个以上的手术野，因而创面暴露机会较多，感染的机会也就增多。尤其在组织移植时，被移植组织是一块缺血的组织，在未重新建立血运前，对感染的抵抗力也势必降低。故在整形手术时应严格遵守无菌操作，若移植组织一旦感染，就会前功尽弃，不仅移植组织感染坏死，还使受区受到破坏，从而使患者失去了仅有的整复机会。在修复或闭合一个新鲜创伤创面时，同样要求严格无菌操作，并且要把一个污染的创面处理成为一个清洁的创面，使皮片或皮瓣移植能得以完全成活，以保证局部功能的恢复。在面部涉及鼻、眼、口腔等部位手术时，局部不易做到绝对无菌，但皮肤及口腔应做好术前准备，手术中至少应做到不使外源性的感染源引入手术野。无菌操作涉及有关手术的各个方面，要求每位参与手术和准备手术器械物品的医护人员，首先树立严格的无菌观念，自觉地遵守与执行无菌操作规程。

三、无创技术

任何外科手术对组织都有一定的损伤与破坏作用，手术中每一动作都可能使无数细胞受到损伤与破坏，如过度夹持、挤压、牵拉，干燥或过热的湿敷等，均使一层细胞或一部分组织坏死，这些坏死的组织将成为细菌的培养基，即使不形成明显的感染，至少在愈合时将形成瘢痕组织。手术者都要养成爱护组织的观念，从组织学观点着眼，任何软组织、血管、神经或淋巴管都是活体组织，任何挤压或粗暴的处理都可造成一定程度的破坏与损伤，形成继发坏死，无创技术就是将这种损伤率降低到最低程度。手术者操作要稳、准、轻、快。刀、剪、缝针必须锋利精巧。创面暴露于空气中的时间不宜过长，随时用湿盐水纱布将创面进行覆盖，但不可用过热的盐水纱布，尤其在止血时，常由于急切地希望止血，而急于将过热的湿纱布压敷于创面造成创面组织的损伤，这种损伤会影响创面愈合。

四、基本操作

1. 切口　要求切口瘢痕细小、隐蔽，不影响功能。应注意以下几个因素：①皮纹与皱折线：切口应与皱折线一致，或顺着表情线；②切口方向：一般也应选择与神经、大血管平行的方向，但在颜面部要考虑皱线。

2. 剥离　手术中应以锐剥离为主。

3. 止血　整形外科由于创面大，出血较多，故彻底止血是手术的重要步骤。包括电凝、压迫、结扎止血及止血带止血等。

4. 缝合　整形外科要求达到良好愈合，使伤口线平整成线状而没有增生突起或不规则的异形愈合瘢痕。目前效果最好的为皮内缝合法（皮肤切开呈梯形，即真皮比表皮多切除一部分，这样缝合真皮层后，表皮处稍隆起，几乎无张力）。

5. 引流　存在腔隙的创面，根据不同层次选择不同引流方式，术后重点观察引流管的通畅度、引流量及引流液性质。

6. 包扎固定　手术后的包扎在整形外科甚为重要。因为手术的成功或失败，在很大程度上取决于包扎与固定的好坏。

整形外科是用外科手术或组织移植的手段，对人体组织、器官的缺损、畸形进行修复延长和再造，以及对正常人形态的再塑造，达到形态的改善和美化及功能的重建。经过治疗后，使因疾病、创伤或先天性畸形造成组织、器官缺损或畸形的患者，达到伤而不残、残者不废，使健康人更英俊、更美丽。

美容外科是整形外科的一个重要分支，是近几年发展迅速的一个学科，因此又是现代医学美容的重要组成部分，是对具有正常解剖及生理功能的人体进行形态的美学修整和再造。其治疗内容常与整形外科交叉，是利用外科手段对人体某些部分进行塑造，改善其功能与外形以增进美感。

五、整形手术项目范围

1. 眼部整形　双眼皮整形、祛眼袋（内、外路）、上眼睑下垂矫正、开内外眦、眼睑内外翻矫正术、提眉术等。

2. 鼻部整形　隆鼻术、鼻尖整形、鼻翼整形：韩式隆鼻、歪鼻矫正、宽鼻缩窄、鼻孔缩小、朝天鼻矫正、鼻假体或注射物取出、膨体隆鼻、耳软骨垫鼻尖、鼻综合整形术等。

3. 除皱 额部除皱术、颞部提升术、全颜面除皱术、下面部除皱、生物除皱等。

4. 面部整形 改脸型、注射瘦脸、下颌角整形、下颌角截骨、下颌角联合截骨、下颌整形、下颌骨整形、磨下颌骨、咬肌祛除、颊脂垫祛除、面部吸脂、额部填充、下巴整形、颞部（太阳穴）填充、颧骨整形等。

5. 唇部整形 丰唇术、厚唇变薄术、唇裂修复、酒窝成型术等。

6. 口腔整形 牙齿治疗、口腔保健、口腔外科、口腔正畸、超声波洗牙、牙齿美白等。

7. 毛发整形 美速丽发、头发种植、眉毛种植、睫毛种植、胡须种植、阴毛种植等。

8. 胸部整形 假体丰胸、自体脂肪丰胸、巨乳缩小、乳头乳晕缩小、垂乳提升、乳房再造术、乳头内陷矫正术等。

9. 减肥瘦身 吸脂减肥、针灸减肥、吸脂提臀瘦小腿、腹壁整形、丰臀术、维拉塑身等。

10. 妇科整形 处女膜修补、阴道紧缩术、外阴整形术、阴蒂肥大整形、阴道再造术等。

11. 其他美容 耳部整形、腋臭祛除术、大脚骨祛除术、瘢痕切除术、肿物切除术、腹壁整形等。

六、微创项目

1. 注射填充类 玻尿酸填充、胶原蛋白填充、自体脂肪填充等。
2. 注射除皱类 玻尿酸去皱、肉毒素去皱等。
3. 注射减肥类 瘦脸针、瘦小腿等。
4. 无创类 激光去皱、激光嫩肤、激光美白、激光瘦脸、激光脱毛等。

七、治疗范围

1. 肿瘤引起的缺损或畸形 体表恶性肿瘤，如鳞状细胞癌、基底细胞瘤、黑色素瘤、纤维肉瘤等，良性肿瘤有血管瘤、淋巴瘤、巨大黑痣、神经纤维瘤等。此外，肿瘤本身可严重破坏组织产生畸形和溃疡，而切除肿瘤后造成的缺损需用整形外科技术予以修复。

2. 后天性畸形或缺损 指各类创伤（包括烧伤）所造成的体表或身体深部组织、器官缺损和畸形。

3. 严重感染引起的缺损与畸形 指外伤感染后遗留的广泛瘢痕及畸形。

4. 美容手术 主要是通过整形手术整复或纠正面部及体表的微小畸形或缺陷，是改善外表形象使之增加美感的一门美学技术。

5. 先天性缺损与畸形 主要指体表外露部位影响外貌及生理功能者。

6. 原因不明引起的畸形或缺损 如半面萎缩症、面神经瘫痪、压疮、下肢慢性溃疡、糖尿病性肢体溃疡等。

（祁子煊　　王聪敏）

第二节　整形美容外科术后护理

一、清洁、抗感染

整形手术的围手术期抗感染治疗主要分为术前、术中、术后三个部分。

（一）术前

要求所有患者于手术前一天彻底清洁手术区域皮肤，清洗沐浴，以减少手术中可能带入污垢和细菌。患者的术后切口在拆线以前均需避水且保持清洁、干燥，所以术前的准备显得格外重要。术前消毒范围需足够、充分，严格注意无菌操作。

（二）术中

如果怀疑手术创面存在污染的情况，需要在关闭创面之前使用聚维酮碘（碘伏）或抗生素（如氯霉素注射液、硫酸庆大霉素注射液、甲硝唑注射液等）进行冲洗，给予抗感染。

（三）术后

对于Ⅱ类或Ⅲ类切口，常规口服抗生素3天进行预防性抗感染治疗。若术后切口出现红肿、胀痛、皮温升高、皮下较大范围血肿等情况，则需延长口服抗生素时间，必要时静脉应用抗生素。对于切口表面，一般每天或隔天使用碘伏消毒换药。对于油脂分泌旺盛部位（如面部、胸部等）的切口，可用75%乙醇消毒处理周围皮肤，使其脱脂能力更强。此外，在术后护理中，一个重要的细节常常被忽视，即拆线后切口及周围皮肤的清洁。很多患者往往在拆线后不敢清洗切口，少数患者术后 1 个月都没有用水清洁过切口，切口及周围皮肤的表面堆积着厚厚一层污垢，在这种恶劣环境下修复的伤口，所含的细菌数量大大超出正常皮肤，易出现炎症反应，这些都是引起瘢痕增生的重要影响因素。因此，医护人员应加强患者术后宣教，避免此类问题的发生。

二、伤口观察和紧急状况的处理

术后 48 小时内的伤口观察十分重要，伤口活动性出血、渗血、血肿，皮瓣缺血、坏死，切口感染等情况都会出现，及时、有效的处理往往能将伤害降到最低，对术后伤口的恢复无疑有很大的帮助。

（一）活动性出血

创面内小血管因术中遗漏处理、凝痂脱落、结扎缝线滑脱等原因造成术后伤口持续渗血。遇到这些情况通常有两种选择。其一，保守处理。方法有制动、伤口持续加压包扎、口服或静脉应用止血药物，对较小血管及时封闭止血。其二，积极处理。方法是尽早开放伤口，直视下寻找出血点，将其结扎止血，这是最有效、最直接的处理方式，但需要与患者或家属充分沟通并取得配合。

（二）血肿

主要表现为皮下瘀斑，通常情况下可以不处理，术后 2~4 周会逐渐吸收。如果出现比较严重的血肿，很可能伴有活动性出血，甚至切口周围皮肤出现张力性水疱，最好能在 48 小时内及时打开创面，清除积血。一方面不仅进行了手术切口减张，另一方面也能降低切口继发感染的概率。同样，这也需要主刀医生的准确判断和医患双方的充分沟通。

（三）皮瓣缺血、坏死

整形手术中较大皮瓣会出现血供障碍的情况，经常发生在 "Z" 成形术、邻近皮瓣转移、瘢痕修薄（核切）等术后，24~48 小时即开始出现皮瓣尖端或整个皮瓣颜色变红、变紫，之后逐渐变黑，往往都是由于皮瓣设计过于细长、菲薄或皮瓣缝合时张力过大等，这些因素都会造成皮瓣因供血不足而缺血、坏死。若是由于皮瓣血运受阻，可尝试拆除靠近皮瓣根部的缝线；若是张力因素引起的皮瓣血运障碍，可尽早拆除皮瓣尖端张力最大的缝线。条件允许的情况下，配合高压氧治疗，也能减轻皮瓣血运问题所导致的不良后果。部分组织坏死后会形成较厚的痂皮，需要很长一段时间才能恢复，待痂皮脱落后，局部皮肤组织会表现为凹陷或增生，这对伤口的远期恢复或多或少会产生不良影响。

（四）切口感染

早期表现为切口周围红肿、疼痛、皮温升高等急性炎症反应，之后可能会有切口渗液或化脓等情况。对于早期感染，一般通过加强切口换药及应用抗生素以控制感染。待切口化脓后，需于切口最低处拆除几针缝线，撑开皮肤全层，充分引流脓液，并反复冲洗清洁伤口及放置纱条引流渗液。

三、拆线时间

从传统外科学来说，切口的部位不同拆线时间不同。一般面颈部切口4~5天拆线；下腹部切口6~7天拆线；胸部、上腹部、背部切口7~9天拆线；四肢切口10~12天拆线。从整形手术的角度来说，越早拆线，缝线反应越小、瘢痕也越不明显。整形手术的切口常规减张精细缝合，外部缝线主要起表皮精细对合作用，几乎不承受张力，所以，即使提前拆除也不会出现切口裂开等情况。通常是：面部切口4~6天拆线，躯干、四肢切口5~7天拆线，尽量不超出1周拆线，以免出现较明显的瘢痕。对于使用金属材质记忆缝合、连续缝合的切口，也可适当延长拆线时间。有些张力较大的手术切口，拆线后可立即使用减张器。

四、痂皮的处理

痂皮是伤口内渗血、渗液逐渐干燥后伤口上的覆盖物。对于痂皮的处理，一直有不少外科医生认为，痂皮对伤口的愈合起到一定保护作用，所以不建议人为去除，主张等伤口痂皮自然脱落，但是从整形瘢痕预防角度来说，这是不合理的。痂皮长时间堆积于伤口，会阻碍伤口两侧各层组织的生长连接，即使痂皮自然脱落，仍会出现伤口局部凹陷的可能；此外，痂下积液、积脓等不能被完全排除，这对伤口的完整愈合更有害。因此，建议首先应尽可能地减少痂皮的形成，可以通过术后对伤口的加压包扎、定期清洁、创造湿性愈合环境来实现；其次，术后每天可用生理盐水仔细清洁伤口表面的渗出，以减少痂皮的形成；另外，对于一些不是很厚、很牢固的痂皮，尽量在换药时去除，保持伤口的清洁。如此操作坚持至伤口拆线之后，势必会给伤口的恢复带来好处。

五、术后减张

（一）护理细节

生活中尽量避免或减少对伤口产生张力的各种因素，即减张。通常术后1个月内切口抵抗张力的能力最弱，需要十分留意。比如：面部术后，减少面部表情肌活动；下颌瘢痕术后，患侧少嚼硬食；颈胸部瘢痕术后，减少后仰、扩胸等活动；近关节部位瘢痕术后，减少患侧关节过多活动等。

（二）减张材料

术后使用减张材料已作为整形手术后最主要的常规护理项目，一般需要坚持使用半年。根据不同的部位可选择不同的减张材料，包括减张器和减张胶布。

1. 减张器　皮肤伤口减张器简称"减张器"，是一种粘贴于皮肤表面、固定后收紧伤口的材料装置。减张器由固定在伤口两侧皮肤的高强度、微孔透气、低过敏医用胶粘带和连接两侧胶粘带的自锁器组成。自锁器由两侧基带、锁扣、棘条、棘齿等部件组成，通过调节缝合棘条的长短，提供闭合伤口所需的适宜的缝合张力，从而促进伤口自然愈合。胶粘带为一次性皮肤外部贴条，使用时将胶粘带下方的贴纸撕去，对称平行地粘贴于切口或瘢痕两侧的皮肤，然后将所有贴条逐个收紧至合适的位置，目的是使切口两侧的皮肤受到均匀充分的向内侧的牵张力，从而有效地减小切口内部的张力。也可配合硅胶贴使用，起到软化瘢痕和预防瘢痕变宽的作用。2008年起，上海交通大学医学院附属第九人民医院整复外科刘伟、武晓莉将此减张器应用于瘢痕整形术后患者的减张护理，不良反应少，疗效明确，并有相关的同体临床对照试验证实其实用价值，现已被众多专科医生普遍使用。

2. 减张胶布　目前，整形术后使用减张胶布护理已逐渐被接受，该方法通过对切口两侧向内的均匀拉合力而减小该处的皮肤张力，来达到间接控制瘢痕增生的张力因素和防止瘢痕变宽的目的，从而提高伤口的预后。术后一般建议使用6个月，日常操作中需注意以下使用细节，以免出现不利于伤口恢复的情况。

（1）尽量垂直伤口方向粘贴，可以发挥最大的减张作用，若伤口形态不规则，则尽可能与伤口形成一定的角度粘贴。

（2）减少邻近胶布之间的重叠。

（3）一般建议 1~2 天更换 1 次，每天使用 23 小时以上，如果中途沾水或大量出汗影响了粘性，需及时更换新胶布。

（4）更换胶布时，需从两端分别向中间慢慢揭起。

（5）粘贴胶布时，可先将一端贴于瘢痕周边一侧皮肤，轻拉胶布后将另一端粘贴于对侧皮肤，或将对侧皮肤向瘢痕处轻推后平贴。

（6）粘贴减张胶布时不宜牵拉过度、过紧，以免造成张力性水疱或引起伤口中央凹陷等情况。

（7）若出现胶布过敏反应，对于轻者，可采用间隔粘贴的方式，将每天更换的新胶布贴于中间空隙处，使皮肤有一定的休息和适应时间；对于重者，只能放弃使用该项护理。

（8）通常建议拆线 3 天后使用。若伤口结痂较少，可开始使用减张胶布；若伤口结痂较厚，甚至不能排除伤口是否存在积液、感染、未愈等情况，则需待伤口清洁、痊愈后再使用。

3. 肉毒毒素　肉毒毒素全称为肉毒杆菌内毒素，它是由致命的肉毒杆菌分泌而出的细菌内毒素，是肉毒杆菌在繁殖过程中分泌的毒性蛋白质，具有很强的神经毒性。肉毒素作用于胆碱能运动神经末梢，以某种方式拮抗钙离子的作用，干扰乙酰胆碱从运动神经末梢释放，使肌纤维不能收缩，而使肌肉松弛。

在整形手术中，对于一些肌肉较肥大或活动频繁的部位（如额部、下颌等），可以通过围手术期注射肉毒毒素来减少局部肌肉运动所造成的皮肤张力，改善手术的预后。当然，这不是必需的常规护理措施，还涉及治疗成本问题，需根据实际情况做出合理的选择。

（祁子煊　　卞薇薇）

第三节　手术缝合方式的选择

一、内部缝合

（一）减张缝合

在整形手术中，减张缝合无疑是重中之重。一个有效的皮下减张缝合，可以使切口皮层接近零张力缝合，明显减少针脚瘢痕的产生。对于瘢痕的长期预后来说，瘢痕不易变宽，在减小张力的同时也间接地降低了瘢痕增生的风险。

然而，一个好的减张缝合，不只注重本身的缝合技巧，还需要做不少准备工作，主要包括以下步骤。

1. 切口设计　为了使缝合时切口张力减小，首先要从切口设计入手。整形手术中，我们往往尽量按照朗格线顺皮纹的方向来设计切口，或者尽可能缩小与皮肤张力线所呈的角度。对于一些较宽大的切口，可以通过设计邻近旋转皮瓣转移（如菱形皮瓣转移）来减小手术切口的张力。

2. 切缘游离　打开切口，一般于深筋膜层以上进行两侧切缘的充分游离，通过增加切缘组织的活动度来减小缝合时的张力。在深筋膜层以上的层次游离相对出血少，活动度较大，缝合时所挂钩的组织量较多，使缝合更切实。但并不是组织游离得越多越好，过多地切缘游离，一方面增加了组织创伤，另一方面也可能产生腔隙，形成积液、积血等。

3. 切缘修剪　为了使切口对合整齐，减小皮肤表层张力，在缝合之前，可将切缘两侧的皮下组织尤其是真皮层修剪至与表皮齐平。

4. 深部减张缝合　通过使用较粗的缝线，将深部的皮下组织有力地关闭缝合。进针时，先从左侧的切缘深部进针，尽量挂钩较多的皮下组织，从左侧切缘的浅面出针；然后从右侧切缘浅面入针，深面出针，进行打结，将线结埋于组织深部，以减小线结反应。

5. 真皮缝合　主要目的是为了使切口对合更好，减张作用较弱。但有时在皮下组织较薄弱的部位，如面部、颈部、肢体等部位，单纯挂钩脂肪组织不受力，无法满足减张需求，往往进行真皮层的减张缝合。

（二）超减张缝合

顾名思义，"超减张缝合"是在原有减张缝合的基础上，在切口两侧的皮下钩挂更多的有效组织，从而使切缘过度收紧靠拢，皮肤表面呈现切口及周围皮肤均隆起于体表的缝合方法。这样超减张缝合后的切口在皮肤表层进行外部缝合时皮肤的张力几乎为零。超减张缝合与传统减张缝合相比，除了缝合时所采用的技术理念有所区别外，所用的缝线材料均一致。超减张缝合用于本身切口张力较大的切口，减张效果更确切、更持久，可以降低因皮肤张力导致切口增生的风险；对于一些面、颈部较精细的缝合手术，也能防止术后切口变宽，明显提升了手术伤口效果。

二、外部缝合

外部缝合要求精细缝合。切口外部的精细缝合需建立在减张缝合的基础上进行，如果没有有效的深部减张处理，外部缝合时势必存在较大的张力。精细缝合主要取决于切缘皮肤的平整对合，可以轻度外翻，但要避免皮肤出现内翻、错位等情况。有时，在内部缝合完成后，切缘仍可能稍不平整，这时外线的缝合调整显得尤为重要。切缘较低的一侧，进出针需较深；切缘较高的一侧，进出针需较浅，如此才能保证术后切口平整。此外，外缝合线打结不宜过紧，否则会出现明显的针脚瘢痕，甚至还会出现局部的表皮缺血、坏死。

常见的切口外部缝合方式有以下几种。

（一）皮内连续缝合

有些直线或规则切口，内部缝合整齐，可以采用记忆合金缝线进行皮内连续缝合。

（1）优点：术后不留针脚瘢痕，组织反应小，拆线方便、高效等。

（2）缺点：会造成切口引流不畅。如果术后切口有渗血风险，最好放置引流管或引流皮片来弥补皮内连续缝合的局限性。另外，对于一些不规则、改形的切口，这种连续缝合方式不适合。

（二）间断缝合

间断缝合是最常用的外部缝合方式。

（1）优点：操作简单，每一针都可以进行调整，保持切口的外翻平整对合。

（2）缺点：线结多，拆线费力。

（三）连续缝合

连续缝合分为连续锁边和非锁边缝合两种方式，区别不大，视个人习惯而定。

（1）优点：提高缝合和拆线效率。

（2）缺点：对于容易内翻或不平整的切口不太适合。缝线断裂会影响整个切口的缝合。

(四) 褥式缝合

1. 水平褥式缝合

（1）优点：使切口外翻。用于有一定张力的表皮缝合，可以减轻针脚瘢痕的形成。

（2）缺点：可能会过度外翻。打结过紧时，可能造成局部表皮缺血、坏死。

2. 垂直褥式缝合

（1）优点：有利于关闭无效腔，对切缘血运影响较小。使切口外翻，可以用于阴囊、腋下等特殊部位。

（2）缺点：针脚较宽，可能会增加针脚瘢痕的形成。

（祁子煊　官丽倩）

第四节　手术缝合线的选择

手术缝合线是指在外科手术或外伤处置中，用于结扎止血和缝合止血以及组织缝合的特殊线。分为可吸收缝合线和不可吸收缝合线。

一、可吸收线

可吸收缝合线根据材质及吸收程度不同又分为羊肠线、化学合成线、纯天然胶原蛋白缝合线。

1. 羊肠线　取材于健康动物羊的肠所制成，含有胶原成分，所以缝合以后无须拆线。医用肠线分普通肠线和铬制肠线两种，均可吸收。吸收所需时间的长短，依肠线的粗细及组织的情况而定，一般 6~20 天可吸收，但患者个体差异性影响吸收过程甚至不吸收。肠线均采用一次性无菌包装，使用方便。

（1）普通肠线：用羊肠或牛肠黏膜下层组织制作的易吸收缝线。吸收快，但组织对肠线的反应稍大。多用于愈合较快的组织或皮下组织结扎血管和缝合感染伤口等。一般常用于子宫、膀胱等黏膜层。

（2）铬制肠线：此肠线系铬酸处理制成，可减慢组织吸收速度，其造成的炎症反应比普通肠线少。一般多用于妇科及泌尿系统手术，是肾脏及输尿管手术常选用的缝线，因为丝线会促进形成结石。使用时用盐水浸泡，待软化后拉直，以便于手术操作。

2. 化学合成线　采用现代化学技术制成的一种高分子线型材料，经抽线、涂层等工艺制成，一般 60~90 天内吸收且吸收稳定。如果是生产工艺的原因，有其他不可降解的化学成分，则吸收不完全。

3. 纯天然胶原蛋白缝合线　取材于动物獭狸的肌腱部位，纯天然胶原蛋白含量高，生产工艺不经化学成分参与，具备了胶原蛋白应有的特性；为真正意义上的第四代缝合线。具有吸收完全、抗拉强度高、生物相容性好、促进细胞生长等特点。根据线体粗细一般 8~15 天完全吸收，且吸收稳定、可靠，无明显个体差异。

二、不可吸收线

不可吸收线即不能够被组织吸收的缝合线，所以缝合后需要拆线。具体拆线时间因缝合部位及伤口和患者的情况不同而有所差异，当创口愈合良好，无感染等异常情况时，面颈部 4~5 天拆线；下腹部、会阴部 6~7 天；胸部、上腹部、背部、臀部 7~9 天；四肢 10~12 天，近关节处可延长一些，减张缝线 14 天方可拆线。对营养不良、切口张力较大等特殊情况可考虑适当延长拆线时间。青少年可缩短拆线时间，年老、糖尿病患者、有慢性疾病者可延迟拆线时间。伤口术后有红、肿、热、痛等明显感染者，应提前拆线。

选择缝线最基本的原则为：尽量使用细而拉力大、对组织反应最小的缝线。各种缝线的粗细以号数与零数表明，号数越大表示缝线越粗；缝线的直径单位是毫米，常以几个 0 来表示。缝线越细，0 的个数越多。例如，6-0 的尼龙线要比 4-0 的尼龙线细。但实际粗细取决于缝线的材料。比如同样是 5-0，肠线要比聚丙烯合成线粗。关于粗细方面选择的原则是在能够承受伤口张力的条件下，选择尽可能细的缝线。

（1）抗张强度：美国国家药典对抗张强度的定义是能够将单根缝线拉断的最小气力。因此抗张强度指的是一个特定的拉力值，而非线性的区间。有效抗张强度指的是缝线绕圈或打结后的抗张强度。同一类缝线其打结后的抗张强度是其未打的 1/3。一般来说，合成材料缝线较羊肠缝线抗张强度大，肌腱缝线比合成材料缝线抗张强度大。

（2）结构：结构指的是缝线是单股（单丝）还是多股（编织线）。多股缝线都是经过编织的。这种缝线易于操作但是会增加感染和组织反应概率。容易引起感染是由于其具有虹吸作用使细菌和异物渗进。细菌深藏于编织线内部，能够逃避宿主巨噬细胞吞噬。因此，单丝线（尼龙或聚丙烯）更适用于缝合污染的伤口，但是单丝线不易操作。

（3）摩擦系数：缝线的摩擦系数决定缝线是否易于穿过组织。摩擦系数低的缝线（如聚丙烯缝线）能够很轻易地滑过组织，因此常被用来做皮内缝合。摩擦系数越低，缝线越光滑，线结也越容易松脱。因此，当使用聚丙烯缝线时，常需多打几个结。

（4）线结牢固性：线结强度是指使线结松脱的最小拉力，与缝线的摩擦系数成正比。线结强度越大，伤口裂开的可能性就越小。摩擦系数高的缝线线结牢固性好，但穿过皮肤时阻力大，不易使用。

（5）弹性：弹性是指缝线在被伤口肿胀将其拉长后能够恢复原来长度和形态的能力。弹性较好的缝线（如聚丁烯酯合成线）在组织水肿时不易对组织产生切割，而水肿消退后也不松脱，伤口不易裂开。

三、缝合线的选择

根据不同部位、不同层次选择不同规格的缝合线。下面以不同规格缝线举例说明。

1. 内部缝合线的选择

（1）聚二氧六环酰胺缝线：在瘢痕整形手术中被运用得较为广泛，常用于血管结扎止血、减张缝合和精细对合等。在一些皮下组织较薄的部位（面颈部、四肢等），临床常选择 5 - 0 或 6 - 0 的可吸收缝线进行减张缝合。①优点：缝针坚硬、锋利，组织损伤小，缝线顺滑、牢固，组织相容性好，张力支撑时间约 60 天，体内吸收时间为 182 ~ 238 天，维持减张时间较长；②缺点：打结的线结较大，易滑脱；缝合过浅时，易出现线结反应。

（2）抗菌缝线：日常手术中，使用频率较高的为 3 - 0 可吸收缝线，该线粗细适中，能应付大部分创面的深部缝合，主要用于筋膜层的间断减张缝合。①优点：缝针坚硬、锋利，组织损伤较小，打结的线结牢固，不易滑脱，组织相容性好；②缺点：缝线略涩，张力支撑时间约 28 天，体内吸收时间为 56 ~ 70 天，体内吸收时间及维持减张时间相对较短。

（3）免打结倒刺缝合线：材质是聚对二氧环己酮，含有三氯生涂层，可以降低30%手术部位感染的发生率。目前临床上使用得不多，国外文献显示，偶用于骨科的肌腱缝合术、关节置换术；妇科的子宫肌瘤剔除术；普外科的胃大部切除术、胃肠吻合术等术式中。国内武晓莉首先提出将该缝线用于瘢痕切除后创面深层的减张连续缝合，较常使用的为3-0缝线，对于少数张力很大的创面则可采用2-0或1号缝线进行减张缝合。①优点：主刀医生可独立操作完成缝合，无须助手协助，快速、高效地关闭创面。缝针坚硬、锋利，缝线结实，体内吸收时间为180~210天，减张力度强，组织相容性好；②缺点：难以用于真皮菲薄的部位、不规则切口。缝合层次过浅时，恢复过程中缝线易外露。触摸缝合后的切口瘢痕较硬，维持3~6个月后方能逐步变软。售价较高。

（4）丝线：是外科手术中最常用的编织缝线。可用于切口深层减张缝合。①优点：缝线不可吸收，维持减张时间长，价格低；②缺点：组织相容性较差，容易出现线结反应。缝合过浅时，易透皮显现，影响外观。

2. 外部缝合线的选择

（1）聚丙烯材质的不可吸收缝线：比较常用，其中5-0、6-0、7-0的缝线使用最多。比较适用于在面、颈部较精细的瘢痕整形手术切口的外部缝合。①优点：缝针坚硬，不易弯曲，延展性好，缝线顺滑，组织反应很小。在一定程度上可减少术后伤口的炎症反应；②缺点：线结稍大，相对容易滑脱，成本略高。

（2）普通丝线：应用广泛，任何瘢痕手术的外部缝合时均可使用。①优点：线结较小，不易滑脱，成本低；②缺点：缝针硬度不够，易弯，缝线略涩、较脆，组织反应略大。

除了一些特殊情况，用可吸收缝线作外部缝合比较少见。无论采用何种缝线，都建议尽可能在1周内拆除外部缝合线，以免留下较明显的针脚瘢痕。瘢痕整形手术中，不推荐采用免拆除缝线进行皮内缝合，即使是可吸收缝线，因为完全吸收仍需一段时间，留存体内会造成皮肤组织炎症反应而产生一定的刺激。

（祁子煊）

第五节　皮下减张美容缝合技术

瘢痕是手术后常见后遗症，不仅影响患者外观，还可能影响其生理功能，甚至导致患者心理障碍。现阶段有关切口缝合后瘢痕形成的原因有很多，而切口张力导致瘢痕形成被认为是关键性因素，对切口进行充分减张是预防瘢痕形成的第一道防线，而皮肤深层减张缝合显得尤为重要，减张缝合技术操作核心为进行分层缝合，最大程度将张力均衡分布在筋膜层及皮下脂肪层内，使真皮层及表皮层低张力甚至无张力愈合，对术后瘢痕大小及外观均明显改善。

【操作目的及意义】

1. 通过减张缝合技术抑制瘢痕的发生和形成。

2. 减少和预防并发症的发生。

【操作步骤】

1. 评估

（1）评估患者健康史：有无药物过敏史、既往史、手术外伤史、用药史（术前 1~2 周是否应用抗凝类、血管扩张类及激素类药物，如阿司匹林、维生素 K 等）、生活嗜好（如有无吸烟史等）。

（2）评估患者现病史（患者常规进行体格检查、化验检查），确定身体状况是否适合手术。

（3）评估患者局部情况：手术部位皮肤组织是否有感染灶存在。

（4）手术安全核查表由手术医生、麻醉医生、巡回护士共同完成。

2. 操作准备

（1）护士准备：按手术室常规换鞋，更衣，戴帽子和口罩。

（2）物品准备：无菌器械包（治疗碗、弯盘、手术剪、持针器、止血钳、艾利斯钳、整形镊、刀柄、无菌纱布、治疗巾）、无菌手套、无菌手术刀片、一次性注射器（2ml 注射器、25G 针头）、局部麻醉溶剂（生理盐水、2% 盐酸利多卡因注射液、0.1% 盐酸肾上腺素注射液）。

（3）患者准备：①女性患者是否处于月经期；②患者术区皮肤常规清洁；③是否佩戴活动性义齿、隐形眼镜、首饰等；④手术前护士向患者做好沟通，使患者全面了解手术治疗全过程，对手术有正确的认识；⑤向医生说明自己的要求，制定出全面、合理的手术方案。

（4）环境评估：手术室保持整洁，灯光光线适宜，术前紫外线消毒 1 小时，温湿度适宜（温度 20~25℃，湿度 50%~60%）；手术室内控制非手术人员出入，防止交叉感染。

3. 操作方法

（1）手术开始前，检查手术间各种药品、物品是否齐全，室内高频电刀、各种手术灯、供氧系统是否良好，调节手术室温度、手术野光线，选择合适的音乐播放。

（2）准备手术所需的器械及物品。

（3）详细核对患者信息并填写知情同意书，协助医生向患者交待注意事项并签字。询问患者身体状况，向患者解释手术目的及术中配合的注意事项。

（4）协助患者取舒适体位，尽可能保证患者舒适、安全，清洁术区，常规操作前照相，协助医生标记注射部位，划线并固定。

（5）为手术医生提供无菌物品，协助手术医生穿无菌手术衣，铺无菌器械台。

（6）麻醉液的配制。

（7）与手术医生、麻醉医生核对术中用药，计数纱布、器械并记录。

（8）手术过程中随时提供术中所需物品，术中注意观察患者生命体征、提示手术医生止血带环扎时间等。

（9）皮肤缝合后协助医生包扎伤口，处理器械及其他物品。

4. 操作评价

（1）患者及其家属能够知晓护士告知的事项，对护理服务满意。

（2）操作过程规范、安全、有效。

（3）患者出现异常情况时，护士处理及时。

【操作重点及难点】

1. 无菌操作，最大限度地防止围手术期的感染。

2. 缝合层次要准确、手法轻柔、熟练、敏捷，将组织损伤减少到最低限度。

【注意事项】

1. 术前严格评估术区是否存在感染，严格抗感染治疗。

2. 为防止瘢痕形成，术后术区避免剧烈运动，若在面颊部位时应减少大笑、张口等夸张表情，若在四肢部位时应将患肢抬高。

3. 嘱患者禁食辛辣刺激性食物，多食高蛋白、高维生素食物，以促进伤口愈合。

【操作并发症及处理】

1. 术区麻木　通常上臂内侧术区较易发生，该处皮神经表浅、密集，术区进行扩大剥离时较易损伤感觉神经，出现麻木，一般需 6～12 个月逐渐恢复。预防与处理：通常减张缝合剥离层面可达深筋膜层，但在面部及上臂内侧术区剥离层面不宜过深，因面部神经大多位于 SMAS 层深面，局部浅出皮下脂肪层，因此不建议减张深度过深。

2. 疼痛　主要在减张面积较大患者中出现，疼痛主要表现为真皮钩挂处针扎样疼痛，考虑术区钩挂真皮层不当、钩挂真皮层过浅、缝合过紧时疼痛明显。预防与处理：术区制动，缝合时真皮层避免过浅、过紧，疼痛不耐受时可口服止痛药物，通常疼痛 5 天后可逐渐好转。

3. 牵拉感明显　主要在减张面积较大患者中出现，牵拉感主要因术中将张力分布于距离创缘 0.5～3.0cm 的真皮及皮下组织处，打结后缝线牵拉周围组织。预防与处理：手术中缝线钩挂真皮时避免过浅；出现牵拉症状通常 5 天后患者可逐渐好转。

4. 术区两端"猫耳"畸形　通常在无张力状态下宽度较大的创面中容易出现，"猫耳"畸形通常不易修饰。预防与处理：在减张缝合时，先进行术区两端超减张缝合，再进行中央区的超减张缝合，能很大程度改善术区两端的"猫耳"畸形，中央区通常张力最大，应适当加强中央区缝合。

5. 水疱、血疱　主要是减张缝合过密、过紧而形成张力性水疱。预防与处理：缝合时应注意缝线之间不要过密、过紧，出现水疱、血疱后应在换药时穿刺引流，术区给予加压包扎，一般可自行愈合。

6. 皮瓣血运障碍　主要与减张缝合过密、过紧、皮瓣分离过薄有关，一般极少出现皮瓣坏死。预防与处理：术中剥离注意保证皮瓣厚度以保证皮瓣血运，分离时切勿过薄，缝合时应注意缝线之间不要过密、过紧。护理中要随时观察患肢皮瓣颜色改变或瘀紫等情况。

（田欢欢）

第六节　小儿面部外伤整形美容缝合技术

面部是人体充分暴露于外界的部位，分布着多个重要器官。由于患儿缺少自我保护意识，在意外事件发生时容易造成面部损伤。外伤缝合术是常见治疗方法，整形美容缝合术具有术后瘢痕小的特点，是小儿面部外伤的首选术式。

【操作目的及意义】

1. 小儿面部损伤首选整形美容缝合术，利用美容技术对面部不规则创口进行修整。

2. 运用小直径可吸收缝合线进行缝合，对伤口进行修整、冲洗、消毒、缝合，尽可能将伤害降至最低，不仅促进伤口愈合，而且还尽量避免瘢痕形成，降低创伤对面部容貌的影响。

3. 减少感染、瘢痕的发生。

【操作步骤】

1. 评估 收集患者的一般资料、现病史、既往史、药物过敏史等，评估有无禁忌证、预期疗效等；评估患者治疗部位皮肤情况，观察局部皮肤是否完整，有无破损、感染，是否使用外用药物等。

2. 操作准备

（1）护士准备：换鞋，更衣，戴帽子和口罩。

（2）物品准备：无菌器械包（内置治疗碗、弯盘、卵圆钳、刀柄、眼科剪、眼科镊、治疗巾、纱球、纱布）、无菌手术衣、无菌手套、一次性注射器、局部麻醉溶剂（生理盐水、2%盐酸利多卡因注射液、0.1%盐酸肾上腺素注射液）、消毒液（碘伏）。

（3）患者准备：①询问患者健康史：有无药物过敏史、既往史、手术外伤史、用药史（术前1~2周是否应用抗凝类、血管扩张类及激素类药物，如阿司匹林、维生素K等）。②现病史（体格检查、化验检查）：是否为进展期白癜风、瘢痕体质患者，是否伴有自身免疫性疾病、严重的全身性疾病；③女性患者是否处于月经期；④患者术区皮肤常规清洁，手术前一天晚上和手术当天早上要认真清洗；⑤是否佩戴眼镜、首饰等；⑥建议患者术后观察半个小时后再离院，术后应注意保护术区，定期来院复诊；⑦患者及家属术前期望值与术后满意度有密切相关性。指导患者对手术有正确的认识，对手术结果有恰当的期望值。

（4）环境评估：确保手术室的安全和洁净度，温度与湿度适宜，室温以20~25℃为宜，湿度以50%~60%为佳。

3. 操作方法

（1）巡回护士配合的操作步骤：①手术开始前，检查手术间各种药品、物品是否齐全，手术灯、吸引器、供氧系统是否良好，调节手术室温度、手术野光线，选择合适的音乐播放；②与器械护士共同准备手术所需的器械及物品；③详细核对患者信息，检查患者皮肤；④协助医生标记手术区域；⑤询问患者身体状况，向患者解释手术目的及术中配合的注意事项，根据手术情况，为患者摆放合适的体位，尽可能保证患者舒适、安全；⑥为手术人员提供无菌物品，协助器械护士、医生穿无菌手术衣，铺无菌器械台；⑦根据医生要求配制所需的麻醉剂，并与器械护士、医生核对；⑧与手术医生、器械护士核对术中用药；⑨随时提供手术过程中所需物品；⑩术毕，协助医生包扎患者术区。

（2）器械护士配合的操作步骤：①详细核对术者，了解病情及需要；②根据术者的具体情况、手术方式，与巡回护士共同准备手术所需的器械及物品；③刷手，穿无菌手术衣，戴无菌手套；④铺无菌器械台，并将器械排列整齐；⑤协助医生铺手术单；⑥与手术医生、器械护士核对术中用药；⑦协助医生注射麻醉剂；⑧术毕协助医生包扎伤口；⑨清洗、处理器械及其他物品。

4. 操作评价

（1）患者/家属能够知晓护士告知的事项，对护理服务满意。

（2）操作过程规范、安全、有效。

（3）患者出现异常情况时，护士处理及时。

【操作重点和难点】

1. 因面部的神经、血管丰富，面部外伤手术过程中易出血或出现神经损伤，患儿的理解力、配合度、自控力均较差，增加了护理难度，甚至易造成医患矛盾。

2. 患儿自我意识较差，容易产生焦虑、害怕、恐惧情绪，且创伤所致疼痛对于大多数患儿来说难以忍受，要根据患儿病情采取有针对性的护理干预，针对患儿情绪易波动，降低其恐惧、害怕等负面情绪。

3. 颜面部创伤极易留下瘢痕，不利于患儿的身心健康，护理人员要严格遵守无菌化操作，预防形成瘢痕。

4. 加强护士专业技能培训，丰富护理内容，细化护理工作，尽量满足患儿及家属的护理需求。营造舒适的病房环境，有利于增加患儿及家属的信任度，从而提高患儿的依从性，以促进伤口愈合。

5. 术中指导患儿体位的摆放，使用激励性等词语鼓励和诱导患儿，也可通过玩具或动画片转移患儿的注意力。

6. 术后第一时间告知家属手术结果，耐心强调术后的注意事项，避免伤口辅料受到污染。要叮嘱患儿控制表情，避免表情幅度过大。术后更换辅料，均需要在无菌环境中实施。定时检查创面愈合情况，若发现皮瓣出血等异常，要立即报告医生进行处理，保证患儿面部保持清洁，对分泌物定时清理，避免污染创口。

【注意事项】

1. 适应证

（1）首次发生颜面部外伤。

（2）受伤时间不超过 24 小时。

（3）无其他部位外伤、骨折及器官损伤。

（4）年龄≤12 岁。

2. 禁忌证

（1）存在严重危及生命体征稳定因素者。

（2）颅脑损伤者。

（3）精神异常不能配合的患者。

（4）合并血液系统疾病者。

（5）瘢痕体质者。

（6）对手术疗效存在不切实际期望值的患者。

【操作并发症及处理】

1. 疼痛 局部注射麻醉药物时及术后麻醉药效消失后，患者均有不同程度的疼痛感。处理方法：给予患者心理安慰，播放轻音乐转移患者的注意力，必要时遵医嘱给予患者口服镇静剂、止痛药。

2. 感染 可能与术中和术后未遵循无菌要求，皮损局部潮湿、不干燥以及长期不愈合有关。处理方法：手术前严格消毒，术中无菌操作，术后注意清洁皮肤，定期消毒，局部和系统使用抗菌类药物可以有效控制感染。

（祁子煊）

第七节 环钻切除术治疗技术

环钻 - 手术动力系统是国家药监部门颁发专用于皮肤瘢痕的环钻设备。环钻修复技术是根据患者不同临床症状实施提取、提升、移植等多种方法，对治疗增生性瘢痕、瘢痕疙瘩、陈旧性瘢痕、重度痤疮、痘坑痘印、妊娠纹等具有见效快、效果好的特点。

【操作目的及意义】

1. 瘢痕组织内高密度提取，减少组织容量；松解瘢痕成网格状，仍保持一定张力。

2. 环钻提取针内径 0.8～2.4mm 不等，单个孔径较小；可以快速愈合，也可以单纯祛除猫耳畸形；针对增生性瘢痕、瘢痕疙瘩散在厚度小于1cm。

3. 适合面部等外露部位的活检及治疗。

4. 其微创、损容性小，易被患者接受，且成本低、易操作。

5. 预防和减少手术并发症。

【操作步骤】

1. 评估　收集患者的一般资料、现病史、既往史、药物过敏史等，评估有无禁忌证、预期疗效等；评估患者治疗部位皮肤情况，观察局部皮肤是否完整，有无破损、感染，是否使用外用药物等。

2. 操作准备

（1）护士准备：换鞋，更衣，戴帽子和口罩。

（2）物品准备：环钻手术电力系统、不同规格的环钻头、无菌器械包（内置刀柄、治疗碗、弯盘、卵圆钳、整形镊、精细眼科剪、治疗巾、纱球、纱布）、无菌手术衣、无菌手套、无菌手术刀片、一次性注射器、局部麻醉溶剂（生理盐水、2%盐酸利多卡因注射液、0.1%盐酸肾上腺素注射液）、消毒液（碘伏）。

（3）患者准备：①询问患者健康史：有无药物过敏史、既往史、手术外伤史、用药史（术前1～2周是否应用抗凝类、血管扩张类及激素类药物，如阿司匹林、维生素K等）。禁止吸烟、饮酒；②现病史（体格检查、化验检查）：对病态型患者更重要的是治疗原发性疾病；③女性患者是否处于月经期；④患者术区皮肤常规清洁；⑤是否佩戴活动性义齿、隐形眼镜、首饰等；⑥建议患者术后观察半小时后再离院，注意保护术区，定期来院复诊；⑦患者术前期望值与术后满意度有密切相关性。指导患者对手术有正确的认识，对手术结果有恰当的期望值。

（4）环境评估：确保手术室的安全和洁净度，温度与湿度适宜，室温以 20～25℃为宜，湿度以 50%～60%为佳。

3. 操作方法

（1）巡回护士配合的操作步骤：①手术开始前，检查手术间各种药品、物品是否齐全，环钻手术电力系统、各种手术灯、吸引器、供氧系统是否良好，调节手术室温度、手术野光线，选择合适的音乐播放；②与器械护士共同准备手术所需的器械及物品；③详细核对患者；④协助医生标记治疗区域；⑤询问患者身体状况，向患者解释手术目的及术中配合的注意事项，根据手术情况，为患者摆放合适的体位，尽可能保证患者舒适、安全；⑥为手术人员提供无菌物品，协助器械护士、医生穿无菌手术衣，铺无菌器械台；⑦根据医生要求配制所需的麻醉剂，并与器械护士、医生核对；⑧与手术医生、器械护士核对术中用药，计数纱布、器械并记录；⑨连接环钻手术电力系统，根据医生实际操作需求，随时调整设置；⑩随时提供手术过程中所需物品，术中注意观察患者的生命体征等；⑪术毕，协助医生包扎患者术区。

（2）器械护士配合的操作步骤：①详细核对术者，术前1天访视，了解病情及需要；②根据术者的具体情况、手术方式，与巡回护士共同准备手术所需的器械及物品；③刷手、穿无菌手术衣和戴无菌手套；④铺无菌器械台，并将器械排列整齐；⑤协助医生铺手术单；⑥与手术医生、器械护士核对术中用药，计数纱布、器械并记录；⑦连接环钻钻头，根据医生要求更换钻头型号；⑧协助医生注射麻醉剂；⑨术毕协助医生包扎伤口；⑩清洗、处理器械及其他物品。

4. 操作评价

（1）患者/家属能够知晓护士告知的事项，对护理服务满意。

（2）操作过程规范、安全、有效。

（3）患者出现异常情况时，护士处理及时。

【操作重点和难点】

1. 环钻技术分为环钻切除术、移植术和提升术。不同术式有各自的适用范围，对不同的治疗有不同的操作技巧。

2. 环钻刀头垂直皮肤切割目标组织至脂肪层，将组织物钻出来，对于直径<3mm切口无须缝合或仅缝合1针；4~5mm切口仅需2针间断缝合。

3. 钻孔间隔1mm且均匀覆盖，以术中达到视觉下平整为度，必要时可行放射状探取，深至脂肪层，借助负压及钻头旋转力将切取组织于侧孔甩出。

4. 环钻手术动力系统操作完毕后使用专用清洁软布清洁，勿碰水，放置于专用手术间，盖好防尘罩并做好使用记录。

5. 一定要将钻头内的血渍清洗干净，待干后放置于专用包内。

【注意事项】

1. 适应证

（1）瘢痕疙瘩和增生性瘢痕。

（2）表面凹凸不平和基底狭窄的凹陷性瘢痕。

（3）有助于诊断各类皮肤病。

（4）面部较小的色素痣。

2. 禁忌证

（1）严重的心脑血管疾病、肝肾功能不全、出血性疾病等患者。

（2）精神异常不能配合的患者。

（3）局部有溃疡或感染的患者。

（4）瘢痕体质者。

（5）妊娠期或月经期妇女。

（6）近期服用过抗凝药、扩血管药者。

（7）对手术疗效存在不切实际期望值的患者。

【操作并发症及处理】

1. 疼痛　局部注射麻醉药物时及术后麻醉药效消失后，患者均有不同程度的疼痛感。处理方法：给予患者心理安慰，播放轻音乐转移患者的注意力，必要时遵医嘱给予患者口服镇静剂、止痛药。

2. 创面渗血　术中术后会有散在的出血点及渗血。处理方法：嘱患者术前停用活血化瘀药物，注射麻醉药物时遵医嘱加入0.1%盐酸肾上腺素注射液，术中可适度压迫止血，术后给予适当加压包扎，护士密切观察患者情况，随时报告医生。

3. 感染　术后出汗，患者不注意卫生均可引起感染。处理方法：手术前严格消毒，术中无菌操作，必要时应用抗生素。

4. 鹅卵石样外观　即手术区域皮肤与周围正常皮肤不平坦，治疗后皮肤不平坦，除了与环钻刀头尺寸有关外，还与患者瘢痕表面本身凹凸不平，瘢痕外轮廓不规则，以及环钻刀头的外形固定为圆形而无法满足多种外轮廓形态的瘢痕匹配的需求有关。处理方法：先进行环钻治疗，局部瘢痕松解，待真皮纤维增生提升，瘢痕生长形成新鲜瘢痕组织，接着进行激光治疗，可以很好解决鹅卵石样外观，提高治疗效果及患者满意度，是一种安全、有效的方法。

（祁子煊）

第八节 瘢痕磨削治疗技术

皮肤磨削术是临床上常用的一种皮肤美容治疗方法。磨削术通过高速喷射的微晶或高速旋转的钢制磨削头对不平整的瘢痕组织进行磨削，从而改善皮肤瘢痕组织的平整度和色差。近年，由于光电治疗技术的飞速发展，皮肤磨削术已较少被单独用于治疗，而更多地被用作瘢痕联合治疗的一部分。

【操作目的及意义】

1. 对皮肤瘢痕组织进行磨削，改善外观，提高患者自信。

2. 预防和减少手术并发症。

【操作步骤】

1. 评估 收集患者的一般资料、现病史、既往史、药物过敏史等，评估有无禁忌证、预期疗效等；评估患者治疗部位皮肤情况，观察局部皮肤是否完整，有无破损、感染，是否使用外用药物等。

2. 操作准备

（1）护士准备：换鞋，更衣，戴帽子和口罩。

（2）物品准备：机械皮削仪、不同规格的磨削头、无菌器械包（治疗碗、弯盘、卵圆钳、整形镊、精细眼科剪、治疗巾、纱球、纱布）、无菌手术衣、无菌手套、无菌手术刀片、一次性注射器、局部麻醉溶剂（生理盐水、2%盐酸利多卡因注射液、0.1%盐酸肾上腺素注射液）、消毒液（碘伏）。

（3）患者准备：①询问患者健康史：有无药物过敏史、既往史、手术外伤史、用药史（术前1~2周是否应用抗凝类、血管扩张类及激素类药物，如阿司匹林、维生素K等）。禁止吸烟、饮酒；②现病史（体格检查、化验检查）：对病态型患者更重要的是治疗原发性疾病；③女性患者是否处于月经期；④患者术区皮肤常规清洁；⑤是否佩戴活动性义齿、隐形眼镜、首饰等；⑥建议患者术后观察半小时后再离院，术后应注意保护术区，定期来院复诊；⑦患者术前期望值与术后满意度有密切相关性。指导患者对手术有正确的认识，对手术结果有恰当的期望值。

（4）环境评估：确保手术室的安全和洁净度，温度与湿度适宜，室温以20~25℃为宜，湿度以50%~60%为佳。

3. 操作方法

（1）巡回护士配合的操作步骤：①手术开始前，检查手术间各种药品、物品是否齐全，机械皮削仪、手术灯、吸引器、供氧系统是否良好，调节手术室温度、手术野光线，选择合适的音乐播放；②与器械护士共同准备手术所需的器械及物品；③详细核对患者；④协助医生标记治疗区域；⑤询问患者身体状况，向患者解释手术目的及术中配合的注意事项，根据手术情况，为患者摆放合适的体位，尽可能保证患者舒适、安全；⑥为手术人员提供无菌物品，协助器械护士、医生穿无菌手术衣，铺无菌器械台；⑦根据医生要求配制所需的麻醉剂，并与器械护士、医生核对；⑧与手术医生、器械护士核对术中用药，计数纱布、器械并记录；⑨连接机械皮削仪，根据医生实际操作需求，随时调整设置；⑩随时提供手术过程中所需物品，术中注意观察患者生命体征等；⑪术毕，协助医生包扎患者术区。

（2）器械护士配合的操作步骤：①详细核对术者，术前1天访视，了解病情及需要；②根据术者的具体情况、手术方式，与巡回护士共同准备手术所需的器械及物品；③刷手，穿无菌手术衣和戴无菌手套；④铺无菌器械台，并将器械排列整齐；⑤协助医生铺手术单；⑥与手术医生、器械护士核对术中用药，计数纱布、器械并记录；⑦连接磨削头，根据医生要求更换不同规格的磨削头；⑧协助医生注射麻醉剂；⑨术毕协助医生包扎伤口；⑩清洗、处理器械及其他物品。

4. 操作评价

（1）患者/家属能够知晓护士告知的事项，对护理服务满意。

（2）操作过程规范、安全、有效。

（3）患者出现异常情况时，护士处理及时。

【操作重点和难点】

1. 瘢痕部位磨削，根据瘢痕的形状采用点状磨削、圈磨、片状磨削。

2. 先磨削凹陷严重的瘢痕部位，可以磨削至深部的纤维瘢痕组织层，外观为白色的纤维条索，出血不明显。

3. 磨削范围宜超过病损皮肤至正常皮肤 1~2cm，正常皮肤仅磨削表皮层，即以见到点状出血为止。

4. 磨削时用生理盐水冲洗创面以及磨削头，一方面冲走皮肤碎屑，另一方面也给磨削头降温，防止对创面形成损伤。

5. 机械皮削仪使用完毕后使用专用清洁软布清洁，勿碰水，放置于专用手术间，盖好防尘罩，并做好使用记录。

6. 一定要将磨头内的血渍清洗干净，待干后放置于专用包内。

【注意事项】

1. 适应证　凹陷萎缩性痤疮瘢痕。成熟稳定期，近 1 月没有新发病损。

2. 禁忌证

（1）严重的心脑血管疾病、肝肾功能不全者、出血性疾病等患者。

（2）精神异常不能配合的患者。

（3）局部有溃疡或感染，仍在接受痤疮治疗的患者。

（4）瘢痕体质者。

（5）有明显色素代谢紊乱者。

（6）妊娠期或月经期妇女。

（7）近期服用过抗凝药、扩血管药者。

（8）对手术疗效存在不切实际期望值的患者。

【操作并发症及处理】

1. 疼痛　局部注射麻醉药物时及术后麻醉药效消失后，患者均有不同程度的疼痛感。处理方法：给予患者心理安慰，播放轻音乐转移患者的注意力，必要时遵医嘱口服镇静剂、止痛药。

2. 创面渗血　术中术后会有散在的出血点及渗血。处理方法：嘱患者术前停用活血化瘀药物，注射麻醉药物时遵医嘱加入 0.1% 盐酸肾上腺素注射液，术中可适度压迫止血，术后给予适当加压包扎，护士密切观察患者情况，随时报告医生。

3. 感染　术后出汗，患者不注意卫生均可引起感染。处理方法：手术前严格消毒，术中无菌操作，必要时应用抗生素。

4. 瘢痕增生　主要与磨削的深度有关。损伤真皮深层，则可能导致创面延迟愈合，最终瘢痕增生。处理方法：单纯磨削手术要求较高，尤其是进行磨削操作的手术者对磨削层次的把握有着较高的要求，手术时磨削深度避免过深，防止磨削后瘢痕的形成。

5. 色素沉着、色素脱失　磨削术后 1 个月开始出现色素沉着、色素脱失，6 个月后逐渐恢复。处理方法：避免风吹日晒等刺激，及时采取防晒措施以减轻色素沉着。如避免接触致敏物质和使用光脱敏性药物，戴遮阳帽，涂擦防晒霜。多篇文献总结，结合 ReCell® 细胞自体体外再生技术（ReCell®技术）笔者将混悬液含有的角质细胞、成纤维细胞、色素细胞、朗格汉斯细胞种植到所需区域，能够促进创面的愈合，使磨削区表皮均匀、快速再生，促进上皮化过程，提高创面修复质量，改善术后色素不均匀及色素减退。

（祁子煊）

第九节　自体表皮移植治疗技术

自体表皮移植是从患者的正常皮肤上通过吸疱或其他方式获取正常的色素细胞，移植到白癜风病变部位，让正常的色素细胞在病变部位存活，产生新的色素，从而恢复皮肤正常颜色的一种治疗技术。

【操作目的及意义】

1. 自体表皮移植治疗白癜风，是临床常用的治疗白癜风的手段和方法。它适用于神经节段性白癜风以及稳定期的寻常型白癜风，或者非定型型白癜风。

2. 将供皮区富含黑色素细胞的正常皮肤，通过发疱方法取其真皮，然后移植到白斑处，让移植的皮肤存活、生长，黑色素得以生长，达到移植的目的。

【操作步骤】

1. 评估　收集患者的一般资料、现病史、既往史、药物过敏史等，评估有无禁忌证、预期疗效等；评估患者治疗部位皮肤情况，观察局部皮肤是否完整，有无破损、感染，是否使用外用药物等。

2. 操作准备

（1）护士准备：换鞋，更衣，戴帽子和口罩。

（2）物品准备：皮肤分离仪、分离头、打磨机手柄、无菌器械包（内置治疗碗、弯盘、卵圆钳、眼科剪、眼科镊、治疗巾、纱球、纱布、吸杯、磨头）、无菌手术衣、无菌手套、一次性注射器、局部麻醉溶剂（生理盐水、2%盐酸利多卡因注射液、0.1%盐酸肾上腺素注射液）、消毒液（碘伏）。

（3）患者准备：①询问患者健康史：有无药物过敏史、既往史、手术外伤史、用药史（术前1~2周是否应用抗凝类、血管扩张类及激素类药物，如阿司匹林、维生素K等）。禁止吸烟、饮酒；②现病史（体格检查、化验检查）：是否是进展期白癜风、瘢痕体质、伴有自身免疫性疾病、严重的全身性疾病；③女性患者是否处于月经期；④患者术区皮肤常规清洁，手术前一天晚上和手术当天早上要认真清洗；⑤是否佩戴活动性义齿、隐形眼镜、首饰等；⑥建议患者术后观察半个小时后再离院，术后应注意保护术区，定期来院复诊；⑦患者术前期望值与术后满意度有密切相关性。指导患者对手术有正确的认识，对手术结果有恰当的期望值。

（4）环境评估：确保手术室的安全和洁净度，温度与湿度适宜，室温以20~25℃为宜，湿度以50%~60%为佳。

3. 操作方法

（1）巡回护士配合的操作步骤：①手术开始前，检查手术间各种药品、物品是否齐全，室内皮肤分离仪、手术灯、吸引器、供氧系统是否良好，调节手术室温度、手术野光线，选择合适的音乐播放；②与器械护士共同准备手术所需的器械及物品；③详细核对患者，检查患者皮肤；④协助医生标记植皮和取皮区域；⑤询问患者身体状况，向患者解释手术目的及术中配合的注意事项，根据手术情况，为患者摆放合适的体位，尽可能保证患者舒适、安全；⑥为手术人员提供无菌物品，协助器械护士、医生穿无菌手术衣，铺无菌器械台；⑦根据医生要求配制所需的麻醉剂，并与器械护士、医生核对；⑧与手术医生、器械护士核对术中用药；⑨连接皮肤分离仪分离头、打磨机手柄，根据医生实际操作需求，随时调整设置；⑩随时提供手术过程中所需物品，术中注意观察患者生命体征等，尤其注意术区皮肤颜色，记录提取的取皮面积数以及移植面积；⑪术毕，协助医生包扎患者术区。

（2）器械护士配合的操作步骤：①详细核对术者，术前1天访视，了解病情及需要；②根据术者的具体情况、手术方式，与巡回护士共同准备手术所需的器械及物品；③刷手，穿无菌手术衣和戴无菌手套；④铺无菌器械台，并将器械排列整齐；⑤协助医生铺手术单；⑥与手术医生、器械护士核对术中用药；⑦连接皮肤分离仪，根据医生要求随时安装吸杯、磨头；⑧协助医生注射麻醉剂；⑨妥善保管好取下的皮片并协助医生进行细致的分离，分离后置于生理盐水纱布待用；⑩术毕协助医生包扎伤口；⑪清洗、处理器械及其他物品。

4. 操作评价

（1）患者/家属能够知晓护士告知的事项，对护理服务满意。

（2）操作过程规范、安全、有效。

（3）患者出现异常情况时，护士处理及时。

【操作重点和难点】

1. 要用于稳定期白癜风患者，该类患者需要在 6 个月内未形成新白斑且白斑没有加重，可采取表皮细胞移植方法纠正移植区域细胞色素缺失问题。

2. 受皮区皮肤削磨至点状出血，将分离的表皮平整、无间隙地贴于磨削后的受皮区，分离的表皮要平整紧贴在受区，不可存在皱褶，避免影响移植效果。

3. 提取皮片时，巡回护士一定要记录医生提取皮片数，器械护士要妥善保管好皮片，放在弯盘内的纱布上，用生理盐水浸泡纱布湿润皮片，医生尽量在供区提取和种植均匀。

4. 皮肤分离仪使用完毕后使用专用清洁软布清洁，勿碰水，放置于专用手术间，盖好防尘罩，并做好使用记录。

5. 一定要将吸杯、磨头血渍清洗干净，待干后放置于专用包内。

【注意事项】

1. 适应证

（1）适用于稳定期白癜风患者，即白斑至少稳定 6 个月无进展。

（2）对于药物治疗无效者。

（3）无同形反应者。

（4）非瘢痕体质者。

（5）年龄大于 12 岁。

2. 禁忌证

（1）严重心脑血管疾病、肝肾功能不全、出血性疾病等患者。

（2）精神异常不能配合的患者。

（3）皮损局部有炎症或感染者。

（4）白癜风活动期患者。

（5）瘢痕体质者。

（6）妊娠期、月经期妇女。

（7）近期服用过抗凝药、扩血管药者。

（8）对手术疗效存在不切实际期望值的患者。

【操作并发症及处理】

1. 疼痛　局部注射麻醉药物时及术后麻醉药效消失后，患者均有不同程度的疼痛感。处理方法：给予患者心理安慰，播放轻音乐转移患者的注意力，必要时遵医嘱给予患者口服镇静剂、止痛药。

2. 红斑　移植后可能会在皮损局部出现程度不等的红斑，持续数周或数月，这可能与磨皮准备过程相关。处理方法：掌握好磨皮的程度，磨削程度较浅表时，红斑出现的概率较低。

3. 感染　可能与术中和术后未遵循无菌要求，皮损局部潮湿、不干燥以及长期不愈合有关。处理方法：手术前严格消毒，术中无菌操作，术后注意清洁皮肤，定期消毒，局部和系统使用抗菌类药物可以有效控制感染。

4. 色素沉着、色素过浅或色素不均　发生率为 5%～20%。日晒可能会加重颜色不匹配现象；关节处皮损更易出现色素沉着，可能是因为关节处更易摩擦出现色素沉着。处理方法：术后避免日光暴晒，关节部位减少活动，通常术后 6～8 个月可以逐渐得到改善。

5. 纹理化、瘢痕　供体区可能会发生皮肤纹理化或者瘢痕。处理方法：建议从大腿或者臀部上方相对隐蔽的区域取材。

6. 同形反应　自体表皮移植少见，一旦发生又是严重的不良反应，影响手术疗效，其严重程度反映了白癜风病期的稳定性。处理方法：白癜风疾病稳定期时间越长，同形反应发生率较低，需根据患者具体情况给予局部或系统使用免疫抑制剂或联合光疗等治疗。

（祁子煊　　张春华）

第十节 ReCell® 细胞自体体外再生治疗技术

ReCell® 技术作为一种自体皮肤活细胞移植技术，随着其应用的增加而逐渐获得国内外广泛认可。早在 1981 年就有体外培育角质形成细胞作为永久自体移植物来治疗烧伤患者的报道，而包含角质形成细胞的技术由澳大利亚皇家医学院烧伤整形科的 Fiona Melanie Wood 教授等在 1992 年首先报道并应用于临床，之后其不断将此项技术完善并用于烧伤科、整形外科领域，获得了很好的临床效果。该技术在 2008 年被国家药品监督管理局批准引入我国，于 2010 年在国内首先由中国医学科学院北京协和医院整形外科正式临床应用，中国人民解放军陆军军医大学西南医院烧伤科、中国人民解放军总医院第四医学中心烧伤科、上海交通大学医学院附属第九人民医院整复外科、北京积水潭医院烧伤科、北京大学第一医院皮肤科、北京大学人民医院皮肤科等也相继应用。目前 ReCell® 技术在烧伤科、整形外科与皮肤科领域得到了广泛的应用，获得了良好的效果。

ReCell® 技术是一项在细胞水平的自体皮肤活细胞采集、处理和移植的治疗技术。通过将刃厚皮片置入 ReCell® 试剂盒胰蛋白酶中浸泡，经过 15 ~ 20 分钟的分离降解，使刃厚皮片分解为含各种单细胞（角质形成细胞、黑色素细胞、朗格汉斯细胞和真皮乳头层成纤维细胞）的悬液，通过喷雾系统将细胞悬液喷洒到经过处理的创面表面，在细胞水平上促进创面愈合，是改善创面质量的一项技术。充足的角质形成细胞、皮肤组织的稳态与有效的血液微循环是创面愈合的必要条件；黑色素细胞又是保证创面愈合色泽好坏的关键，ReCell® 技术的特点就是提供了这样的机制。

【操作目的及意义】

1. 使黑色素细胞迅速再生繁殖从而使患处皮肤的正常色素沉着，15 天左右治疗部位颜色加深，达到治疗白癜风的目的。

2. ReCell® 自体活性皮肤细胞移植的核心技术是黑色素细胞体外再生，避免了治疗后色素范围扩大现象不明显或过于明显的状况。

3. 促进治疗部位的快速愈合，同时改善真皮浅层和表皮部分的皮肤纹理、色泽的质量，使得皮肤质地、色泽与供区更接近。

4. 预防和减少手术并发症。

【操作步骤】

1. 评估 收集患者的一般资料、现病史、既往史、药物过敏史等，评估有无禁忌证、预期疗效等；评估患者治疗部位皮肤情况，观察局部皮肤是否完整，有无破损、感染，是否使用外用药物等。

2. 操作准备

（1）护士准备：换鞋，更衣，戴帽子和口罩。

（2）物品准备：取皮刀、ReCell®细胞再生培养试剂盒、无菌器械包（内置刀柄、治疗碗、弯盘、卵圆钳、整形镊、精细眼科剪、治疗巾、纱球、纱布）、无菌手术衣、无菌手套、无菌手术刀片、一次性注射器、局部麻醉溶剂（生理盐水、2%盐酸利多卡因注射液、0.1%盐酸肾上腺素注射液）、消毒液（碘伏）。

（3）患者准备：①询问患者健康史：有无药物过敏史、既往史、手术外伤史、用药史（术前1~2周是否应用抗凝类、血管扩张类及激素类药物，如阿司匹林、维生素K等）。禁止吸烟、饮酒；②现病史（体格检查、化验检查）：对病态型患者更重要的是治疗原发性疾病；③女性患者是否处于月经期；④患者术区皮肤常规清洁；⑤是否佩戴活动性义齿、隐形眼镜、首饰等；⑥建议患者术后观察半小时后再离院，术后应注意保护术区，定期来院复诊；⑦患者术前期望值与术后满意度有密切相关性。指导患者对手术有正确的认识，对手术结果有恰当的期望值。

（4）环境评估：确保手术室的安全和洁净度，温度与湿度适宜，室温以20~25℃为宜，湿度以50%~60%为佳。

3. 操作方法

（1）巡回护士配合的操作步骤：①手术开始前，检查手术间各种药品、物品是否齐全，手术灯、吸引器、供氧系统是否良好，调节手术室温度、手术野光线，选择合适的音乐播放；②与器械护士共同准备手术所需的器械及物品；③详细核对患者；④协助医生标记治疗区域；⑤询问患者身体状况，向患者解释手术目的及术中配合的注意事项，根据手术情况，为患者摆放合适的体位，尽可能保证患者舒适、安全；⑥为手术人员提供无菌物品，协助器械护士、医生穿无菌手术衣，铺无菌器械台；⑦根据医生要求配制所需的麻醉剂，并与器械护士、医生核对；⑧与手术医生、器械护士核对术中用药，计数纱布、器械并记录；⑨随时提供手术过程中所需物品，术中注意观察患者生命体征等；⑩术毕，协助医生包扎患者术区。

（2）器械护士配合的操作步骤：①详细核对术者，术前1天访视，了解病情及需要；②根据术者的具体情况、手术方式，与巡回护士共同准备手术所需的器械及物品；③刷手，穿无菌手术衣和戴无菌手套；④铺无菌器械台，并将器械排列整齐；⑤协助医生铺手术单；⑥与手术医生、器械护士核对术中用药，计数纱布、器械并记录；⑦协助医生注射麻醉剂；⑧准备取皮刀、ReCell®细胞再生培养试剂盒，配合医生制备自体表皮细胞悬液；⑨术毕协助医生包扎伤口；⑩清洗、处理器械及其他物品。

4. 操作评价

（1）患者/家属能够知晓护士告知的事项，对护理服务满意。

（2）操作过程规范、安全、有效。

（3）患者出现异常情况时，护士处理及时。

【操作重点和难点】

1. 根据拟治疗皮肤的面积，确定需要取皮片的面积。一般按照80：1（$80cm^2$ 的受区需要 $1cm^2$ 的供区皮片）的比例计算。

2. 一般选择耳后乳突区、大腿根等比较隐蔽的部位作为供皮区，局部浸润麻醉后用取皮刀切取刃厚皮片待用。对供皮区用生理盐水纱布湿敷，待最后处理。

3. 面积比较小、皮肤活细胞悬液比较少者（<2ml）：使用点滴的方法将细胞悬液滴在受区，注意勿使悬液流淌到别处。可以采用少量、分次点滴的方法。

4. 面积比较大、皮肤活细胞悬液比较多者（>2ml）：使用喷洒的方法将细胞悬液喷在受区，也可少量多次喷洒，以使悬液更加均匀地定植于受区。

5. 按要求分别配取和放置胰蛋白酶溶液及乳酸钠试剂，加温试剂盒3分钟；将皮片浸于胰蛋白酶溶液中15～20分钟使细胞分离；取出皮片并置于乳酸钠试剂中和消化酶，分离表皮和真皮；刮削皮片基底膜两侧细胞，用乳酸钠试剂反复冲洗后过滤，收集滤液，即 ReCell®细胞悬液，将其均匀喷洒于治疗区域；最后用保护敷料分别覆盖治疗区。

【注意事项】

1. 适应证

（1）皮肤表浅性病损者。

（2）色素不均匀的皮肤病损者。

（3）稳定的浅表瘢痕及痤疮瘢痕者。

2. 禁忌证

（1）严重的心脑血管疾病、肝肾功能不全、出血性疾病等患者。

（2）精神异常不能配合的患者。

（3）局部有溃疡或感染的患者。

（4）妊娠期或月经期妇女。

（5）近期服用过抗凝药、扩血管药者。

（6）对手术疗效存在不切实际期望值的患者。

【操作并发症及处理】

1. 疼痛 局部注射麻醉药物时及术后麻醉药效消失后，患者均有不同程度的疼痛感。处理方法：给予患者心理安慰，播放轻音乐转移患者的注意力，必要时遵医嘱给予患者口服镇静剂、止痛药。

2. 创面渗血 术中、术后会有散在的出血点及渗血。处理方法：嘱患者术前停用活血化瘀药物，注射麻醉药物时遵医嘱加入0.1%盐酸肾上腺素注射液，术中可适度压迫止血，术后给予适当加压包扎，护士密切观察患者情况，随时报告医生。

3. 感染 术后出汗，患者不注意卫生均可引起感染。处理方法：手术前严格消毒，术中无菌操作，必要时应用抗生素。

（祁子煊）

第十一节 皮肤活体组织检查技术

皮肤活体组织检查是皮肤科常用技术，其主要目的有：①对皮肤病的诊断具有十分重要的价值；②对小的病变还可达到诊断和治疗的双重作用，如肿瘤的切除性活检；③评价某种治疗方法对已确诊疾病的效果。常用的皮肤活检方法有刀切法、钻孔法、表皮外科切除法及刮除法。

【操作目的及意义】

凡是皮肤病诊断有困难、病理检查有价值者，即可采取有皮肤损害的部位做病理检查，通过病理检查以便做出临床诊断和治疗。

【操作步骤】

1. 评估　收集患者的一般资料、现病史、既往史、药物过敏史等，评估患者治疗部位皮肤情况，观察局部皮肤是否完整，有无破损、感染，是否使用外用药物等。评估患者的病情及皮损大小。观察患者局部皮肤状况。

2. 操作准备

（1）护士准备：衣帽整洁，洗手，戴口罩。

（2）用物准备：治疗盘1个（内置复合碘消毒液、棉签、一次性注射器、2%盐酸利多卡因注射液、0.1%盐酸肾上腺素注射液、红霉素软膏、无菌纱布、生理盐水、绷带、无菌手套）、小手术包或环钻、无菌剪、标本瓶（内盛10%甲醛溶液5~10ml，如需行特殊染色，则应另加其他指定的固定液）。

（3）患者准备：术前清洁皮肤，备皮。向患者做好解释工作，讲明治疗的目的、方法和注意事项，以取得患者的配合。

（4）环境评估：治疗室保持整洁，术前紫外线消毒1小时，温湿度适宜（温度20~25℃，湿度50%~60%）；治疗室内减少人员出入，防止交叉感染。

3. 操作方法

（1）术野先用清水洗净，然后用2%碘酊、75%乙醇消毒，避免擦去损害表面的鳞屑及痂皮，应注意保持原有形态。对碘过敏的患者应用其他消毒剂消毒。

（2）行局部麻醉：针尖斜面朝向表皮，由正常组织向病变组织、沿切口方向进针或由近心端向远心端进针，范围大于拟做切口边缘1cm，从而更好地阻断神经传导。间断进针，回抽无回液后再推药，以免误注入血管内。为减少麻醉药中毒反应、延长麻醉时间和减少术区出血，注射前可向局部麻醉药物中加入少量肾上腺素注射液，通常每10ml麻醉药物中加入0.1%盐酸肾上腺素注射液1滴，或100ml麻醉药物中加入0.1%盐酸肾上腺素注射液0.1~0.5ml。

（3）根据病变组织采用刀切法或环孔法使组织块分离，应遵循由简到繁、由易到难、由近及远、由浅入深、由周围到中央的原则。

（4）病损部位选择：①选取充分发展的具有代表性的损害；②水疱、脓疱应选择早期损害；③尽可能选取原发性皮疹，避免选取经过治疗、摩擦、搔抓等所致的继发性损害；④应包括损害周围部分正常组织，以便与病变组织对照；⑤如皮肤损害有多种形态，应分别选取有代表性的损害，分别装瓶，并注明所取标本部位；⑥溃疡损害应选取溃疡底部组织并连同周围部分组织；⑦皮下结节采取标本时应包括结节、其上皮肤与结节周围组织；⑧浸润性损害如肿瘤、结节病、麻风等，所取组织块一定要够深、够大。脂膜炎取材要带脂肪。皮肌炎取材要带肌肉。

（5）组织切取方法：①切口法：适用于一般活体组织的采取及较深大的损害。取材的大小长为 1～1.5cm，宽为 0.2～0.5cm。施术者以右手持刀，刀尖与皮面垂直，沿损害边缘呈梭形切开皮肤，用无齿镊子夹住切开皮肤的一端，轻轻提起，然后沿基底用活检剪刀剪下组织，立即放入 10% 甲醛溶液内固定。缝合创面，5～7 天拆线；②钻孔法：将环钻刀头垂直于皮肤，切割目标组织，用力向下按压的同时将环钻刀头旋转至皮下组织，将组织取出，适用于较小的皮肤损害及脆弱的损害部位，直径 <3mm 的切口无需缝合。

（6）将切取的组织放入甲醛溶液标本瓶中送检。

（7）术后应保持切口清洁，外涂抗生素软膏，无菌纱布包扎固定。

4. 操作评价

（1）组织标本采集正确，有利于临床作出诊断。

（2）严格无菌操作，避免交叉感染。

【操作重点及难点】

1. 切取组织标本时，注意避开神经和血管。

2. 根据病变的部位，选择环钻的大小，并掌握好切取的深度。

【注意事项】

1. 组织标本选择的部位很重要，注意以下几点。

（1）避免取腹股沟、腋窝等处的皮肤，因为这些部位皮肤易受摩擦、搔抓，常伴有萎缩变形，致损害的病理图像易于变异。

（2）避免在面部取材，一般可选耳后、发际或颌下皮肤。如确需在面部取材，应按皮纹走向切取，用 5-0 号线缝合，避免面部瘢痕形成。

（3）避免在关节活动部位取材，以免瘢痕形成，影响功能。

（4）如疑有血液病，不要在下肢部位取材，因下肢常有血液瘀滞，或有肢端血管疾病，皮肤内可能已有铁质沉着。

（5）为观察疗效，宜在治疗前后同一部位或与原皮疹相同处取材。

2. 为避免碘酊有碍组织染色，可用0.1%新洁尔灭替代。

3. 以1%普鲁卡因溶液在损害周围呈梭形注射，不宜注入受损组织内，以免形成水肿。

【操作并发症及处理】

常见的并发症主要是伤口感染。一旦出现感染，应加强换药，必要时服用抗生素，促进创面的愈合。

（田欢欢）

第十二节　皮肤肿物切除术

皮肤肿物是由表皮和附件角化细胞增生演化而来，是一组临床和组织病理学表现多样化的病变。其增生谱系的一端是良性肿瘤，如棘皮瘤，常常是仅有美容的重要性；而另一端是恶性肿瘤，临床少见，可能具有转移潜能的侵袭性，如同某些鳞状细胞癌所见。包括在这一谱系内的还有表皮异型增生（如日光性角化病、砷角化病和PUVA角化病）和表皮内癌（如鲍温病和鲍温样丘疹病）。在我国，皮肤癌居全身恶性肿瘤的第11位。皮肤癌包括基底细胞癌、鳞状细胞癌、原位癌及少见的附件癌，如皮脂腺癌、汗腺癌等。皮肤恶性肿瘤包括基底细胞癌、鳞状细胞癌、恶性黑色素瘤、恶性淋巴瘤、特发性出血性肉瘤（Kaposi肉瘤）、汗腺癌、隆突性皮肤纤维肉瘤、血管肉瘤等。

【操作目的及意义】

1. 切除良性和恶性肿瘤，处理皮肤的创伤和炎症，活体组织取材，改善和恢复某些皮肤功能异常及纠正某些美容上的缺陷。

2. 预防和减少手术并发症。

【操作步骤】

1. 评估

（1）评估患者健康史：有无药物过敏史、既往史、手术外伤史、用药史（术前1~2周是否应用抗凝类、血管扩张类及激素类药物，如阿司匹林、维生素K等）、生活嗜好（如有无吸烟史等）。

（2）评估患者现病史（患者常规进行体格检查、化验检查），确定身体状况是否适合手术。

（3）评估患者局部情况：局部皮肤是否有感染灶存在。

（4）手术安全核查表由手术医生、麻醉医生、巡回护士共同完成。

2. 操作准备

（1）护士准备：按手术室常规换鞋，更衣，戴帽子和口罩。

（2）物品准备：无菌器械包（治疗碗、弯盘、手术剪、持针器、弯钳、艾利斯钳、卵圆钳、整形镊、布巾钳、无菌纱布、治疗巾、纱球、纱布、纱垫）、无菌敷料包（中单）、无菌手术衣、无菌手套、无菌手术刀片、一次性注射器、双击电凝镊、局部麻醉溶剂（生理盐水、2%盐酸利多卡因注射液、0.1%盐酸肾上腺素注射液）。

（3）患者准备：①女性患者是否处于月经期；②患者术区皮肤常规清洁；③是否佩戴活动性义齿、隐形眼镜、首饰等；④手术前护士向患者做好沟通，使患者全面了解手术，对手术有正确的认识；⑤向医生说明自己的要求，制定出全面、合理的手术计划。

（4）环境评估：手术室保持整洁，灯光光线适宜，术前紫外线消毒1小时，温湿度适宜（温度20~25℃，湿度50%~60%）；手术室内控制非手术人员出入，防止交叉感染。

3. 操作方法

（1）手术开始前，检查手术间各种药品、物品是否齐全，室内高频电刀、手术灯、吸引器、供氧系统是否良好，调节手术室温度、手术野光线，选择合适的音乐播放。

（2）准备手术所需的器械及物品。

（3）详细核对患者，检查是否禁食、禁饮。

（4）协助医生标记手术区域。

（5）询问患者身体状况，向患者解释手术目的及术中配合的注意事项，根据手术部位的不同，摆放合适的体位，尽可能保证患者舒适、安全。

（6）建立外周静脉通路。

（7）为手术医生提供无菌物品，协助手术医生穿无菌手术衣，铺无菌器械台。

（8）麻醉液的配制：根据不同手术部位，协助医生配制不同比例的麻醉液。

（9）与手术医生、麻醉医生核对术中用药，计数纱布、器械并记录。

（10）手术过程中随时提供术中所需物品，术中注意观察患者生命体征、血氧饱和度等。

（11）手术结束后协助医生包扎伤口。

4. 操作评价

（1）患者/家属能够知晓护士告知的事项，对护理服务满意。

（2）操作过程规范、安全、有效。

（3）患者出现异常情况时，护士应处理及时。

【操作重点及难点】

1. 无菌操作，最大限度地防止围手术期感染。

2. 无创伤操作。要求手法轻柔、准确、熟练、敏捷，将组织损伤减少到最低限度。

3. 适度地无张力缝合。

4. 消除死腔、严防血肿。要求术中严密缝合，彻底止血。

5. 对可疑的恶性肿瘤患者在手术前，一定要在手术登记本、病理单上写下详细的联系方式，以免患者忽视取病理结果而延误治疗。另外，应与病理科取得共识，若发现手术患者的病理报告是恶性的，应及时通知主治医生，尽快联系患者，做到早发现、早治疗。

【注意事项】

1. 适应证

（1）大多数脂肪瘤，黄色瘤，皮肤囊肿，黑色素细胞痣，局限性、小面积的血管瘤及神经纤维瘤等均可单纯局部切除。

（2）面积较大的黑痣、血管瘤、神经纤维瘤、基底细胞瘤、鳞状细胞瘤无转移时，无淋巴结转移的早期恶性黑色素瘤等可行根治术、扩大切除或淋巴转移清扫术。

（3）对低分化癌晚期，特别是下肢鳞癌和转移病变，均应扩大切除范围，进行局部淋巴结清扫。

2. 禁忌证

（1）凡凝血时间、血常规异常，高血压、高血糖、有活动性心脏病和不能配合者不予手术或对症治疗后再手术。

（2）局部组织有感染破溃者不宜手术。

（3）累及面神经、迷走神经的神经纤维瘤不宜手术或慎行手术。

【操作并发症及处理】

1. 皮下血肿　皮下血肿形成的原因，一方面因凝血机制的问题；另一方面因术中止血不彻底，如局部麻醉药物加入肾上腺素等药物，术后肢体位置改变、患者血压回升等因素导致出血。处理方法：术前尽量查明有无出血倾向；术中彻底止血，选用可靠的止血方法，较大的血管选用结扎止血；常规放置引流，观察并记录引流液的量及颜色，如有异常及时告知医生并处理。

2. **伤口感染** 一般来说，较少发生严重感染。处理方法：增强无菌观念，改善全身营养状况，增强抵抗力，遵医嘱合理使用抗生素。

3. **组织坏死** 通常是由于皮瓣或皮缘血供受到阻碍的结果。伤口张力过高是组织坏死的常见原因。处理方法：严密观察敷料是否干燥、整洁，有无异味，及时通知并协助医生更换敷料；如有皮片移植，则根据植皮的部位、大小而采取相应措施，保证有效的制动。观察皮片、皮瓣的存活情况，预防受区水肿，保证引流通畅。在最初的 24 小时内，使用冰块包裹和抬高患部，会降低张力。

（田欢欢）

第十三节 皮肤软组织扩张器注水技术

扩张器是整形外科特有的先进治疗方法，其原理就是将皮肤软组织扩张器植入病变部位附近的正常皮肤软组织下，通过间断地向扩张囊内注射液体以增加扩张器容量，使其对表面皮肤软组织产生压力，通过扩张机制对局部的作用使组织和表皮细胞分裂增殖及细胞间隙拉大，从而增加皮肤面积，取出扩张囊后，就可以用新增加的皮肤软组织进行组织修复和器官再造。皮肤软组织扩张治疗周期长，至少需二次手术（Ⅰ期扩张器置入：扩张器注水期一般需 2～3 个月；Ⅱ期扩张器取出术：病变切除、扩张皮瓣转移修复及器官再造三个阶段）。扩张器分扩张囊和注水壶两部分。扩张囊是扩张器的主体，按形状可分为圆形、椭圆形、肾形、半月形、矩形、圆柱形等（图 3－13－1），其大小可有从 10～800ml 的多种不同规格。临床上要根据手术部位和病变的不同，选择适当的扩张器。

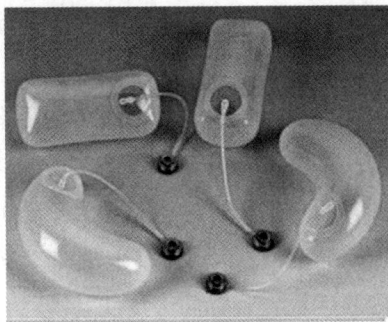

图 3－13－1 不同形状的扩张器

【操作目的及意义】

1. 修复病变皮肤，增加皮肤美观及完整性，使其接近正常皮肤。

2. 间断地向扩张器内注水以增加其容量，使皮肤软组织扩张，以增加皮肤面积。

3. 预防和减少术后并发症的发生。

【操作步骤】

1. 评估　查看患者的一般资料、现病史、既往史、药物过敏史等，评估有无禁忌证、预期疗效等；评估患者治疗部位皮肤情况，观察局部皮肤完整性，有无破损、感染、扩张器外露、扩张皮瓣血运障碍等。

2. 操作准备

（1）护士准备：衣帽整洁，洗手，戴口罩。

（2）用物准备：换药包（内置弯盘、整形镊、棉球、纱布）、一次性注射器（10ml）、4½号注射针头、生理盐水100ml、无菌棉签。

（3）患者准备：①帮助患者了解注水的目的、方法及过程，让患者充分认识扩张器，取得配合；②术区皮肤常规清洁；③术区情况：了解患者术后几日恢复情况，询问术后几日术区有无红、肿、热、痛等明显感染症状并告知医生；④每次扩张器的注水局部外观也会有所改变，由此会带来生活上的不便，敬请患者理解，并同时多加注意，保护术区，勿挤压。

（4）环境评估：治疗室保持整洁，术前紫外线消毒1小时，温湿度适宜（温度22~25℃，湿度50%~60%）；治疗室内减少人员出入，防止交叉感染。

3. 操作方法

（1）整个注水过程必须严格遵守无菌操作技术规程。取下伤口上的敷料，用消毒棉球消毒伤口及注射壶，由内向外消毒两边，动作要轻柔。

（2）消毒生理盐水瓶口，用注射器抽取适量的生理盐水，选用4½号注射针头，并固定。

（3）固定注射壶边缘，右手持注射器，对准注射器中央部位垂直刺入皮肤，当感觉有针头穿过注射壶前壁、进入注射壶腔的突破感时停止进针，切勿用力过猛，避免注射器的针头触及注射壶的金属底片。轻轻推注射器的活塞，缓慢、匀速地将生理盐水注入扩张器内，同时询问患者局部皮肤感觉，观察局部皮肤情况（注意：每次注水量以扩张器的压力不阻断表面皮肤的血运为度）。

（4）注射完毕后拔出注射器针头，再次消毒并用棉签按压注射器针眼片刻。

（5）注射后应记录每个扩张器的注水量及注水时间，嘱患者在医院休息30分钟无不适后方可离开，并交待注意事项及下一次的注水时间。

4. 操作评价

（1）患者/家属能够知晓护士告知的事项，对护理服务满意。

（2）操作过程规范、安全、有效。

（3）患者出现异常情况时，护士处理及时。

【操作重点和难点】

1. 在不影响切口愈合的前提下，一般在术后7～10天伤口愈合良好后即可开始注水。第一次注水量不宜过大，以对切口张力影响不大为度。但如果注水对切口张力影响较大，则应延缓注水开始时间或延期拆线。

2. 穿刺抽取生理盐水前后严格消毒，超过12小时后禁止使用。

3. 四肢扩张器注水时还应该注意观察肢端血运和肿胀情况，避免引起止血带效应。

4. 向扩张器内注射10～20ml生理盐水后检查有无渗漏及破裂。操作过程中避免锐器与扩张器接触，注射壶埋置距扩张囊应有一定距离。

5. 常规扩张方法一般间隔3～5天注水1次，具体间隔时间依患者年龄、扩张部位、扩张器大小、扩张皮肤松弛程度而定。

6. 针头禁止重复使用，以防针头产生倒刺损伤注射壶。

【注意事项】

1. 注射前必须清洁治疗区，严格无菌操作。

2. 注射后24小时内保持注射区域清洁、干燥，勿沾水。嘱患者注意保护扩张器及周围皮肤，减少局部活动及压力。

3. 注水时严格记录注水量。

【操作并发症及处理】

1. 血肿　血肿是扩张器置入术后最早发生也是最常见的并发症。可在其基础上继发感染、皮瓣血运障碍、扩张器外露等并发症。其主要原因包括术中止血不确切、引流不畅等。治疗及护理手段主要包括减少活动，充分引流，清除血肿，必要时行急诊清创手术。发生于埋扩张器后24小时以内，少数患者发生于术后14天以内和第二期手术后。主要是术中止血不彻底，局部应用肾上腺素，术后反弹出血，术后引流不通畅，或患者有出血倾向。处理方法：术中止血一定要彻底，术后置负压引流，护士记录引流液的颜色及量，并随时报告医生，密切观察患者术区情况，如有异常情况协助医生采取正确的处理方式，术后 3 天尽量制动，加压包扎，遵医嘱局部或是全身应用止血药物。

2. 感染　感染是扩张器置入术后较为常见的并发症之一，主要表现为扩张皮瓣红热，囊腔内出现脓性分泌物。患者切口附近有感染灶及全身抵抗力低所致的血源性感染，手术中无菌操作不严格，注水时向扩张器内注液和更换负压瓶无菌操作不严格，扩张囊腔与外界相通，均可增加逆行感染的发生率。处理方法：操作中注意严格无菌操作，保持术区清洁、干燥以减少局部细菌滋生，护理中密切观察患处有无红、肿、热、痛等局部表现及引流液性质，若有异常及时报告医生，采取抗感染应对措施。感染的治疗包括局部冲洗和全身应用抗生素，也可将扩张囊内液体更换成抗生素液体，如果是扩张器注射壶外置法出现感染，可在扩张器注水管通道进行稀释碘伏、生理盐水冲洗，护理上密切观察患处有无红、肿、热、痛等局部表现及引流液性质，外置壶注水管通道进行稀释碘伏、生理盐水冲洗。若感染经上述处理无明显效果，宜及时取出扩张器。

3. 疼痛　多见于头皮、额部和四肢的扩张，以成人多见。扩张后期每次注液后可发生剧烈疼痛，有时疼痛难以忍受。预防及处理方法：可采用少量多次注射、缓慢持续注射或注射液中加入利多卡因等局部麻醉药物，以及局部神经阻滞等方法来缓解疼痛。

4. 扩张器损坏　较为罕见，主因扩张器受到巨大压力导致破坏。处理方法：注水时严格记录注水量，注水总量勿超过扩张器容量；嘱患者注意保护扩张器及周围皮肤，减少局部活动及压力。

（田欢欢）

第十四节　皮瓣移植技术

皮瓣手术是一种复杂的外科手术，可用于诸多疾病和创伤的治疗。皮瓣由具有血液供应的皮肤及其附着的皮下组织所组成。皮瓣在形成过程中，必须有一部分与本体相连，此相连的部分称为蒂部。蒂部是皮瓣转移后的血供来源，又具有多种形式，如皮肤皮下蒂、肌肉血管蒂、血管蒂（含吻接的血管蒂）等，故皮瓣又称带蒂（或有蒂）皮瓣。皮瓣的血液供应与营养在早期完全依赖蒂部，皮瓣转移到受区，与受区创面重新建立血液循环后，才完成皮瓣转移的全过程。

【操作目的及意义】

1. 皮肤软组织缺损的修复（由于皮瓣自身有血供，又具有一定的厚度，因此在很多方面具有更大的使用价值）。

2. 预防和减少手术并发症。

【操作步骤】

1. 评估

（1）评估患者健康史：有无药物过敏史、既往史、手术外伤史、用药史（术前 1~2 周是否应用抗凝类、血管扩张类及激素类药物，如阿司匹林、维生素 K 等）、生活嗜好（如有无吸烟史等）。

（2）评估患者现病史（患者常规进行体格检查、化验检查），确定身体状况是否适合手术。

（3）评估患者局部情况：术区皮肤组织是否有感染灶存在。

（4）手术安全核查表由手术医生、麻醉医生、巡回护士共同完成。

2. 操作准备

（1）护士准备：按手术室常规更鞋，更衣，戴帽子和口罩。

（2）物品准备：无菌器械包（注水针、治疗碗、弯盘、刀柄、手术剪、持针器、弯钳、艾利斯钳、卵圆钳、整形镊、无菌纱布、治疗巾、纱球、纱布、纱垫）、无菌敷料包（中单）、无菌手术衣、无菌手套、无菌手术刀片、一次性注射器、局部麻醉溶剂（生理盐水、2% 盐酸利多卡因注射液、0.1% 盐酸肾上腺素注射液）。

（3）患者准备：①女性患者是否处于月经期；②患者术区皮肤常规清洁；③是否佩戴活动性义齿、隐形眼镜、首饰等；④手术前护士向患者做好沟通，使患者全面了解皮瓣转移手术治疗全过程，对手术有正确的认识；⑤向医生说明自己的要求，制定出全面、合理的手术方案。

（4）环境评估：手术室保持整洁，灯光光线适宜，术前紫外线消毒 1 小时，温湿度适宜（温度 22~24℃，湿度 50%~60%）；手术室内控制非手术人员出入，防止交叉感染。

3. 操作方法

（1）巡回护士配合的操作步骤：①手术开始前，检查手术间各种药品、物品是否齐全，室内高频电刀、手术灯、吸引器、供氧系统是否良好，调节手术室温度、手术野光线，选择合适的音乐播放；②与器械护士共同准备手术所需的器械及物品；③详细核对患者，检查是否禁食、禁饮；④协助医生标记手术区域；⑤询问患者身体状况，向患者解释手术目的及术中配合的注意事项，根据手术部位的不同，摆放合适的体位，尽可能保证患者舒适、安全；⑥建立外周静脉通路；⑦为手术人员提供无菌物品，协助器械护士、医生穿无菌手术衣，铺无菌器械台；⑧麻醉液的配制：根据不同手术部位，协助医生配制不同比例的麻醉液；⑨与手术医生、麻醉医生、器械护士核对术中用药，计数纱布、器械并记录；⑩手术过程中随时提供术中所需物品，术中注意观察患者的生命体征、血氧饱和度等；手术结束后协助医生包扎伤口。

（2）器械护士配合的操作步骤：①详细核对术者，术前 1 天访视，了解病情及需要；②根据术者的具体情况、手术方式，与巡回护士共同准备手术所需的器械及物品；③刷手、穿无菌手术衣和戴无菌手套；④铺无菌器械台，并将器械排列整齐；⑤协助医生铺手术单；⑥与手术医生、麻醉医生、器械护士核对术中用药，计数纱布、器械并记录；⑦协助医生注射麻醉液；⑧皮肤缝合后协助医生包扎伤口；⑨处理器械及其他物品。

4. 操作评价

（1）患者及其家属能够知晓护士告知的事项，对护理服务满意。

（2）操作过程规范、安全、有效。

（3）患者出现异常情况时，护士处理及时。

【操作重点及难点】

1. 从皮瓣的术前设计、选择到术中形成、转移、断蒂、修整等都环环相扣，技术操作要求很高且比较复杂，术后的护理监测也至关重要，每个环节上的失误均可导致皮瓣血液循环障碍。

2. 体位不当、固定不良、皮瓣蒂部牵拉张力大、有扭转或折叠、均易造成皮瓣血液循环障碍。

3. 在术中发现损伤皮瓣的供血血管或其他原因引起皮瓣血供障碍（苍白或发绀），最好的处理办法是停止手术，将皮瓣缝回原处，皮瓣仍严重苍白并出现无血流现象时，需将皮瓣取下，切成中厚或全厚皮移植覆盖创面。若皮瓣转移后出现血循环障碍，须仔细分析可能原因并加以解决。

4. 适度地无张力缝合，消除死腔，严防血肿。要求术中严密缝合，彻底止血。

5. 术后早期临床观察主要有移植皮瓣的皮肤颜色、温度，毛细血管充盈试验，血管搏动及出血特点等。

6. 在皮瓣尚未最后修整或感觉未恢复前，对皮瓣加以妥善保护，防止意外损伤、烫伤或冻伤，一旦损伤，难以愈合。

【注意事项】

1. 根据医生标记手术面积进行术区备皮，备皮时小心仔细、动作轻柔，将皮肤褶皱的地方尽量伸展。

2. 术后避免剧烈运动，选择宽松衣物。

3. 嘱患者禁食辛辣刺激性食物，多食高蛋白、高维生素食物，以促进伤口愈合。

4. 严格适应证和禁忌证

（1）适应证：①有骨、关节、肌腱、大血管、神经干等组织裸露的创面且无法利用周围皮肤直接缝合覆盖时，应选用皮瓣修复；②虽无深部组织缺损外露，但为了获得皮肤色泽、质地优良的外形效果或为了获得满意的功能效果，也可选用皮瓣；③器官再造，包括鼻、唇、眼睑、耳、眉毛、阴茎、阴道、拇指或手指再造等，均需以皮瓣为基础，再配合支撑组织的移植；④面颊、鼻、上腭等部位的洞穿性缺损，除制作衬里外，亦常需要有丰富血供的皮瓣覆盖；⑤慢性溃疡（特别是放射性溃疡）、压疮或其他因局部营养缺乏而很难愈合的伤口，可以通过皮瓣输送血液，改善局部营养状况，因此均需选用皮瓣移植修复。放射性溃疡皮瓣移植修复后，不仅创面得以愈合，而且剧痛等症状也得以缓解。

（2）禁忌证　术区有感染灶或局部供血不佳者。

【操作并发症及处理】

1. 皮瓣血运障碍　皮瓣出现血液循环障碍，导致皮瓣部分或全部坏死是比较常见的严重并发症。皮瓣是否出现血液循环障碍，从本质上看，就是血液供应是否充分，静脉、淋巴回流是否通畅。

（1）处理方法：术前充分准备，包括患者全身情况的调整、皮瓣的设计等。术中操作要仔细，避免损伤主要供养血管；术中止血应彻底，压迫血管影响血供；另外也有文献报道，血肿本身亦有毒性作用，可引起血管痉挛，危及皮瓣血运，造成远端坏死。术后护士加强术区观察，及时发现血肿，立即通知医生，在不超过 12 小时内及时清除；并应该密切观察并保持引流管的通畅。术后患者体位应避免皮瓣牵拉和受压，保证患处妥善固定制动，保证皮瓣远端稍高于蒂部，患者能耐受。具体体位要根据不同患者的情况，尽可能选择舒适的体位。有些患者术后因体位不当致排尿困难和便秘，应及时处理，避免因用力排便和反复更换体位诱发血管危象。术后应控制室内温度，使温度恒定在 25～28℃。温度过高，会导致患者不适；温度过低，会导致局部血管痉挛，影响血运。术中、术后应密切观察，以便及时发现情况，挽救皮瓣。术后局部保温尤为重要，皮瓣局部 60W 烤灯持续照射 7～10 天，烤距为 30～40cm。用无菌巾遮盖灯罩和皮瓣，使之保暖，但要注意烤灯距皮瓣不要太近以免烫伤，夏季间歇照射。

（2）皮瓣的观察：①观察皮瓣色泽及温度的变化。正常皮瓣颜色多呈淡红或微红色，当动脉供血不足时表现为苍白、局部温度下降等，应及时告知医生处理，应用扩容抗凝等措施来疏通微循环。扩张血管的药物，常选用低分子右旋糖酐、复方丹参注射液静脉点滴，其他如罂粟碱、阿司匹林、链激酶、尿激酶及肝素、激素均可酌情使用。静脉回流不畅时多表现为患肢充血，颜色逐渐加深，局部温度上升，而后转为紫红色或青紫斑点，严重时可出现瘀斑、水疱，局部皮温下降等静脉危象。对于静脉回流障碍，可以皮瓣远端适当加压包扎，患肢抬高、释放淤血等也可适当缓解。②观察皮瓣肿胀情况。术后皮瓣均有水肿。皮瓣肿胀轻者无须特殊处理，一般 4 天左右开始消肿，皮瓣肿胀严重时，应及时处理。③观察毛细血管充盈反应。毛细血管充盈反应是判断皮瓣回流情况的重要指标，是早期发现静脉危象的简便而有效的监测手段。静脉回流受阻时，皮瓣的血管内压升高，毛细血管反应速度加快，应高度警惕，并结合皮瓣的颜色、张力、温度等因素综合判断。

2. 皮瓣下血肿　形成的原因一是凝血机制的问题，另一原因就是术中止血不彻底，如局部麻醉药物加入肾上腺素等药物等其他原因。术后肢体位置的改变、患者血压的回升等因素也会导致出血。处理方法：术前尽量查明有无出血倾向；术中彻底止血，选用可靠的止血方法，较大的血管以结扎止血可靠；采取合适的体位，减轻切口；皮瓣及供区切口常规放置引流，观察并记录引流液的量及颜色，如有异常及时告知医生，及时处理。

3. 较少发生严重感染　手术时间长、手术创伤大导致患者免疫力降低，对供区、受区未进行充分术前清洁准备等均会增加术后切口感染的风险。处理方法：为避免感染，为皮瓣成活创造条件，术前对供区、受区进行充分术前清洁准备，对病室紫外线消毒，每日 3 次；消毒液拖地，擦洗全室；各用物消毒备用。增强免疫、营养支持等治疗，改善患者全身状况。术后如已出现感染征象，应取创面分泌物行细菌培养，尽早根据药敏结果使用敏感抗菌药物抗感染。体温升高者，及时降温，及时拆除伤口缝线，将伤口敞开，保证充分引流；采用过氧化氢溶液、碘伏消毒换药，生理盐水冲洗伤口。

4. 皮瓣撕脱　体位不当、固定不良、皮瓣蒂部牵拉张力大。处理方法：术前心理护理尤为重要，做好充分解释工作，使患者了解手术方案，认识手术的优点及可能出现的并发症，说明术后姿势固定所引起的不适，并指导患者模拟术后姿势，以提高适应能力和床上生活习惯，减少术后痛苦和情绪波动。皮瓣应固定良好、适度，以防意外撕脱。一旦发生撕脱，及时告知医生给予处理。

5. 术后形态欠佳　皮瓣转移覆盖缺损创面后，往往还存在着一些问题，如皮瓣臃肿，不够平整；皮瓣感觉不能完全恢复；部分病例深部组织尚待进一步修复。因此晚期修整是一件比较复杂的事情，必须视具体情况区别对待。处理方法：术前心理护理尤为重要。护士应主动与患者沟通，术前做好充分解释工作，使患者了解手术方案，告知术后可能出现的外观上的变化，得到患者的理解和接受。

（田欢欢）

第十五节　腋臭切除术

腋臭又称腋下臭汗症，是由棒状杆菌为主的细菌分解、发酵顶泌汗腺排泄的汗液，产生挥发性不饱和脂肪酸和硫醇等刺激性气味物质。本病多数患者有遗传史，汉族发生率为 6%，欧美国家人群发生率 > 50%。腋臭并不危及生命，但中重度腋臭影响人们的日常工作和社交，给患者带来一定的心理负担及精神压力。外科手术被认为是目前治疗腋臭最有效的方法。术式由简单到复杂，由有创到微创甚至无创，由单种术式到联合术式，总原则为操作简单、去除彻底及瘢痕最小化。

【操作目的及意义】

1. 彻底去除或破坏发育异常的顶泌汗腺及其导管，彻底去除异味。

2. 预防和减少手术并发症（损伤轻微、恢复期短、瘢痕最小、保持更好的美学外观）。

【操作步骤】

1. 评估

（1）评估患者健康史：有无药物过敏史、既往史、手术外伤史、用药史（术前 1～2 周是否应用抗凝类、血管扩张类及激素类药物，如阿司匹林、维生素 K 等）、生活嗜好（如有无吸烟史等）。

（2）评估患者现病史（患者常规进行体格检查、化验检查），静脉血栓栓塞症（VTE）风险评估，确定身体状况是否适合手术。

（3）评估患者局部情况：局部皮肤是否有感染灶存在。

（4）手术安全核查表由手术医生、麻醉医生、巡回护士共同完成。

2. 操作准备

（1）护士准备：按手术室常规换鞋，更衣，戴帽子和口罩。

（2）物品准备：无菌器械包（治疗碗、弯盘、刀柄、手术剪、持针器、弯钳、艾利斯钳、卵圆钳、整形镊、布巾钳、无菌纱布、治疗巾、纱布、纱垫、棉垫）、弹力绷带或网套、无菌敷料包（中单）、无菌手术衣、无菌手套、无菌手术刀片、一次性注射器、双极电凝镊、局部麻醉溶剂（生理盐水、2% 盐酸利多卡因注射液、0.1% 盐酸肾上腺素注射液）。

（3）患者准备：①女性患者是否处于月经期；②患者术区皮肤常规清洁；③是否佩戴活动性义齿、隐形眼镜、首饰等；④手术前护士向患者做好沟通，使患者全面了解手术，对手术有正确的认识；⑤向医生说明自己的要求，制定出全面、合理的手术计划；⑥术前备宽松开衫。

（4）环境评估：手术室保持整洁，灯光光线适宜，术前紫外线消毒 1 小时，温湿度适宜（温度 22～24℃，湿度 50%～60%）；手术室内控制非手术人员出入，防止交叉感染。

3. 操作方法

（1）巡回护士配合的操作步骤：①手术开始前，检查手术间各种药品、物品是否齐全，手术灯、吸引器、供氧系统是否良好，调节手术室温度、手术野光线，选择合适的音乐播放；②与器械护士共同准备手术所需的器械及物品；③协助医生标记手术区域；④详细核对患者，检查是否禁食禁饮；询问患者身体状况，向患者解释手术目的及术中配合的注意事项，协助患者摆放合适的体位，尽可能保证患者舒适、安全；⑤为手术人员提供无菌物品，协助器械护士、手术医生穿无菌手术衣，铺无菌器械台；⑥根据医嘱配制肿胀麻醉液；常规配比：氯化钠注射液70ml＋2%盐酸利多卡因注射液10ml＋0.1%盐酸肾上腺素注射液1ml；⑦与手术医生、麻醉医生、器械护士核对术中用药，计数纱布、器械并记录；⑧手术过程中随时提供术中所需物品，术中注意观察患者生命体征；⑨手术结束后协助医生加压包扎伤口。

（2）器械护士配合的操作步骤：①详细核对术者，术前1天访视，了解病情及需要；②根据术者的具体情况、手术方式，与巡回护士共同准备手术所需的器械及物品；③刷手，穿无菌手术衣和戴无菌手套；④铺无菌器械台，并将器械排列整齐；⑤协助医生铺手术单；⑥与手术医生、麻醉医生、器械护士核对术中用药，计数纱布、器械并记录；⑦协助医生注射肿胀麻醉液；⑧皮肤缝合后协助医生包扎伤口；⑨处理器械及其他物品。

4. 操作评价

（1）患者/家属能够知晓护士告知的事项，对护理服务满意。

（2）操作过程规范、安全、有效。

（3）患者出现异常情况时，护士应处理及时。

【操作重点及难点】

1. 无菌操作，最大限度地防止围手术期的感染。

2. 无创伤操作。要求手法轻柔、准确、熟练、敏捷，将组织损伤减少到最低限度。

3. 适度地无张力缝合。

4. 消除死腔、严防血肿。要求术中严密缝合，彻底止血。

【注意事项】

1. 根据医生标记手术面积进行术区备皮，备皮时小心仔细、动作轻柔，将皮肤褶皱的地方尽量伸展。

2. 术中尽量减少患者上臂外展时间，及时询问关注患者上臂感受，避免因外展时间过久导致神经损伤。

3. 术后避免剧烈运动,拆线前避免上臂上举、外展、前后摆动等动作,选择宽松的开衫、避免穿套头衫。

4. 嘱患者禁食辛辣刺激性食物,多食高蛋白、高维生素食物,以促进伤口愈合。

【操作并发症及处理】

1. **出血、血肿** 皮下血肿形成的原因,一方面因凝血机制问题;另一方面术中止血不彻底、修剪过度破坏了真皮下血管网、腋窝包扎困难,术后患者因包扎不适、肩部活动过多导致包扎松脱及换药不合理等因素均导致出血。处理方法:术前尽量查明有无出血倾向;术中彻底止血,较大的血管以结扎止血最为可靠;术后包扎可选择传统的"8"字加压包扎法、多点铆式缝扎、全腋窝弹性加压包扎、网状弹力套等,最新研究还可应用凡士林纱卷铆钉样缝合加压包扎,尽量减少空腔出现。

2. **伤口感染** 一般来说,较少发生严重感染。处理方法:护士应严密观察敷料是否干燥、整洁,有无异味;手术及换药过程中增强无菌观念,注意无菌操作;手术结束缝合伤口之前用以甲硝唑注射液反复冲洗剥离腔隙,以防脱落的组织导致感染;也可以放置引流管充分引流;伤口全层缝合,不做皮下缝合,以减少异物反应;术后适当抗感染治疗;改善全身营养状况,增强抵抗力。

3. **组织坏死** 通常是由于皮瓣或皮缘血供受到阻碍的结果。处理方法:术者应操作娴熟、轻柔,避免反复牵拉皮瓣;术中注意保护创缘皮肤,缝合前修剪切口创缘2mm后,准确对位间断缝合;术后腋窝区放置棉垫,弹力绷带加压包扎使皮瓣紧贴皮下组织生长,术后良好固定4~5天。

4. **静脉血栓** 通常需要手术前后VTE风险评估,患者常出现上肢疼痛,术区疼痛,并逐渐加重、蔓延至整个前臂,亦可出现手掌肿胀明显、大汗淋漓等现象。一旦出现此现象,护士应立即报告医生及时处理,需急行患者四肢血管超声检查,是否提示上肢腋、肱静脉静脉血栓;立即重新包扎术区、制动,可给予低分子肝素皮下注射或口服利伐沙班。

(田欢欢)

第十六节 吸脂术

吸脂术是利用器械通过皮肤小切口伸入皮下脂肪层,将脂肪碎块吸出以达到减少脂肪的手术方法，适用于体态整形。吸脂手术能够帮助我们快速去除皮下多余脂肪，不仅能够瘦身，而且能帮助患者塑形，使身体曲线更为优美。

【操作目的及意义】

1. 减少脂肪细胞数目，达到瘦身、塑形的效果。

2. 预防和减少手术并发症。

【操作步骤】

1. 评估

（1）评估患者健康史：有无药物过敏史、既往史、手术外伤史、用药史（术前 1~2 周是否应用抗凝类、血管扩张类及激素类药物，如阿司匹林、维生素 K 等）、生活嗜好（如有无吸烟史等）。

（2）评估现病史、体格检查、常规化验检查。对中重度肥胖患者，需鉴别是否为病态性肥胖；对肥胖型患者更重要的是治疗原发性疾病。确定患者身体状况是否适合手术。

（3）评估局部情况：术区皮肤有无瘢痕、溃疡、肿瘤等；局部皮肤是否有感染灶存在。

（4）手术安全核查表由手术医生、麻醉医生、巡回护士共同完成。

2. 操作准备

（1）护士准备：按手术室常规更鞋，更衣，戴帽子和口罩。

（2）物品准备：吸脂机、无菌器械包（吸脂针、注水针、手柄、硅胶导管、注水盆、治疗碗、弯盘、手术剪、持针器、弯钳、卵圆钳、艾利斯钳、整形镊、无菌纱布、治疗巾、纱球、纱布、纱垫）、无菌敷料包（中单）、无菌手术衣、无菌手套、无菌手术刀片、一次性注射器、局部麻醉溶剂（0.9% 生理盐水、2% 盐酸利多卡因注射液、0.1% 盐酸肾上腺素注射液、5% 碳酸氢钠注射液）。

（3）患者准备：①女性患者应避开月经期；②患者术区皮肤常规清洁；③是否佩戴活动性义齿、隐形眼镜、首饰等；④手术前护士向患者做好沟通，使患者全面了解脂肪抽吸术，对手术有正确的认识；⑤与医生商量吸脂的部位，提出自己的要求，如果需要抽吸的部位较多，应制定出全面合理的手术计划；⑥由于术中局部注射了大量的膨胀液，术后当日外敷料可能被渗透，需提前准备换洗衣物，吸脂部位加压包扎 5~7 天后，提前准备弹性塑身衣，穿弹性紧身衣 1~3 个月。

（4）环境评估：手术室保持整洁，术前紫外线消毒1小时，温湿度适宜（温度22~26℃，湿度50%~60%）；手术室内控制非手术人员出入，防止交叉感染。

3. 操作方法

（1）巡回护士配合的操作步骤：①手术开始前，检查手术间各种药品、物品是否齐全，室内吸脂机、手术灯、吸引器、供氧系统是否良好，调节手术室温度、手术野光线，选择合适的音乐播放；②与器械护士共同准备手术所需的器械及物品；③协助医生标记吸脂区域；④详细核对患者，检查是否禁食禁饮；建立外周静脉通路；询问患者身体状况，向患者解释手术目的及术中配合的注意事项，根据手术部位的不同，摆放合适的体位，尽可能保证患者舒适、安全；⑤为手术人员提供无菌物品，协助器械护士、手术医生穿无菌手术衣，铺无菌器械台；⑥根据医嘱配制肿胀麻醉液；常规配比：在1000ml生理盐水中加入2%盐酸利多卡因注射液10~20ml、0.1%的盐酸肾上腺素注射液1ml、5%碳酸氢钠注射液5~10ml；⑦与手术医生、麻醉医生、器械护士核对术中用药，计数纱布、器械并记录；⑧连接吸脂机负压吸脂导管和肿胀麻醉注射泵导管，根据医生实际操作需求，随时调整压力的大小；⑨手术过程中随时提供术中所需物品，术中注意观察患者的生命体征、血氧饱和度等，正确记录抽吸混合物，观察颜色和量以供医生参考（抽吸脂肪量一般每次不宜超过3000ml，脂血混合物在放置24小时后比例不应低于4:1）；⑩手术结束后协助医生加压包扎伤口。

（2）器械护士配合的操作步骤：①详细核对术者，术前1天访视，了解病情及需要；②根据术者的具体情况、手术方式，与巡回护士共同准备手术所需的器械及物品；③刷手，穿无菌手术衣和戴无菌手套；④铺无菌器械台，并将器械排列整齐；⑤协助医生铺手术单；⑥与手术医生、麻醉医生、器械护士核对术中用药，计数纱布、器械并记录；⑦分别连接硅胶导管、手柄及注水针和吸脂针（根据手术部位不同，选择不同型号的吸脂针），并将硅胶导管连接头交予巡回护士连接主机；⑧协助医生注射肿胀麻醉液（图3-16-1），注射过程中需要注意观察注水盆内肿胀麻醉液面要高

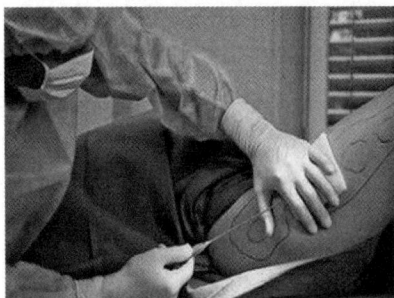

图3-16-1 协助医生注射肿胀麻醉液

于硅胶导管入口；⑨皮肤缝合后协助医生包扎伤口；⑩处理器械及其他物品。

4. 操作评价

（1）患者/家属能够知晓护士告知的事项，对护理服务满意。

（2）操作过程规范、安全、有效。

（3）患者出现异常情况时，护士应处理及时。

【操作重点及难点】

1. 要选择专业的吸脂机。从理论上讲凡是电动吸引器，真空负压达到100kPa（一个大气压）均可将脂肪吸出。但是普通的电动吸引器有两个不足：一是达到额定的负压速度较慢，因而所需的时间较长；二是抽吸的引力不够衡定，如吸头较小，则吸出脂肪较困难。

2. 导管应为透明的硬质硅胶管或塑胶管。透明以便于随时观察管内流动的内容物，硬质可以承受管内负压的压力。否则管壁的强度如抵抗不住负压的压力，管腔会变小、变窄瘪缩，影响压力的传导。同时管壁也要有一定的弹性，以适应导管弯曲、避免打折的需要。

3. 肿胀麻醉注液泵运转时操作者要注意防止空气注入。

【注意事项】

1. 严格适应证和禁忌证

（1）适应证：①体重正常或接近正常的全身各部位局限性脂肪堆积患者；②以局部脂肪堆积为特征的轻中度肥胖患者；③周身弥漫性单纯性肥胖患者可行分期手术；④肥胖伴有皮肤松垂的患者，吸脂术与松垂皮肤整形联合进行效果更佳；⑤其他外科疾病，如大中脂肪瘤、脂性男性乳房发育、巨乳、腋臭、臃肿皮瓣修薄等。

（2）禁忌证：手术年龄为 17~52 岁，处于发育期的未成年患者不宜行此手术；严重冠心病、高血压、肺功能不全、糖尿病、出凝血时间明显延长者禁忌手术；病态性肥胖患者应首先治疗原发疾病。

2. 术中严格监测患者体温变化，每30分钟观察记录，及时动态调整室内温度，防止患者出现低体温现象，必要时可备加温仪。

3. 加温肿胀液及静脉输注液，采用恒温箱对肿胀液及静脉输注液进行预加温，确保使用前液体温度至37℃。

4. 术中保持无菌敷料干燥，如有打湿及时更换。

5. 根据手术体位变化提前准备体位垫及防护用具，如防护贴膜、棉垫、头圈；术中每小时检查患者受压部位皮肤状况，同时保持肢体功能位，严防压力性损伤的发生。

【操作并发症及处理】

1. 血肿、血清肿　通常由于术中吸脂针做横向运动破坏了较多的血管，产生较大的潜行创面，血液及血清渗出物易聚集，为较多并发症。处理方法：鼓励患者下床适当活动，利于引流液的排出，观察引流液的颜色、量及通畅程度。术后常规应用止血合剂，减少手术创面渗血。如敷料潮湿、松动，应及时协助医生更换，加压包扎。

2. 炎症和感染　与术中无菌操作不严、机体免疫力低下有关。处理方法：术中应严格无菌操作，给予抗生素治疗；若发生感染，必要时进行闭式或开放式引流。

3. 肿胀和瘀斑　通常由于机械损伤、过早剧烈活动所致。处理方法：应嘱患者避免过早剧烈活动，做适当康复理疗，促进局部血液循环。术中会损伤一些微小动脉，出血形成瘀斑，可不做特殊处理，3~4周可自行消失，也可热敷促进吸收。

4. 皮肤坏死　多因吸刮过度、操作粗暴或皮瓣分离过大，也因对大血肿处理不当所致。处理方法：术中应多抽吸深层脂肪，包扎力度适中，局部皮肤坏死必要时将少许皮肤切除再缝合。术后护士应密切观察术区的血运情况。

5. 脂肪栓塞　破坏的脂肪细胞内容物从静脉到达肺，在呼吸上皮分解成脂肪酸，从而造成了血管内皮损伤，继而造成肺栓塞和急性呼吸窘迫综合征。处理方法：术后应密切观察患者的呼吸情况，如有不适应及时报告医生，给予对症处理。术后早期活动，抬高患肢和局部应用弹力绷带，对于高危患者应术后使用低剂量抗凝药物，严格手术禁忌证。

（田欢欢）

第十七节　嵌甲切除术

嵌甲症为临床常见疾病，是指（趾）甲甲板侧缘嵌入周围软组织中，进而引发疼痛、红肿、发炎等一系列临床表现。嵌甲可发生在任何手指或足趾上，最常见于足趾。目前临床对于该病多采用趾甲部分切除术或甲根成形术治疗。前者是通过切除嵌入指甲，减轻嵌甲症状；而后者是通过改变甲床形态，使趾甲在生长过程中不再嵌入软组织，以获得长期治疗效果，对降低嵌甲症复发率具有重要意义。

【操作目的及意义】

1. 去除嵌入甲沟内的周围组织。

2. 尽量降低复发率。

3. 预防和减少手术并发症。

【操作步骤】

1. 评估

（1）评估患者健康史：有无药物过敏史、既往史、手术外伤史、用药史（术前1~2周是否应用抗凝类、血管扩张类及激素类药物，如阿司匹林、维生素K等）、生活嗜好（如有无吸烟史等）。

（2）评估患者现病史（患者常规进行体格检查、化验检查），确定身体状况是否适合手术。

（3）评估患者局部情况：甲周皮肤组织是否有感染灶存在，是否存在甲沟炎。

（4）手术安全核查表由手术医生、麻醉医生、巡回护士共同完成。

2. 操作准备

（1）护士准备：按手术室常规更鞋，更衣，戴帽子和口罩。

（2）物品准备：无菌器械包（治疗碗、弯盘、手术剪、持针器、止血钳、艾利斯钳、整形镊、刀柄、刮匙、无菌纱布、治疗巾、纱球、聚维酮碘溶液浸泡的纱布）、无菌手术衣、无菌手套、无菌手术刀片、一次性注射器（2ml注射器、5ml注射器、25G针头）、局部麻醉溶剂（生理盐水、2%盐酸利多卡因注射液、0.1%盐酸肾上腺素注射液）、止血带、英式甲切割器、刮刀－填塞器。

（3）患者准备：①女性患者是否处于月经期；②患者术区皮肤常规清洁；③是否佩戴活动性义齿、隐形眼镜、首饰等；④手术前护士向患者做好沟通，使患者全面了解手术治疗全过程，对手术有正确的认识；⑤向医生说明自己的要求，制定出全面、合理的手术方案。

（4）环境评估：手术室保持整洁，灯光光线适宜，术前紫外线消毒1

小时，温湿度适宜（温度 20～25℃，湿度 50%～60%）；手术室内控制非手术人员出入，防止交叉感染。

3. 操作方法

（1）手术开始前，检查手术间各种药品、物品是否齐全，室内高频电刀、手术灯、供氧系统是否良好，调节手术室温度、手术野光线，选择合适的音乐播放。

（2）准备手术所需的器械及物品。

（3）详细核对患者信息并填写知情同意书，协助医生向患者交待注意事项并签字。询问患者身体状况，向患者解释手术目的及术中配合的注意事项。

（4）协助患者取舒适体位，尽可能保证患者舒适、安全，清洁术区，常规操作前照相，协助医生标记注射部位，划线并固定。

（5）为手术医生提供无菌物品，协助手术医生穿无菌手术衣，铺无菌器械台。

（6）遵医嘱配制麻醉药液。

（7）与手术医生、麻醉医生核对术中用药，计数纱布、器械并记录。

（8）手术过程中随时提供术中所需物品，术中注意观察患者生命体征，提示手术医生止血带环扎时间等。

（9）皮肤缝合后协助医生包扎伤口，处理器械及其他物品。

4. 操作评价

（1）患者及其家属能够知晓护士告知的事项，对护理服务满意。

（2）操作过程规范、安全、有效。

（3）患者出现异常情况时，护士处理及时。

【操作重点及难点】

1. 无菌操作，最大限度地防止围手术期感染。

2. 严格记录环扎止血带的时间。

3. 及时询问患者患肢感受。

4. 要求手法轻柔、准确，将组织损伤减少到最低限度。

【注意事项】

1. 术前严格评估术区是否存在感染，严格抗感染治疗。

2. 术后避免剧烈运动，日常生活中应尽量将患肢抬高，减轻局部肿胀疼痛。

3. 嘱患者禁食辛辣刺激性食物，多食高蛋白、高维生素食物，以促进伤口愈合。

【操作并发症及处理】

1. 感染　可能是手术本身对趾甲及其周围软组织产生的损伤，可为病原菌入侵提供有利条件。处理方法：术前控制感染；术后应密切观察，及时更换敷料和清洁伤口，患肢术后需选择宽松、通气的鞋子，并定期清洁和消毒伤口，以确保伤口顺利愈合。如发生严重感染应遵医嘱应用抗生素治疗。

2. 其他　极少出现术后复发情况，其原因与护理不当、指（趾）甲修剪不当、外伤、甲周疾病、鞋子不合脚有关。处理方法：指（趾）甲修剪要"留白"，不可太短、太圆，运动适量，注意保护手脚，严格预防甲周疾病，控制体重，预防足部压力增大。

（田欢欢）

第十八节　注射美容治疗技术

一、注射用 A 型肉毒毒素注射技术

注射用 A 型肉毒毒素作用于运动神经末梢及神经－肌肉接头，抑制突触前膜释放乙酰胆碱，促使肌肉松弛性麻痹，治疗肌肉痉挛和肌张力障碍性疾病，在美容方面可达到舒缓皮肤皱纹、缩小肌肉体积、松弛肌肉张力的目的，常用于除皱、瘦脸（瘦身）、面部提升。同时，随着不断应用研究，A 型肉毒毒素的微滴注射治疗也被广泛应用于嫩肤，控制油脂分泌、毛细血管扩张及潮红等症状，在美容领域不断扩大应用范围。

【操作目的及意义】

1. 注射用 A 型肉毒毒素使面部动力性皱纹减少，下垂部位提升，缩小肌肉体积，抑制腺体分泌，满足患者面部年轻化、改善形体美观、调节油脂分泌、去除腋臭的需求。

2. 预防和减少操作后并发症的发生。

【操作步骤】

1. 评估

（1）评估患者健康史：有无药物过敏史、既往史、用药史（术前1～2周禁止应用氨基糖苷类药物，如庆大霉素、妥布霉素、奈替米星和卡那霉素等，术前1～2周避免应用抗凝类、血管扩张类及激素类药物，如阿司匹林、维生素K等）、生活嗜好（如有无吸烟史等）；过去半年内进行过面部整形手术或植入任何医用材料的患者请先告知主治医生。

（2）评估患者是否处于月经期，确定其身体状况是否适合注射。

（3）评估局部情况：注射区皮肤有无瘢痕、溃疡、肿瘤等；局部皮肤是否有感染灶存在。

2. 操作准备

（1）护士准备：衣帽整洁，洗手，戴口罩。

（2）物品准备：注射用A型肉毒毒素、生理盐水、麻醉药物、肾上腺素（急救药品）、注射器、专用注射针头、棉签、无菌纱布、消毒剂（碘伏）、无菌手套、洁面乳、冰块、减压球、相机。

（3）患者准备：①患者常规洁面；②与医生商定治疗的部位，提出自己的要求和想法，如果需要注射的部位较多，要制定出全面合理的治疗计划；③注射前护士向患者做好沟通，使患者全面了解整个治疗过程。患者术前期望值与术后满意度密切相关。指导患者对手术结果有恰当的期望值，同时耐心解答患者的疑问，消除其顾虑，增强其信心；④术前局部需敷麻醉药物，时间较长，患者需要耐心等待，待麻醉药物起效，面部有麻木感后，再行注射。

（4）环境评估：治疗室保持整洁，光线充足，温湿度适宜（温度18～22℃，湿度50%～60%）；治疗室内减少人员出入，防止交叉感染，同时注意保护患者隐私。

3. 操作方法

（1）治疗开始前，检查各种物品、药品是否齐全，供氧系统是否良好，调节室内温度、操作光线，选择合适的轻音乐播放，调节治疗床的舒适度。

（2）与医生共同准备操作所需的特殊用物，二人再次核对药物、注射部位、注射剂量和配药方法。

（3）详细核对患者信息并填写知情同意书，协助医生向患者交待注意事项并签字。

（4）常规操作前照相，协助医生标记注射部位，划线并固定。

（5）协助患者清洁面部后敷麻醉药物 40 分钟，待患者面部有麻木感后再次清洁，协助患者取舒适的注射体位，将压力球放置患者手中，护士协助医生消毒面部，医生戴手套。

（6）按医生要求稀释药液，注意无菌技术的操作。将注射所需的 A 型肉毒毒素用生理盐水稀释至规定浓度后抽吸至注射器内，并安装专用注射针头再次排气，交由医生二次核对无误后注射。

（7）注射中，观察患者疼痛感受，安慰患者，分散患者紧张情绪，询问患者有无其他不适。

（8）注射后用棉签轻轻地按压注射器针眼直至针眼不流血，擦去患者面部的标记线，用预先准备的冰块冰敷注射部位 15 分钟，以缓解疼痛，并嘱患者稍作调整，告知注射完毕。

（9）冰敷完毕后，向患者交待注意事项。

4. 操作评价

（1）患者及其家属能够知晓护士告知的事项，对护理服务满意。

（2）护士操作过程规范、安全、有效。

（3）患者注射后注射区域未出现不良反应。

【操作重点及难点】

1. 面部涂抹麻醉药物后要用保鲜膜覆盖，这样麻醉药物能更充分地起效，面部出现麻木感后再清洗麻醉药物。

2. A 型肉毒毒素药物稀释时要将生理盐水顺瓶壁缓慢注入，避免剧烈摇晃产生气泡而降低药效，可轻荡待药液完全溶解后方可使用。溶解后在 4℃的环境保存，4 小时内用完。

3. 注射面部时，进针后一定要先回抽确认无回血后方可注射。A 型肉毒毒素注入血管内会产生淤青甚至血肿，但一般没有生命危险；若注入血管未注入指定肌肉内，疗效会有所影响。所以需要了解局部血管的走行以避免不必要的损伤。

4. 注射后冰敷时间不宜过长，皮肤长期暴露于温度较低的环境中加之敷过麻醉药物后面部感觉迟缓，可能造成皮肤表面冻伤，因此冷敷时间不应太长。

5. 注射用 A 型肉毒毒素用于面部年轻化注射时，皮内注射、皮下注射、肌内注射的效果相近，而同等剂量注射时微量多点注射较大容量单点注射更均匀，故可采用微针行全面部皮内注射。

【注意事项】

1. 注射前必须清洁治疗区，清除残留的化妆品。

2. 当患者接受 A 型肉毒毒素时，要严格询问用药史，注射后需观察 30 分钟无异常反应后再离院；初次注射者需严格观察用药后的反应，注意有无过敏现象；再次注射者要严格用药间隔时间，严防频繁用药而产生耐药性。

3. 患有神经肌肉疾病，如重症肌无力、Lambert–Eaten 综合征、运动神经病、肌肉萎缩性侧索硬化症等患者禁止使用该药物。

4. 注射后一周内禁用氨基糖苷类药物，如庆大霉素等。

5. A 型肉毒毒素属毒麻药，需遵循"五专"（专柜储存、专用账册、专册登记、专人负责、专用处方），使用后空瓶要回收，有资质的医生开具毒麻药处方交由专人保管、请领。

6. 注射后一周内禁酒、禁烟，禁辛辣、刺激、海鲜等饮食，尽量避开强烈的紫外线，按时复查，如有不适，及时来医院就诊。

7. 严格适应证和禁忌证

（1）适应证：①动力性皱纹：当收缩面部肌肉形成面部表情时，出现的面部表情皱纹，如鱼尾纹、眉间纹等动态皱纹；②肌肉肥大：当肌肉收缩时，肌肉坚硬突出所引起的部位肥大，如咬肌、小腿肌肉等。

（2）禁忌证：①已知对 A 型肉毒毒素及配方中任意成分有过敏者；②过敏体质者；③推荐注射部位有感染者；④神经肌肉疾病，如重症肌无力、Lambert–Eaten 综合征、运动神经病、肌肉萎缩性侧索硬化症等患者；⑤孕妇及妊娠期、哺乳期妇女；⑥皮肤严重松弛而皮下脂肪组织过少者。

【操作并发症及处理】

1. 出血、血肿、瘀斑　针头对于皮肤、肌肉有较轻创伤，会引起少量的出血，操作者误伤血管而出现出血、血肿也是不可避免的，应予以高度重视。处理方法：注射时操作者应提前了解面部血管走行，避免误伤血管。出现血肿时立即停止注射该部位，按压止血，注射完毕后冰袋冰敷注射区域，72 小时内可多次间断冰敷。

2. 皮肤发红、水肿　注射针头及药物均对皮肤有轻微刺激。处理方法：注射后可局部冰敷，一般可在注射后 2 天内症状自行消除。

3. 局部感染或脓肿形成　出现这种现象较少，操作中不注意无菌技术及治疗后当天患者不注意面部卫生均有可能造成感染。处理方法：操作中必须注意无菌操作技术，注射后当天不可沾水，针眼结痂未掉时不可用手抠掉，禁辛辣刺激食物，禁烟、酒。若局部感染严重需来院就诊，不可自行处理。

4. A型肉毒毒素中毒　大剂量注射后有可能会出现中毒现象，分为轻、中、重度。轻度：仅有全身乏力及眼部症状者；中度：出现吞咽困难者；重度：出现明显呼吸困难者。A型肉毒毒素中毒的特征临床表现为对称性、下行性副交感神经松弛麻痹症状，通常以脑神经支配的头面部肌肉麻痹为首发症状。最常见症状有口干、全身乏力、吞咽困难以及眼部症状。A型肉毒毒素中毒症状的出现依次为眼部症状 – 口舌咽症状 – 吞咽困难 – 呼吸肌麻痹，症状消退顺序正好与出现的顺序相反。病情变化过程可分为4个阶段：潜伏期（1～10天）、加重期（6～14天，平均9.8天）、高峰期（9.1天）、恢复期（轻度1～2个月，中重度3～6个月）。处理方法：明确诊断后尽早应用肉毒抗毒素，可延缓和阻止病情进展。如无办法做到早期使用肉毒抗毒素，也需尽快使用，虽已不可能完全终止中毒反应，但可减轻中毒症状的严重程度并缩短症状持续时间；医护人员在患者注射前需与患者再次确定用药史、注射史和过敏史，严格把控用药时间间隔和用药剂量（说明书中标注其推算中毒量和致死量是2500～3500U，一次用量建议不超过500U。使用肉毒毒素治疗时，建议单次注射剂量不超过300U，2个月内累积注射剂量不超过400U）。

5. A型肉毒毒素局部特殊注射部位并发症

（1）上睑下垂是在眉间纹注射后常见的并发症，主要是由于注射后的肉毒毒素通过眶隔播散至上睑提肌，减弱其提上睑的功能。最初症状轻微，但随着时间的推移，眼睑下垂逐渐加重，上眼睑下垂1～2mm，下眼睑支撑力减弱，眼袋加重，甚至出现睑外翻、巩膜外露、复视、溢泪、暴露性角膜炎等；注射后48小时出现，最晚在7～10天后出现，持续2～4周。处理方法：注射时一定要注意精确的剂量和正确的位置。轻、中度眼睑下垂可用α–肾上腺素滴眼液（如安普乐定或去氧肾上腺素）刺激眼睑Muller肌收缩，使睑缘抬高，具体方法为每日3次，每次1～2滴，直至症状消失。但对于有急性闭合性青光眼及瞳孔散大的患者需警惕使用。若患者术前已存在一定程度的上睑下垂，可在降眉间肌内侧部位小剂量注射或皱眉肌外侧缘皮下注入肉毒素，避免在眶缘上1cm以内区域。

（2）眉毛下垂是额部注射最常见的并发症，合理的注射技巧是避免产生眉下垂等并发症的重要因素。保持注射平面不低于额纹最低端（眉毛上方2cm），避免损伤滑车上、眶上血管及颞区血管神经。操作时需放松上面部肌肉，确保眉毛处于自然拱形。必要时可同时在额肌、皱眉肌、降眉间肌及眼轮匝肌处注射，以保证眉毛的位置与形态。对术前已有眉毛下垂且要求治疗额纹的患者应使用小剂量肉毒素注射额肌，以降低眉毛下垂的风险。处理方法：若发生眉毛下垂，没有任何药物可以治疗，只能待药物作用消失，因此重在预防。

（3）如果沿鼻侧壁过低的位置注射，扩散至提上唇的肌肉，会造成上唇不对称或下垂，还可能出现括约肌无力和说话、饮食功能障碍。同样，如果眼轮匝肌内眼睑处被肉毒毒素扩散影响，对泪腺的控制会减弱，造成泪溢症。如果内直肌受到影响，还会造成复视。

（4）咬肌注射后会出现自然的微笑或微笑不对称的并发症，原因是药物向前播散作用于笑肌和提口角肌，这在注射点过于靠近咬肌前缘时或注射量过大时尤其容易发生。建议单侧注射量不超过1.5ml，以降低向区域外播散的风险。另外，咬肌注射要避免注入乙状切迹内，以免影响下颌骨升支内侧的翼外肌、翼内肌，表现为咀嚼功能下降、咬合能力减弱、咀嚼坚硬物困难。治疗1~4周出现，3~8周逐渐恢复，约12周完全恢复；MRI评估单次治疗后咬肌萎缩持续4个月，完全恢复需6个月。处理方法：以上这几种并发症除了上睑下垂可以用药物缓解，其余并发症均无有效的药物治疗，只能等到肉毒毒素的作用消失后，症状也会随之消失。精确的注射剂量和正确的注射位置，是保证注射效果、减少并发症的主要途径。

（田欢欢）

二、注射填充技术

注射填充美容技术是指将注射美容填充材料（如透明质酸钠）注射至人体内的特定部位，以改善外观和容貌的医学美容方法，使得面部凹陷部位丰满，下垂部位提升，修饰五官轮廓，满足患者面部年轻化的需求。

【操作目的及意义】

1. 增加皮肤容量　通过注入填充物，增加皮肤组织的体积，改善皮肤松弛、皱纹，修饰五官轮廓，如玻尿酸填充可使面部更饱满，达到面部年轻化的目的。

2. 修复皮肤损伤　能填补皮肤因痤疮瘢痕、烧伤瘢痕等造成的凹陷，改善皮肤表面的平整度和质感。

3. 预防和减少操作后并发症的发生。

【操作步骤】

1. 评估

（1）评估患者健康史：有无药物过敏史、既往史、用药史（术前1~2周是否应用抗凝类、血管扩张类及激素类药物，如阿司匹林、维生素K等）、生活嗜好（如有无吸烟史等）。过去半年内进行过面部整形手术或植入任何医用材料的患者请先告知主治医生。

（2）评估患者是否处于月经期，确定其身体状况是否适合手术。

（3）评估局部情况：治疗区皮肤有无瘢痕、溃疡、肿瘤等；局部皮肤是否有感染灶存在。

2. 操作准备

（1）护士准备：衣帽整洁，洗手，戴口罩。

（2）物品准备：填充剂（透明质酸钠）、生理盐水、麻醉药物、透明质酸酶、注射器、专用注射针头、棉签、无菌纱布、消毒剂（碘伏）、无菌手套、洁面乳、冰块、压力球、相机。

（3）患者准备：①患者常规洁面；②与医生商量治疗的部位，提出自己的要求和想法，如果需要注射的部位较多，要制定出全面、合理的治疗计划；③注射前护士向患者做好沟通，使患者全面了解整个治疗过程。患者术前期望值与术后满意度密切相关。指导患者对手术结果有恰当的期望值，同时耐心解答患者提出的每一个问题，消除顾虑，增强信心；④术前局部需敷麻醉药物，时间较长，患者需要耐心等待，待麻醉药物起效，面部有麻木感后，再行注射。

（4）环境评估：治疗室保持整洁，光线充足，温湿度适宜（温度18~22℃，湿度50%~60%）；治疗室内减少人员出入，防止交叉感染，同时注意保护患者隐私。

3. 操作方法

（1）治疗开始前，检查各种物品、药品是否齐全，供氧系统是否良好，调节室内温度、操作光线，选择合适的轻音乐播放，调节治疗床的舒适度。

（2）与医生共同核对药物信息、患者注射部位和注射剂量。

（3）详细核对患者信息并填写知情同意书，协助医生向患者交待注意事项并签字。

（4）常规操作前照相，协助医生标记注射部位，划线并固定。

（5）协助患者清洁面部后敷麻醉药物40分钟，待患者面部有麻木感后再次清洁面部，协助患者取舒适的注射体位，将压力球放置于患者手中，护士协助医生消毒面部，医生戴手套。

（6）打开针剂外包装盒，在无菌操作下将注射针剂由医生取出并安装专用注射针头，再次排气，核对无误后方可注射。

（7）注射中观察患者疼痛感受，安慰患者，分散患者紧张情绪，并询问有无其他不适。

（8）注射后用棉签轻轻按压注射针眼，直至针眼不流血后用事先准备的冰块冰敷患者注射部位15分钟，以缓解疼痛，并嘱患者稍作调整，告知注射完毕。

（9）冰敷完毕后擦去患者面部的标记线，留取照片并向患者交待注意事项。

4. 操作评价

（1）患者及其家属能够知晓护士告知的事项，对护理服务满意。

（2）护士操作过程规范、安全、有效。

（3）患者出现异常情况时，遵医嘱及时处理。

【操作重点和难点】

1. 面部涂抹麻醉药物后要用保鲜膜覆盖，这样麻醉药物能更充分地起效，面部出现麻木感后再清洗麻醉药物。

2. 注射面部时，进针后一定要先回抽确认无回血后方可注射，注射填充剂（透明质酸钠）注入血管内会引起一过性局部缺血，甚至可能造成局部组织发生坏死，所以需要了解局部血管的走行以避免不必要的损伤。

3. 冰敷时间不宜过长，皮肤长期暴露于温度较低的环境中加之敷过麻醉药物后面部感觉迟缓，可能造成皮肤表面冻伤，因此冷敷时间不应太长。

4. 注射填充剂需按说明保存，同一针剂只可本人注射使用，未用完的部分不可回收，禁止给其他患者使用。

【注意事项】

1. 注射前必须清洁治疗区，清除残留的化妆品。

2. 注射剂（透明质酸钠）也需要专人保管，用后的针头、注射器及原包装盒全部回收，将条形码保存。

3. 当患者接受透明质酸注射时，要严格询问用药史，注射后需观察30分钟无异常反应后再离院；初次注射者需严格观察用药后的反应，注意有无过敏现象。

4. 注射后24小时内保持注射区域清洁、干燥，勿沾水；用于组织支撑性填充时，注射后禁止按压揉搓注射区域。

5. 注射后一周内禁酒、禁烟，禁辛辣、刺激、海鲜等饮食，尽量避开强烈的紫外线，按时复查，如有不适，及时来医院就诊。

6. 严格适应证和禁忌证

（1）适应证：①皱纹：真皮的胶原蛋白和弹性纤维减少，引起皮肤松弛，造成面部皱纹；②唇形：随着年龄的老化，唇部萎缩出现皱纹，或是先天上下唇较薄，唇珠不够丰满；③脸型：由于皮下组织老化、下垂，颞部、脸颊、眼眶和嘴唇周围会凹陷，下巴两侧和鼻唇沟纹两侧凹陷加深，眼袋部位则会下垂；④肌肉运动的刻痕：脸部1/3的皱纹常源于肌肉运动，但长时间下来会造成很深的静态凹纹；⑤体积的修饰：鼻子的高低，鼻孔的外形，耳垂的大小等都可因人而异进行调整，先天的脸型轮廓也可以轻易通过填充改变；⑥缺损的填补：痘坑、外伤、手术造成的瘢痕及先天缺损的不对称皆可以通过填补重建。

（2）禁忌证：①禁用于有严重过敏反应病史的患者，禁用于既往曾有多发性严重过敏病的患者；②已注射永久性填充剂的部位；③近6~12个月内曾使用过非永久性填充剂的部位；④曾注射过面部填充剂，但填充剂种类不明确的部位；⑤禁止用于凝血机制异常的患者或在2周内接受过血栓溶解剂、抗凝剂或血小板凝结抑制剂治疗的患者；⑥活动性皮肤病、炎症、感染及相关疾病的部位或邻近部位。

【操作并发症及处理】

1. 出血、血肿、瘀斑　针头对于皮肤、肌肉有较轻创伤，会引起少量的出血；抑或操作者误伤血管，出血、血肿也是不可避免的，应予以高度重视。处理方法：注射时操作者应提前了解面部血管走行，避免误伤血管。出现血肿时立即停止注射该部位，按压止血，注射完毕后冰袋冰敷注射区域，72小时内可多次间断冰敷。

2. 皮肤发红、水肿　注射针头及药物均对皮肤有轻微刺激。处理方法：注射后冰敷面部，一般可在注射后 2 天内症状自行消除。

3. 局部感染或脓肿形成　出现这种现象较少，操作中不注意无菌技术及治疗后当天患者不注意面部卫生均有可能造成感染。处理方法：操作中必须注意无菌操作技术，注射后当天不可沾水，针眼处痂皮不可用手抠掉，禁辛辣刺激食物，禁烟、酒。若局部感染严重需来院就诊，不可自行处理。

4. 注射透明质酸导致血管栓塞

（1）血管栓塞的原因主要有：①透明质酸直接注入血管中，导致血管堵塞，造成血运障碍；②血管外压迫，主要由于填充剂在血管周围分布多、容量大，从而导致血管受压引起狭窄甚至阻塞，进而导致血运障碍；③血管壁肌肉受到化学刺激后产生痉挛；④注射用针头刺破血管，导致内源性凝血途径的激活而引起血栓；⑤局部组织水肿和血肿的压迫。

（2）血管栓塞的主要表现：血管栓塞后面部皮肤和黏膜的缺血坏死过程分为 5 个阶段。①Ⅰ期 - 苍白期：栓塞后即刻出现，持续数分钟至数小时，因栓塞动脉血流突然中断，组织灌注锐减，表现为局部皮肤发白、发暗、毛细血管充盈时间延长；②Ⅱ期 - 花斑期：紧随苍白期发生，持续 1～2 天，静脉系统和毛细血管被去氧合的血液充盈，表现为局部皮肤出现青紫或紫红色网状花斑；③Ⅲ期 - 脓疱期：发生在栓塞后 3～5 天，皮肤屏障功能受到破坏，出现细菌感染，表现为局部皮肤脱屑，散在小脓疱；④Ⅳ期 - 凝固坏死期：发生在栓塞后 5～10 天，组织细胞坏死，去氧合的血红蛋白进入周围组织，局部炎症使组织肿胀，表现为局部皮肤发黑、肿胀、发硬；⑤Ⅴ期 - 结痂期：可能持续数周，坏死组织脱水变硬，炎症细胞浸润吞噬坏死细胞，渗出较多或合并感染，局部皮肤演变为黑色干痂，可伴脓性分泌物。

（3）血管栓塞的预防与治疗：①告知风险，严格掌握适应证及禁忌证；②熟悉解剖结构和层次，在安全层面注射，操作者应熟悉面部血管的三维解剖，熟知面部血管的体表投影、走形、所在层次和常见变异；③掌握注射技巧，避免并发症：操作者应掌握规范的注射方法。推荐使用容量小的注射器。由于过细的钝针同样可能刺破血管，因此不建议使用。研究提示，将针头部分预填充生理盐水而非填充剂，可明显降低回抽试验假阴性率和减少回抽阳性所需时间。对于交联程度高的透明质酸填充剂，推注时应尤其注意低压、慢推、少量。局部浸润麻醉时添加肾上腺素可使血管收缩变细，降低针刺损伤血管风险，但也可能掩盖栓塞后局部皮肤颜色变化；④注射时和注射后密切观察局部变化：注射全过程和注射后均必须仔细观察局部血供和毛细血管再充盈时间，尤其注意双侧对比观察。建议美容就医者在注射填充术后常规留观 30～45 分钟，无异常情况再离开；⑤一旦发现血管栓塞应立即停止注射，并予以局部和（或）血管内注射透明质酸酶。常规方法是将 1500U 透明质酸酶溶于 1ml 生理盐水，予以大剂量、高浓度、分次注射；若 15～20 分钟后缺血症状无明显改善，可重复注射。也可以局部热敷和按摩，可能有利于促进透明质酸的机械性分解，促使栓子松动，增加局部血流；同时应尽早进行高压氧治疗以增加组织氧合和缺氧耐受，促进血管新生。

（田欢欢）

三、埋线紧致提升技术

埋线紧致提升技术主要利用导引针植入可吸收外科锯齿线，机械作用提升浅层脂肪组织进行解剖复位，是一种安全、有效且操作简易的微创美容外科技术。置入的线材还可作为人造韧带解决面部老化韧带松弛的问题。线材降解过程中刺激组织产生大量胶原蛋白和成纤维细胞，当线材完全降解后继续产生持续牵拉作用，从而增强皮肤弹性与紧致度，达到持续抗衰作用。

【操作目的及意义】

1. 提升与复位以及面部韧带的复位与放松。

2. 增强皮肤弹性与紧致度，持续抗衰。

3. 预防和减少操作后并发症的发生。

【操作步骤】

1. 评估

（1）评估患者健康史：有无药物过敏史、既往史、用药史（术前 1～2 周是否应用抗凝类、血管扩张类及激素类药物，如阿司匹林、维生素 K 等）、生活嗜好（如有无吸烟史等）。过去半年内进行过面部整形手术或植入任何医用材料的患者请先告知主治医生。

（2）评估患者是否处于月经期、哺乳期，确定其身体状况是否适合手术。

（3）评估局部情况：近3个月面部治疗区皮肤有无囊性痤疮、湿疹、皮癣等严重皮肤疾病；局部皮肤是否有感染灶存在。

2. 操作准备

（1）护士准备：衣帽整洁，洗手，戴口罩。

（2）物品准备：碘伏、25G长钝针、2.5ml注射器、18G锐针、弯盘、专用引导针（SDN套管针或W形引导针）、鱼骨线/螺旋线、剪刀、持针器、无菌纱布、生理盐水、麻醉药物（2%盐酸利多卡因注射液）、0.1%盐酸肾上腺素注射液、无菌手套、洁面乳、冰块、压力球、相机。

（3）患者准备：①患者常规洁面；②与医生商定治疗的部位，提出自己的要求和想法，共同制定出全面、合理的治疗计划；③注射前护士向患者做好沟通，使患者全面了解整个治疗过程；④患者术前期望值与术后满意度密切相关，指导患者对手术结果有恰当的期望值，同时耐心解答患者提出的每一个问题，消除其顾虑，增强其信心；⑤术前局部需敷麻醉药，时间较长，患者需要耐心等待，待麻醉药物起效，面部有麻木感后，再行注射。

（4）环境评估：治疗室保持整洁，光线充足，温湿度适宜（温度18～22℃，湿度50%～60%）；治疗室内减少人员出入，防止交叉感染，同时注意保护患者隐私。

3. 操作方法

（1）治疗开始前，检查各种物品、药品是否齐全，供氧系统是否良好，调节室内温度、操作光线，选择合适的轻音乐播放，调节治疗床的舒适度。

（2）与医生共同核对手术线信息、患者治疗部位。

（3）详细核对患者信息并填写知情同意书，协助医生向患者交待注意事项并签字。

（4）常规操作前照相，协助医生标记注射部位，划线并固定。

（5）协助患者清洁面部后敷麻醉药物40分钟，待患者面部有麻木感后再次清洁面部；协助患者取舒适的注射体位，将压力球放置于患者手中；协助医生消毒面部，配制麻醉药物，医生戴手套。

（6）打开线材外包装盒，在无菌操作下将线材由医生取出并安装专用注射针头，再次核对无误后方可埋入治疗区。

（7）埋线过程中观察患者疼痛感受，安慰患者，分散患者紧张情绪，并询问有无其他不适。

（8）注射后用棉签轻轻按压注射针眼处，直至不流血后再涂抹抗生素软膏预防感染，再用冰块冰敷患者注射部位15分钟，以缓解疼痛，并嘱患者稍作调整，告知治疗完毕。

（9）冰敷完毕后擦去患者面部的标记线，留取照片并向患者交待注意事项。

4. 操作评价

（1）患者及其家属能够知晓护士告知的事项，对护理服务满意。

（2）护士操作过程规范、安全、有效。

（3）患者出现异常情况时，遵医嘱及时处理。

【操作重点和难点】

1. 面部涂抹麻醉药物后要用保鲜膜覆盖，有利于麻醉药物更充分地起效，面部出现麻木感后再清洗麻醉药物。除表面麻醉外，还需要局部浸润麻醉或神经阻滞麻醉。

2. 严格无菌操作，最大限度地防止围手术期感染。

3. 及时询问患者感受，操作时要求手法轻柔、准确、熟练、敏捷，将组织损伤减少到最低限度。

4. 冰敷时间不宜过长，皮肤长期暴露于温度较低的环境中加之局部麻醉后面部感觉迟缓，可能造成皮肤表面冻伤。

5. 根据需要提升部位及术式，选择合适型号的线材。

【注意事项】

1. 注射前必须清洁治疗区，清除残留的化妆品，若是发际内入路应剪去入针附近区域的头发，按区域需要将长发扎成小辫。术前评估术区是否存在感染，严格抗感染治疗。

2. 严格按要求术前照相，包括面颈部正位、侧位及45°角斜位。

3. 术后48小时内适当冷敷，每次10～20分钟，每天3～4次；术后至少3天内创口保持清洁干燥，术后2个月内避免剧烈运动，避免面部搓揉、按摩和其他牵拉动作；忌辛辣刺激、海鲜及过硬食物，特别忌烟酒；术后2周禁止泡温泉、蒸桑拿等高温活动；2个月内勿做夸张表情，禁止做光电类治疗和面部按摩。

4. 严格适应证和禁忌证

（1）适应证：①下面部面型改变；②眼尾松垂（上睑松垂不明显）或

眉下垂；③额部下垂（眉间区）；④中重度鼻唇沟加深；⑤局部轻度凹陷（颞部、面颊、颧脂肪垫）；⑥中下面部松垂，口角囊袋及颌颈角增大；⑦眶颧沟形成；⑧早期颈阔肌及颈部皮肤松弛。

（2）相对禁忌证：①面部皮下脂肪量过多或过少；②面部皱纹明显、松弛严重；③除皱及面颊溶脂术后 6 个月内；④大量的填充剂注射或脂肪移植术后 6 个月内；⑤术区陈旧性浅显瘢痕；⑥颏下脂肪过多；⑦面部脂肪偏薄患者谨慎使用鱼骨线折叠法。

（3）绝对禁忌证：①女性生理期期间；②妊娠期或哺乳期妇女；③全身免疫系统疾病或器官功能不全；④近 3 个月服用抗凝药物；⑤近 3 个月面部囊性痤疮、湿疹、皮癣、感染等严重皮肤疾病；⑥瘢痕体质；⑦近 6 个月内接受其他面部手术或治疗；⑧颈部皮肤松弛严重；⑨对手术的预期效果过高。

【操作并发症及处理】

1. 线头外露　线体顶出，在顶出处破口；可直接用镊子顺锯齿方向取出即可，术后涂抹消炎药。

2. 操作部位凹凸不平　局部可通过手法松解，面积跨度较大处可通过松解针反向提拉松解。

3. 局部线体感染或创面感染　取出线体或线头，局部抗感染治疗，严重者口服抗生素治疗。

4. 表情受限　因置入线材的原因，术后会有异物感，可能会出现轻度面容僵硬现象，一般 1 个月后感觉会逐渐好转。

5. 血肿　血肿通常在一周内消失，如果出现严重血肿，应及时到医院复诊。

（田欢欢）

四、瘢痕注射技术

瘢痕组织主要是由胶原纤维组成的结缔组织，多数发生于受伤以及手术后。正常瘢痕组织虽能促进伤口愈合，但由于瘢痕组织过多致使患者易出现瘢痕增生。病理性瘢痕可划分为增生性瘢痕以及瘢痕疙瘩等，上述两种病理类型均是由于瘢痕组织内的成纤维细胞出现过度增殖以及自身降解能力下降导致胶原纤维出现排列性障碍、基质胶原出现过度沉积。瘢痕注射技术是将药物注射于瘢痕组织中，通过药物吸收使瘢痕萎缩、变软、变薄、变平坦，改善皮肤外观，使相关组织或器官的生理功能得以恢复，以此达到治疗的目的。通常选用醋酸曲安奈德混悬液，它是人工合成的糖皮质激素，具有抗过敏、抗炎及免疫等作用，通过抑制成纤维细胞 DNA 的表达抑制瘢痕成纤维细胞增殖。此外，该药物还能通过减少组胺等炎症递质释放减轻机体炎症，从而抑制瘢痕组织增生，降低复发率，提高临床疗效。

【操作目的及意义】

1. 瘢痕注射主要治疗增生性瘢痕和瘢痕疙瘩。

2. 减轻瘢痕给患者带来的痛苦和改善瘙痒症状。

【操作步骤】

1. 评估　收集患者的一般资料、现病史、既往史、药物过敏史等，评估患者治疗部位皮肤情况，观察局部皮肤是否完整，有无破损、感染，是否使用外用药物等。评估患者的病情及皮损大小。观察患者局部皮肤状况。

2. 操作准备

（1）护士准备：衣帽整洁，洗手，戴口罩。评估患者局部皮肤状况，如瘢痕大小、颜色、硬度、有无感染等。

（2）物品准备：治疗盘 1 个（内置复合碘消毒液、棉签、一次性注射器、2% 盐酸利多卡因注射液及醋酸曲安奈德混悬液、创可贴或无菌纱布、胶布）、32G 注射针头、无菌手套。

（3）患者准备：治疗前向患者做好解释工作，讲明操作的目的、方法和注意事项，以取得患者的配合。

（4）环境评估：治疗室保持整洁，术前紫外线消毒 1 小时，温湿度适宜（温度 18~22℃，湿度 50%~60%）；治疗室内减少人员出入，防止交叉感染。

3. 操作方法

（1）按医嘱抽吸药液。醋酸曲安奈德混悬液加入 1/3 比例的盐酸利多卡因注射液，可缓解患者注射时的疼痛。

（2）常规消毒局部皮肤。手持注射器或无针加压注射器，把握好进针角度，与皮肤呈 15°角。

（3）沿瘢痕疙瘩外缘进针，边进针边注射药物，药液将沿瘢痕的范围扩散，使整个瘢痕呈苍白隆起。同样，间隔数分钟再选择另一进针途径行第 2 次注射。

（4）注射完毕后，外用无菌纱布按压、包扎。

（5）做好详细的病情及用药记录。

4. 操作评价

（1）严格无菌操作，无交叉感染。

（2）患者对疼痛可耐受，无不良反应发生。

【操作重点及难点】

1. 注射位置要准确。对增生性瘢痕，将药物注射在瘢痕最坚硬的部位。

2. 掌握好进针深度。切勿将药物注射到正常皮肤及瘢痕下，以免引起皮肤肌肉萎缩、脱色等不良反应。

【注意事项】

1. 严格无菌操作，防止交叉感染。

2. 注射中密切观察患者的出血量、疼痛程度；注射后注意按压皮肤 3 ~ 4 分钟，减少出血和药物的浪费。

3. 把握好注射用药的剂量，每次剂量不超过 20mg，每次间隔 20 天，通常 4 次为 1 个疗程。如果面积较大，一般需 6 ~ 7 次注射。注射剂量可逐渐递减，待瘢痕转化平坦时，立即停止使用。

4. 对于增生性瘢痕直径 > 0.5cm，药物浸润范围小、效果差，多采用激光或高频仪削平瘢痕增生或瘢痕疙瘩，待创面恢复 20 天至 1 个月，再行药物注射。

【操作并发症及处理】

1. 皮下组织萎缩、凹陷　由于操作者注射过深、过量至皮下组织而引起。处理方法：处理比较困难，要求医务人员操作时掌握好注射部位及剂量，从而减少不良反应的发生。

2. 疼痛　由于瘢痕疙瘩坚硬，注射时产生剧痛。处理方法：注射时加入盐酸利多卡因注射液，以缓解疼痛。如症状比较明显，可适当应用止痛药物。

3. 色素沉着和毛细血管扩张　主要因激素的不良反应引起。一般不需特殊治疗，逐渐自行恢复。

（田欢欢）

五、腋臭微创注射技术

腋臭又称腋下臭汗症，是由棒状杆菌为主的细菌分解、发酵顶泌汗腺排泄的汗液，产生挥发性不饱和脂肪酸和硫醇等刺激性气味物质。运动后或夏季尤为明显，可影响人际交往，给患者造成一定的心理压力，从而影响患者日常生活。腋臭手术治疗效果可靠，但存在恢复期较长、术后不良反应、并发症多等问题，导致患者接受度较低。注射疗法因方便、快捷、创伤较小等优点被大多数患者接受。目前 A 型肉毒毒素局部注射治疗是最为常见的非手术治疗方法，其原理主要是通过裂解突触前膜的突触相关蛋白 SNAP25，使骨骼肌的肌力减弱，这一作用阻断了运动神经元释放乙酰胆碱，从而减少神经对汗腺的控制，使汗腺分泌减少，以减少腋臭前体物质的产生，进而减轻患者腋臭症状。国内外多名学者的临床研究证实，接受 A 型肉毒毒素注射治疗的患者术后腋臭症状改善，不良反应发生率较手术治疗低，患者接受程度及依从性均高于手术治疗。

【操作目的及意义】

1. 抑制腋下腺体分泌汗液，去除异味。

2. 尽量降低复发率。

3. 预防和减少手术并发症。

【操作步骤】

1. 评估

（1）评估患者健康史：有无药物过敏史、既往史、用药史（术前 1~2 周禁止应用氨基糖苷类药物，如庆大霉素、妥布霉素、奈替米星和卡那霉素等，术前 1~2 周避免应用抗凝类、血管扩张类及激素类药物，如阿司匹林、维生素 K 等）、生活嗜好（如有无吸烟史等）；过去半年内进行过面部整形手术或植入任何医用材料的患者请先告知主治医生。

（2）评估患者是否处于月经期，确定其身体状况是否适合手术。

（3）评估局部情况：注射区皮肤有无瘢痕、溃疡、肿瘤等；局部皮肤是否有感染灶存在。

2. 操作准备

（1）护士准备：衣帽整洁，洗手，戴口罩。

（2）物品准备：注射用 A 型肉毒毒素、生理盐水、麻醉药物、0.1%

盐酸肾上腺素注射液（急救药品）、注射器、专用注射针头、棉签、消毒剂、无菌手套、冰块、减压球、相机。

（3）患者准备：①患者常规清洁术区；②与医生商量治疗的部位，提出自己的要求和想法，如果需要注射的面积较大，要制定出全面、合理的治疗计划；③注射前护士向患者做好沟通，使患者全面了解整个治疗过程；④患者术前期望值与术后满意度密切相关。指导患者对治疗结果有恰当的期望值，同时耐心解答患者提出的每一个问题，消除其顾虑，增强其信心；⑤术前局部需敷麻醉药物，时间较长，患者需要耐心等待，待麻醉药物起效，局部有麻木感后，再行注射；⑥注射后一周内禁酒烟，禁辛辣、刺激、海鲜等食物。按时复查，如有不适，及时来医院就诊。

（4）环境评估：治疗室保持整洁，光线充足，温湿度适宜（温度18～22℃，湿度50%～60%）；治疗室内减少人员出入，防止交叉感染，同时注意保护患者隐私。

3. 操作方法

（1）治疗开始前，检查各种物品、药品是否齐全，供氧系统是否良好，调节室内温度、操作光线，选择合适的轻音乐播放，调节治疗床的舒适度。

（2）与医生共同准备操作所需的特殊用物，二人再次核对药物及注射部位、注射剂量和配药方法。

（3）详细核对患者信息并填写知情同意书，协助医生向患者交待注意事项并签字。

（4）常规操作前拍照，协助医生标记注射部位，划线并固定。

（5）协助患者清洁腋下，根据医嘱备皮后敷麻醉药物40分钟，待患者腋下有麻木感后再次清洁，协助患者取舒适的注射体位（双上肢外展，掌心至于枕后），将压力球放置患者手中，护士协助医生消毒腋下，医生戴手套。

（6）按医生要求稀释药液，注意无菌技术的操作。将注射所需的A型肉毒毒素用生理盐水稀释至规定浓度后抽吸至注射器内，并安装专用注射针头再次排气，交由医生二次核对无误后注射。

（7）注射中，观察患者疼痛感受，安慰患者，分散患者紧张情绪，询问患者有无其他不适。

（8）注射后用棉签轻轻按压针眼处，直至不流血。擦去患者局部的标记线，用预先准备的冰块冰敷注射部位 15 分钟，以缓解疼痛，并嘱患者稍作调整，告知注射完毕。

（9）冷敷完毕后，向患者交待注意事项。

4. 操作评价

（1）患者/家属能够知晓护士告知的事项，对护理服务满意。

（2）操作过程规范、安全、有效。

（3）患者出现异常情况时，护士应处理及时。

【操作重点及难点】

1. 腋下涂抹麻醉药物后要用保鲜膜覆盖，有利于麻醉药物更充分地起效，腋下有麻木感后再清洗麻醉药物。

2. 无创操作。要求手法轻柔、准确、熟练、敏捷，将组织损伤减少到最低限度。

3. 通常使用"井"字形标记注射范围，间隔 1cm，交叉点即为注射点。传统注射使用 26/30G 针头，每侧以 15～25 个注射点为宜。由于顶泌汗腺开口于毛囊上部，部分学者主张注射前无须剔除毛发，以通过毛发分布判断顶泌汗腺的开口位置。还可以通过经典的 IST 试验判断出汗区。对于复发性腋臭患者，注射点的标记范围需根据手术史进行相应设计。对于微创切口顶泌汗腺切除术患者，应标记于毛发区及腋窝边缘；对于顶泌汗腺及皮肤切除术患者，注射点应分布在瘢痕四周；曾接受过激光治疗的患者，注射点均匀分布在腋窝内即可。同手足多汗症的治疗相似，腋窝中每点注射 0.1ml，约 2U。注射后皮肤轻微隆起，形成皮丘。肉毒素在腋臭中的应用剂量通常为每侧腋窝 50～100U，为了确定最佳治疗剂量，还需要梯度设计注射剂量组进行比较。

4. 注射时，进针后一定要先回抽确认无回血后方可注射，A 型肉毒毒素注入血管内会产生淤青甚至血肿，但一般没有生命危险，注入血管未注入指定肌肉中，疗效会有所影响。所以需要了解局部血管的走行以避免不必要的损伤。

5. 注射后冰敷时间不宜过长，皮肤长期暴露于温度较低的环境中加之敷过麻醉药物后面部感觉迟缓，可能造成皮肤表面冻伤。

【注意事项】

1. 遵医嘱根据医生标记注射面积进行术区备皮，备皮时小心仔细、动作轻柔，将皮肤褶皱的地方尽量伸展。

2. 当患者接受 A 型肉毒毒素时，要严格询问用药史，注射后需观察30 分钟无异常反应后再离院；初次注射者需严格观察用药后的反应，注意有无过敏现象；再次注射者要严格用药间隔时间，严防频繁用药而产生耐药性。严格用药剂量，防止出现中毒现象。

3. A 型肉毒毒素药物稀释时要将生理盐水顺瓶壁缓慢注入，避免剧烈摇晃产生气泡而降低药效，可轻荡待药液完全溶解后方可使用。溶解后在4℃的环境保存，4 小时内用完。

4. 患有神经肌肉疾病，如重症肌无力、Lambert – Eaten 综合征、运动神经病、肌肉萎缩性侧索硬化症等患者禁止使用该药物。

5. 注射后一周内禁用氨基糖苷类药物，如硫酸庆大霉素注射液等。

6. A 型肉毒毒素属毒麻药需遵循"五专"（专柜储存、专用账册、专册登记、专人负责、专用处方），使用后空瓶要回收，有资质的医生开具毒麻药处方交由专人保管、请领。

【操作并发症及处理】

1. 出血、血肿　针头对于皮肤、肌肉有较轻创伤，会引起少量的出血，操作者误伤血管而出现出血、血肿也是不可避免的，应予以高度重视。处理方法：注射时操作者应提前了解血管走行，避免误伤血管。出现血肿时立即停止注射该部位，按压止血，注射完毕后冰袋冰敷注射区域，72 小时内可多次间断冰敷。

2. 皮肤发红、水肿　注射针头及药物均对皮肤有轻微刺激。处理方法：注射后可局部冰敷，症状一般可在注射后 2 天内自行消除。

3. 局部感染或脓肿形成　出现这种现象较少，操作中不注意无菌技术及治疗后当天患者不注意局部卫生均有可能造成感染。处理方法：操作中必须注意无菌原则，注射后当天不可沾水，针眼结痂未掉时不可用手抠掉，禁辛辣刺激食物，禁烟、酒。若局部感染严重需来院就诊，不可自行处理。

4. A 型肉毒毒素中毒　大剂量注射后有可能会出现中毒现象，分为轻、中、重三度。轻度：仅有全身乏力及眼部症状者；中度：出现吞咽困难者；重度：出现明显呼吸困难者。A 型肉毒毒素中毒的特征临床表现为对称性、下行性副交感神经松弛麻痹症状，通常以脑神经支配的头面部肌肉麻痹为首发症状。最常见症状有口干、全身乏力、吞咽困难以及眼部症状。肉毒毒素中毒症状的出现依次为眼部症状 – 口舌咽症状 – 吞咽困难 – 呼吸肌麻痹，症状消退顺序正好与出现的顺序相反。病情变化过程可分为四个阶段：潜伏期（1～10 天）、加重期（6～14 天，平均 9.8 天）、高峰期（9.1 天）、恢复期（轻度 1～2 个月，中重度 3～6 个月）。处理方法：明确诊断后尽早应用肉毒抗毒素，可延缓和阻止病情进展。如无法做到早期使用肉毒抗毒素，也需尽快使用，虽已不可能完全终止中毒反应，但可减轻中毒症状的严重程度并缩短症状持续时间；医护人员在给患者注射前需与患者再次确定用药史、注射史和过敏史，严格把控用药时间间隔和用药剂量（说明书中标注其推算中毒量和致死量是 2500～3500U，一次用量建议不超过 500U。使用肉毒毒素治疗时，建议单次注射剂量不超过 300U，2 个月内累积注射剂量不超过 400U）。

（田欢欢）

第十九节 中胚层疗法

一、微量电子注射仪治疗技术

微量电子注射仪治疗技术（俗称"水光针"）是中胚层治疗的一种方法，也是近年来的一项新技术。它是通过多头带负压的自动注射器，将药物或营养物质等注射到皮内，一般进针深度 0.8～1.5mm，改善面部细纹、皮肤干燥、色斑、油脂分泌过多等问题，达到面部年轻化。注射产品一般有透明质酸、维生素、矿物质、氨基酸、氨甲环酸等。该方法在医学美容领域中得到了越来越广泛的应用。

【操作目的及意义】

1. 微量电子注射仪治疗技术，目前被广泛应用于面部年轻化、生发、治疗色素增加性皮肤病和敏感皮肤等方面。

2. 注射方式根据患者皮肤问题及注射产品而定，通过仪器设定注射的药量、注射速度、注射深度等，这种给药方式可以减少漏液，具有减轻注射疼痛和瘀斑、缩短注射时间、注射深度可控及给药量均匀等优点。

【操作步骤】

1. 评估 收集患者的一般资料、现病史、既往史、药物过敏史等，评

估有无禁忌证、预期疗效等；评估患者治疗部位皮肤情况，观察皮肤有无破溃、感染，是否使用外用药物等。

2. 操作准备

（1）护士准备：衣帽整洁，洗手，戴口罩。

（2）物品准备：微量电子注射仪、注射产品、表面麻醉剂、封包膜、无菌连接管、棉签、生理盐水、75%乙醇、无菌修复面膜（冰箱冷藏）、无菌换药包（纱布、洞巾、弯盘、碘伏棉球、棉球、镊子）、照相机等。

（3）患者准备：治疗前向患者讲解治疗的目的、方法、过程、预期效果、术后护理、可能带来的不良反应等，详细介绍治疗期间的注意事项及复诊时间，以取得患者的配合。充分沟通后，患者签署微量电子注射仪治疗知情同意书。

（4）环境评估：治疗室保持整洁，光线充足，温湿度适宜（温度18～22℃，湿度50%～60%），房间紫外线消毒后备用。

3. 操作方法

（1）清洁面部皮肤。用洁面乳或清水清洁治疗部位皮肤。

（2）留取照片。嘱患者休息约5分钟后，对治疗部位拍照存档。

（3）更换一次性床单，协助患者取利于治疗的舒适体位，并充分暴露治疗区。面部外涂表面麻醉剂，外敷封包膜，20～30分钟后即可治疗。

（4）接通电源，预热仪器，检查仪器性能是否良好。用酒精纱布擦拭仪器操作界面及手柄处，待干备用。

（5）去除表面麻醉剂。

（6）皮肤常规消毒。操作者戴无菌手套，镊子夹取碘伏棉球擦拭面部皮肤2遍，然后夹取蘸有生理盐水的棉球脱碘2遍。

（7）面部铺无菌洞巾。

（8）设置注射参数。

（9）安装注射产品，连接好针头和连接管。

（10）开始治疗。治疗过程中询问患者的疼痛感受及观察皮肤反应，适当调整注射参数。

（11）注射完毕后给予冰箱冷藏的无菌修复面膜湿敷30分钟。

（12）整理用物，仪器操作界面及手柄处酒精擦拭消毒。

（13）做好记录，告知患者注意事项。

4. 操作评价

（1）操作过程规范、安全、有效。

（2）未发生不良反应。

【操作重点及难点】

1. 目前，混合产品（鸡尾酒疗法）注射越来越多地应用到微量电子注射仪治疗中，通常最多可混合三种对抗性药品。注射产品必须注意只使用水溶性物质，以确保 pH 值相等，并只使用清澈和等渗溶液进行注射，确保皮肤能够耐受治疗。理想情况下，配方中混合的物质应具有协同作用。

2. 激素类药物如可的松，除少数情况使用，如治疗瘢痕疙瘩、斑秃、炎症并发症等，一般不用于微量电子注射仪治疗。

3. 操作中严格遵守无菌技术原则，避免不良反应的发生。

4. 注射产品需按说明保存，同一针只可本人注射使用，未用完的针剂不可回收给其他患者使用。

5. 注射产品必须使用国家药品监督管理局准入的合规产品，对于来源不明的产品，严禁用于治疗。

6. 注射产品严格按药品说明书储存条件保存。

7. 禁忌注射高渗透压及不可吸收代谢的产品。

【注意事项】

1. 嘱患者 24 小时内禁止面部皮肤沾水，1 周内避免剧烈运动、游泳、桑拿等。72 小时后可化妆。

2. 治疗后注意防晒。前 3 天采取遮挡方式防晒，如戴帽子、口罩等；3 天后根据皮肤性质可选择相应的防晒产品。

3. 治疗后即刻患者如需戴口罩，应戴无菌外科口罩。

4. 治疗 24 小时内若外敷面膜，应选择无菌修复类产品。

5. 禁忌证　①怀孕及哺乳期女性；②对产品主要成分及麻醉药物过敏者；③瘢痕体质或易出现色素沉着患者；④注射区域存在皮肤感染者；⑤自身免疫性疾病活动期患者；⑥凝血功能异常及其他严重的慢性疾病患者；⑦精神疾病患者。

【操作并发症及处理】

1. 疼痛、红斑、水肿、瘀青、微小凸起　属治疗后的正常反应，一般可自行缓解消退。

2. 感染 多部位同时注射，配药或皮肤消毒不严格，可造成局部感染，引起丘疹、脓疱、毛囊炎甚至瘢痕、色素沉着；还可发生单纯疱疹、传染性软疣、寻常疣、扁平疣等病毒感染；偶有诱发局部体癣等真菌感染、非典型分枝杆菌感染、非典型支原体引起的脂膜炎等严重并发症。因此，需注意术前的严格消毒，消毒注射环境，增强无菌操作观念及选择正规合格的产品等。术前对复发型单纯疱疹患者应给予预防性抗病毒治疗，持续 3~5 天；发生细菌感染者可口服红霉素、米诺环素、青霉素类等相应抗生素，外用莫匹罗星软膏、夫西地酸乳膏等局部抗感染治疗；遇有化脓应行细菌、真菌培养并按药敏试验结果给药；出现脓肿、皮肤坏死者应及时清创，必要时引流。

3. 超敏反应及接触性皮炎 对消毒剂、表面麻醉剂、注射药品任何一种成分过敏，即可发生局部红斑、丘疹、水疱、渗液、瘙痒等接触性皮炎及风团等过敏反应。因此，应详细询问患者过敏史及药敏史，禁止随意配制、混合药物，尽量减少一次性注射产品的种类。发生过敏反应可使用抗组胺药物、皮质类固醇激素等治疗，并局部湿敷、外用糠酸莫米松等药物。

4. 色素沉着 偶有术后局部色素沉着，尤其是继发感染或皮炎后以及异物反应等炎症反应后；还有可能是加重了原有色素性疾病，如黄褐斑。可遵医嘱口服维生素 C 片、氨甲环酸片等，外用氢醌乳膏等治疗，避免日光照射。必要时低能量激光辅助治疗。

5. 异物肉芽肿 注射后形成丘疹、小结节及较大硬结等异物反应。配药严格掌握适应证，不能随意添加诸如交联的透明质酸、左旋聚乳酸等易引起纤维增生的产品，切勿使用不合格产品。发生较小的丘疹、结节可口服抗炎及皮质激素治疗，较大的结节可注射类固醇激素治疗。

二、微针治疗技术

微针治疗技术是利用定位针上许多微小针头滚动刺激皮肤，在皮肤表面形成数量巨多而体积细小的微细管道，使药物能够更加容易穿透皮肤的角质层，从而增加药物的经皮吸收，以使药物发挥更优的疗效。同时微针对表皮、真皮甚至皮下组织会造成损伤，皮肤组织在修复过程中，会调动各种修复因素，使新生的胶原增多、胶原重组重排、胶原活力增强及弹性恢复等，起到面部年轻化作用。目前临床中最常用的是滚轮微针。

【操作目的及意义】

1. 在皮肤美容科，微针应用于色素性皮肤病、脱发、痤疮、瘢痕、面部年轻化等多个领域，应用范围逐渐推广和普及。

2. 由于其独特的经皮给药模式，具有安全可靠、操作简单、效果显著的特点，对于日常的皮肤护理及某些皮肤疾病，具有广阔的临床应用前景。

【操作步骤】

1. 评估　收集患者的一般资料、现病史、既往史、药物过敏史等，评估有无禁忌证、预期疗效等；评估患者治疗部位皮肤情况，观察皮肤有无破溃、感染，是否使用外用药物等。

2. 操作准备

（1）护士准备：衣帽整洁，洗手，戴口罩。

（2）物品准备：滚轮微针、导入产品、表面麻醉剂、封包膜、棉签、生理盐水、无菌修复面膜（冰箱冷藏）、注射器、无菌换药包（纱布、洞巾、弯盘、碘伏棉球、棉球、镊子）、照相机等。

（3）患者准备：治疗前向患者讲解治疗的目的、方法、过程、预期效果、术后护理、可能带来的不良反应等，详细介绍治疗期间的注意事项及复诊时间，以取得患者的配合。充分沟通后，患者签署微量电子注射治疗知情同意书。

（4）环境评估：治疗室保持整洁，光线充足，温湿度适宜（温度18～22℃，湿度50%～60%），房间紫外线消毒后备用。

3. 操作方法

（1）清洁皮肤。用洁面乳或清水彻底清洁皮肤。

（2）留取照片。嘱患者休息约5分钟后，对治疗部位拍照存档。

（3）更换一次性床单，协助患者取利于治疗的舒适体位，并充分暴露治疗区。治疗部位外涂表面麻醉剂，外敷封包膜，20～30分钟后即可治疗。

（4）去除表面麻醉剂。

（5）皮肤常规消毒。操作者戴无菌手套，镊子夹取碘伏棉球擦拭面部皮肤2遍，然后夹取蘸有生理盐水的棉球脱碘2遍。

（6）治疗部位铺无菌洞巾。

（7）开始治疗。操作者手持微针，一般操作以"十"字形或"米"

字形滚动，彼此间重叠10%，以免在条带之间遗留未治疗区域。操作力度要适中，边滚动边涂抹导入产品，观察患者皮肤反应及询问患者的感受，直至治疗结束。

（8）操作完毕后，给予冰箱冷藏的无菌修复面膜湿敷30分钟。

（9）整理用物，做好记录，告知患者注意事项。

4. 操作评价

（1）操作流程正确，即刻皮肤反应良好。

（2）未发生不良反应。

【操作重点及难点】

1. 滚动微针棒时使用手腕带动，滚动时注意用力方向要与微针轴一致，滚动结束时将微针棒的头部抬高后离开面部，防止划伤皮肤。

2. 治疗中需要平稳均匀滚刺；深宜慢，浅可快；深宜点刺，浅可滚刺；宁轻勿重，宁浅勿深；同一区域避免过多重复滚刺，避免形成片状损伤；少则2~3遍，多则4~8遍为宜；观察皮肤反应确定治疗终点。

3. 治疗结束时所达到的治疗终点以治疗区微红即可，切忌出现瘀点甚至渗血、渗液等反应。

4. 微针直径的选择。根据治疗的需要和患者的皮肤状况决定。直径0.25~0.5mm的微针，适用于日常皮肤护理；直径1.0~2.5mm的微针，适用于治疗皱纹、瘢痕等。因皮肤厚薄不同，对疼痛耐受性也不同，一般皮肤厚可选用大号的微针，皮肤薄嫩可选择小号的微针。

5. 微针针长的选择。不同长度的微针可对应表皮、基底膜带、真皮等不同修复层次，以更好治愈相应症状。针长0.25mm、0.5mm的微针主要促进表皮色素代谢和基底膜带修复，帮助有效成分透皮吸收，改善肤色、肤质及细纹；针长1mm的微针主要治疗真皮光老化，改善皱纹、毛孔、痘坑和松弛等问题，实现皮肤年轻化。

6. 需根据皮肤状态和治疗的需求来选择正确的无菌产品。

【注意事项】

1. 眼周涂药时，一定注意保护眼睛，避免进入眼睛。

2. 治疗前询问患者药物及护肤品过敏史以及对金属类物品是否有过敏史。必要时进行皮肤过敏试验。

3. 严格遵守无菌技术操作原则，防止感染及其他并发症的发生。

4. 嘱患者 24 小时内禁止治疗部位皮肤沾水，1 周内避免剧烈运动、游泳、桑拿等。72 小时后可化妆。

5. 嘱患者治疗后要注意防晒。前 3 天采取遮挡方式防晒，如戴帽子、口罩等；3 天后根据皮肤性质可选择相应的防晒产品。

6. 治疗后即刻患者如需戴口罩，应戴无菌外科口罩。

7. 治疗 24 小时内若外敷面膜，应选择无菌修复类产品。

8. 禁忌证 ①怀孕及哺乳期女性；②对产品成分及表面麻醉药物、金属过敏者；③瘢痕体质或易出现色素沉着患者；④注射区域存在皮肤感染者；⑤自身免疫性疾病活动期患者；⑥精神疾病患者。

【操作并发症及处理】

1. 皮肤疼痛、红斑 属治疗后正常现象。一般给予冰敷或敷冷藏的无菌修复面膜可缓解。

2. 皮肤干燥、脱皮、紧绷感 一般为术后护理不当引起。建议患者使用温和、不刺激的医学护肤品，勿使用含有刺激性成分的产品，如果酸、左旋 C 原液和去角质产品。可给予胶原蛋白、透明质酸敷料冷敷，外用保湿剂等措施。

3. 疱疹、病毒、细菌感染 规范操作流程，严格遵循无菌技术操作原则，使用正规产品，正确术后护理可预防。术前对复发型单纯疱疹患者应给予预防性抗病毒治疗，持续 3～5 天。出现感染后，可根据病原体给予相应的药物治疗。

（姚美华 田欢欢）

第四章

皮肤中医美容护理操作技术

第一节 面部按摩美容技术

面部按摩美容技术旨在通过对面部特定穴位和经络的精准按摩，有效调理脏腑功能，加速气血流通，进而实现美容养颜、延缓衰老的效果。中医面部按摩技术根植于中医的脏腑经络学说，中医理论认为，面部是身体内在健康状况的外在镜像，人体面部密布着众多与内脏相连的经络和穴位，例如太阳穴与肝胆相系，迎香穴则与脾胃相通。通过按摩这些穴位，可以激发经络之气，调节相应脏腑的功能，促进全身气血的和谐运行。面部按摩美容技术不仅是一种外在的美容手段，更是内调外养、疏通经络、调和气血的养生之道。

【操作目的及意义】

1. 通过按摩面部穴位、经络，系统调节人体气血、经络、阴阳的平衡。

2. 通过按摩促进面部血液循环，增加血氧供应，使肌肤得到充分的营养和滋润，从而达到面色红润、有光泽的目的。

3. 通过按摩调整面部阴阳气血的平衡，缓解因阴阳失调引起的皮肤问题，如色斑、痘痘等，达到美容养颜的效果。

【操作步骤】

1. 评估

（1）全身评估：评估患者是否有高血压、糖尿病等基础性疾病，这些疾病可能影响血管状况，需特别注意。

（2）局部评估：针对面部皮肤情况进行详细检查，包括皱纹、皮肤弹性和对称性。

2. 操作准备

（1）护士准备：衣帽整洁，指甲修剪得当，洗手、戴口罩，保持手部温暖。

（2）物品准备：洗脸巾、按摩膏、面盆及温水。

（3）患者准备：在治疗前，向患者解释治疗目的、方法及作用，以取得患者的配合。同时，清洁患者面部皮肤，确保无化妆品及清洁剂的残留。

（4）环境评估：室内环境温馨且安静，保持适宜的温度与湿度。

3. 操作方法

（1）面部按摩手法：在进行面部按摩时，通常采用中指与无名指的指腹进行操作；在需要按抚和放松时，则多使用整个手掌或大鱼际、小鱼际部位进行操作。①按抚法：主要运用指端（适用于小面积）或手掌（适用于大面积），在面部皮肤上进行缓慢且有节奏地滑动，通常用于按摩的起始和结束阶段。作用：放松紧张的皮肤和肌肉组织，促进面部血液循环，充分润泽皮肤；②环形按摩法：将两手的中指与无名指并拢，通过打圈的方式进行面部按摩，动作需细致且紧凑，可进行垂直或水平方向的环形运动，如从下巴开始向上画圆圈按摩至太阳穴，有助于提升面部轮廓，使面部线条更加清晰、流畅。作用：通过摩擦产生热量，促进面部血液循环，加快新陈代谢，使皮肤更加紧致、有弹性；③揉捏法：通过大拇指与其他手指的协同配合，运用指腹的力量，在面部做圆形或螺旋形的提捏动作。如从眉心开始，向外画圈揉捏至太阳穴，可以缓解额头紧张，减少皱纹的形成，此法禁用于眼部。作用：提升表皮纤维的弹性，预防皱纹形成，促进新陈代谢，增强细胞自我修复能力；④提弹法：此法结合了提拉与弹拨的动作，以四指指腹紧贴于面部皮肤，在提拉过程中，手指有一种弹拨的感觉（类似弹奏钢琴的手法），或从侧面向上轻弹皮肤，力度需恰到好处。此法尤适用于眼周皮肤，关键要掌握适宜的节奏。作用：提升面部的紧致度与弹性，达到抗衰的效果；⑤抹法：通过指腹或手掌紧贴皮肤表面，进行连续的来回拉抹，动作连贯、不停顿。如从下巴开始，手指沿面部轮廓向上提拉抹动，直至额头方向，也可做眼眶的轮刮等。作用：可以加速面部循环及代谢，扩张血管、安神醒脑以及淡化细纹；⑥按法：利用手指或手掌着力于穴位上，施以垂直方向的压力，操作时力度适中，以感到微酸胀感为宜，每个穴位按压数秒，然后松开，重复数次。此法常与揉捏法结合运用，以达到最佳的治疗效果。作用：疏通经络，消瘀散结，舒缓紧张的面部肌肉。

（2）常用的按摩穴位及定位方法：①太阳穴：位于眉梢与目外眦之间，向后约1寸的凹陷处；②神庭穴：位于前发际正中直上0.5寸；③头临泣穴：位于前发际上0.5寸，瞳孔直上；④攒竹穴：位于眉头的凹陷处；⑤鱼腰穴：位于瞳孔直上，眉毛中；⑥丝竹空穴：位于眉梢凹陷中；⑦头维穴：位于额角发际直上0.5寸，头正中线旁开4.5寸；⑧瞳子髎穴：位于目外眦外侧0.5寸的凹陷处；⑨球后穴：位于眶下缘外1/4与内3/4交界处；⑩印堂穴：位于两眉弓内侧端之间的中点，即额骨间隆起处；⑪阳白穴：位于眉弓与前发际之间下1/3处，正对瞳孔；⑫水沟穴：位于人中沟上1/3与中1/3的交点处；⑬四白穴：位于直视状态下，瞳孔直下约1寸，眶下孔处；⑭承泣穴：位于瞳孔直下，眼球与眶下缘之间；⑮迎香穴：位于鼻翼外缘中点旁，鼻唇沟中；⑯地仓穴：位于口角旁开0.4寸处；⑰承浆穴：位于颏唇沟的正中凹陷处；⑱颊车穴：位于下颌角前上方约一横指，即咬牙时咬肌隆起，放松时按之凹陷处；⑲翳风穴：位于耳垂后方，乳突下端前方凹陷处；⑳听宫穴：位于耳屏正中与下颌骨髁突之间，张口时出现的凹陷处；㉑听会穴：位于耳屏间切迹与下颌骨髁突之间，张口时出现的凹陷处；㉒睛明穴：位于目内眦内上方眶内侧壁凹陷处；㉓上关穴：位于颧弓上缘中央凹陷中；㉔下关穴：位于颧弓下缘中央与下颌切迹之间凹陷中；㉕颧髎穴：位于颧骨下缘，目外眦直下凹陷中；㉖廉泉穴：位于颈前区，喉结上方，舌骨上缘凹陷中，前正中线上。

（3）面部按摩基本步骤：首先将按摩膏或按摩油在双手展开，并搓热双手，均匀涂抹在患者的额部、双侧面颊、鼻部及下颌部；遵循向上用力、向下不用力的原则进行按摩。

1）第一步：额部按摩：①示指、中指点按太阳穴；②双手四指指腹沿眉毛向上提至发际线，舒展抬头纹；③拇指沿眉毛向两侧拉抹，舒展眉间"川"字纹；④双手掌横向交替拉抹额部；⑤掌根平齐眉毛，双手掌竖向交替拉抹额部；⑥拇指点按神庭、头临泣、头维等穴位；⑦双手四指交替轻弹额头。

2）第二步：眼部按摩：①沿眼眶进行拉抹，依次刺激攒竹、鱼腰、丝竹空等穴位；②以小8字路径，点按太阳穴；③以拇指点按瞳子髎、球后、承泣、四白、睛明、攒竹、鱼腰、丝竹空等穴位；④示指点按印堂穴，眼部进行交叉剪手动作，中指点按太阳穴；⑤以大 8 字形路径进行打圈按摩，以舒展鱼尾纹。

3）第三步：面颊按摩：①以打小圈的方式沿三条线（迎香至太阳、地仓至听宫、承浆至听会）双手交替向上拉抹；②点按颊车、下关、上关、颧髎、迎香、地仓等穴位；③以双手交替轮指弹拨左侧脸颊；④以双手交替轮指弹拨右侧脸颊；⑤四指贴合面部，轮指弹拨两侧下颌。

4）第四步：口鼻部按摩：①示、中二指上下拉抹鼻侧；②点按承浆、地仓、人中、迎香等穴位；③口部剪刀手向上提拉至耳前；④鼻头打圈；⑤以打大圈的方式按摩，并点弹迎香穴。

5）第五步：下颏部按摩：①手指弯曲握拳，在下颌线下方打圈放松；②以手掌包住下巴，顺着面部轮廓向上拉抹至太阳穴；③双手拇指外侧放至承浆穴，向面颊方向弹拨；④点按承浆、廉泉穴；⑤下颌剪刀手提拉至耳前。

6）第六步：面部整体按摩：①开天门：拇指交替从印堂拉抹至前发际；②抚双柳：拇指沿眉头、眉尾按压至太阳；③双手交叠轻按前额；④轻提下颏。

7）第七步：收式：以十指轻弹全脸皮肤，结束。

4. 操作评价

（1）腧穴定位准确。

（2）按摩手法到位，动作熟练且流畅。

（3）患者有放松感、无不适症状。

【操作重点及难点】

1. 持久性　每一手法的运用，均需重复 3~5 次，持续一定时间，以确保其效果。按摩穴位时，遵循"按而留之"的原则，避免仅进行短暂的接触，应按照轻 - 重 - 轻的顺序进行操作。

2. 渗透力　按摩应具备一定的力度，确保手法服帖、渗透，特别是展油时，掌根先落，依次是掌心、手指，以增强按摩效果。

3. 均匀性　按摩时力度适中、均匀，手法节奏动作连贯。

4. 柔和　手法的转换与衔接应柔和连续，避免过度刺激或损伤皮肤。

5. 得气　在面部穴位按摩时，以患者局部温热、酸胀、麻木等感觉为度，即经气已通，"气至而有效"。

【注意事项】

1. 面部皮肤出现破损、毛囊炎及感染时严禁按摩。

2. 操作前严格清洁消毒双手。

3. 操作过程中随时观察患者反应，有无不适感。

4. 操作时间不宜过长，避免频繁按摩。

【操作并发症及处理】

1. 皮肤损伤　过于频繁或用力按摩可能会破坏皮肤屏障，导致皮肤敏感、泛红。出现皮肤损伤时，要立即停止按摩，使用医用护肤品修复皮肤。

2. 感染风险　若手部或面部清洁不到位，按摩过程中可能带入细菌，引发皮肤感染。一旦发生感染，及时报告医生，必要时服用抗生素治疗。

3. 过敏　按摩时使用的精油或者护肤品，可能引发面部肿胀、瘙痒等过敏症状。若出现皮肤过敏反应，立即停止按摩，及时清洗面部。过敏严重者，应遵医嘱进行相应的抗过敏治疗。

（周双琳　　王聪敏）

第二节　中药面膜美容技术

中药面膜美容技术源自我国传统医学的药物外治法，是将中草药研磨成极细粉末，并将其与适当的成膜物质混合，用水调和成糊状敷于面部，以达到养颜护肤、延缓衰老的效果。根据成膜基质的不同，中药面膜可以分为硬膜和软膜两种类型。硬膜由石膏粉、塑胶纤维素加入适量中药混合调制而成，主要用于治疗炎症性皮肤病，例如痤疮、毛囊炎、脂溢性皮炎等。软膜则由淀粉、绿豆粉、鸡蛋清、蜂蜜等成分与中药混合调制而成，对皮肤起到保湿与美白的作用。

【操作目的及意义】

中药面膜通过封包、吸水和黏附作用，使面部皮肤与外界空气隔绝，保持充分的水合量，同时中草药成分有效渗进皮肤，能够达到促进血液循环、深层滋养肌肤、美白淡斑、保湿补水、收缩毛孔的作用，从而延缓衰老，使皮肤光滑、细腻、清爽而富有弹性。

【操作步骤】

1. 评估

（1）局部评估：评估患者的肤质类型，以确定是否适合使用中药面膜。

（2）过敏测试：建议在患者耳前或者耳后约 $1cm^2$ 的地方进行皮肤测试，等待 15 分钟后，观察有无红肿、刺痒、刺痛等过敏反应。

2. 操作准备

（1）护士准备：衣帽整洁，洗手，戴口罩。

（2）物品准备：纸巾、营养底霜、调膜粉容器、倒棒、脱脂棉片或纱布。药物准备：①消炎：以黄连、苦参、大黄等清热解毒药物为主；②消肿：以茯苓、泽泻、红花等利水消肿药物为主；③美白：以白芷、白芨、珍珠粉等美白药物为主；④止痒：以当归、桃仁、防风等活血祛风药物为主；⑤祛斑：以丹参、当归、白僵虫等活血化瘀药物为主；⑥褪红：以桂枝、乳香、辛夷等行气活血药物为主。

（3）患者准备：治疗前应向患者做好解释工作，介绍治疗的目的、方法、意义，以取得患者的配合。首先，清洁患者的面部皮肤，确保无任何化妆品或清洁剂的残留；其次，根据患者皮肤的特点，选择适当的营养底霜并均匀涂抹于整个面部；最后，使用湿润的薄棉片或双层纱布覆盖眼睛、眉毛、嘴唇以及鬓角的裸露毛发。

（4）环境评估：室内环境温馨且安静，保持适宜的温度与湿度。

3. 操作方法

（1）硬膜操作：①取 250～300g 硬膜粉置入容器中，采用约 150ml 的蒸馏水（热膜使用温热水）迅速调配成均匀的糊状物（图4-2-1）；②迅速且均匀地将糊状膜粉涂抹于面部。在常规操作中，冷膜的倾倒应避免覆盖眼睛和鼻孔；而热膜的倾倒则需先用棉片对眼部和口鼻部进行遮盖，随后从额部开始倾倒膜浆，依次覆盖面颊和下颌直至整个面部。接着，使用压舌板将膜浆均匀刮平，确保膜层厚度约为 5mm。整个倒模过程应控制在 3 分钟内完成。热膜的温度将上升至约 40℃，并持续 10～15 分钟，之后温度逐渐下降并使膜体硬化（图4-2-2）；③在面膜涂抹 15～20 分钟后，指导患者做微笑的动作，以实现面膜与面部皮肤分离（图4-2-3）；④采用双手的中指支撑下颌部面膜边缘，轻柔地向上托起，确保面膜与脸颊皮肤完全分离，随后双手托持面膜，略离开患者面部，停留 3～5 秒，以便患者的眼睛适应光线，之后将膜取下（图4-2-4）；⑤进行面部清洁后，施以收敛性化妆水，随后涂抹润肤营养霜。

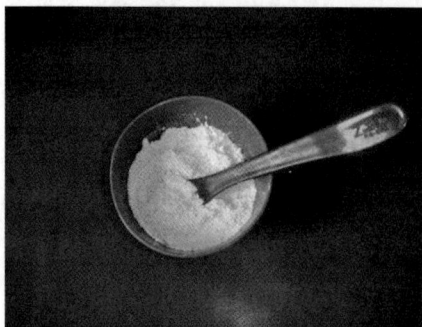

图4-2-1　硬膜粉

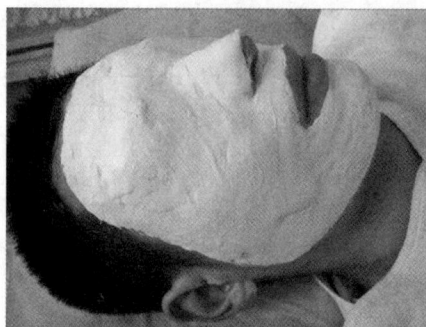

图4-2-2　面部敷膜

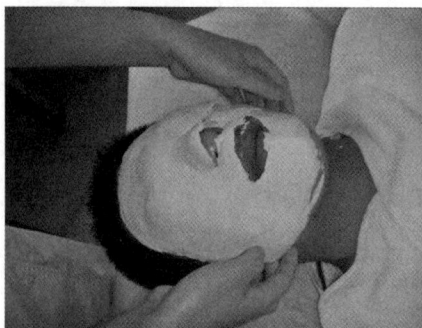

图4-2-3　将膜与面部皮肤分离

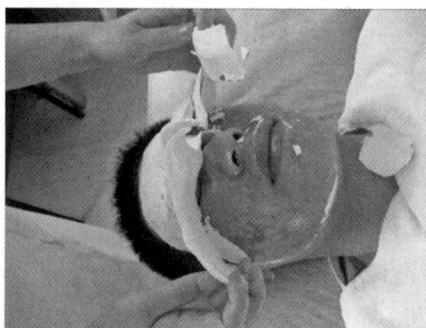

图4-2-4　卸膜

（2）软膜操作：①取250～300g软膜粉置入容器中，采用约150ml的蒸馏水迅速调配成均匀糊状物；②采用小型毛刷蘸取糊状面膜粉，迅速且均匀地施于面部及颈部前侧，施敷的顺序应自颈部起始，遵循自下而上、由内向外的原则，同时需注意避开眉毛、眼睛、鼻孔及唇部。糊状膜粉即可迅速转变为薄膜状，面膜厚度约为0.5cm；③在敷膜约20分钟后，可将薄膜去除。随后从软膜的边缘开始，轻柔地向中心方向揭下。借助面膜的吸附作用，可清除分泌物和污垢，使皮肤更加清爽、洁净；④彻底清洁面部，施以滋润性爽肤水，随后涂抹润肤营养霜。

4. 操作评价

（1）正确选择面膜类型。

（2）操作手法熟练。

（3）患者皮肤无不适症状。

【操作重点及难点】

（1）根据患者的皮肤情况，正确选择面膜的类型。

（2）敷膜区域准确无误，倒模动作迅速且熟练，涂抹方向及顺序正确。

（3）面膜厚度适宜、均匀，膜面光滑，能够一次性完整取膜。

（4）整个敷膜过程清洁、高效，确保倒模操作完成后，周围无残留的膜粉、渣滓。

【注意事项】

（1）严重过敏性皮肤慎用。

（2）局部皮肤有创伤、破溃等感染性皮肤症状者禁用。

（3）患有严重的心脑血管疾病、呼吸系统疾病患者，在发病期应慎用或禁用。

（4）面膜温度不宜过高，以免烫伤皮肤。

（5）面膜干燥后会促使皮肤收紧，出现皱纹，应避免面膜时间停留过长。

【操作并发症及处理】

若患者属于易过敏体质，可能对中药面膜中的成分过敏，引起皮肤瘙痒、红肿等不适症状，此时应及时停止使用面膜，在医生的指导下进行相应的抗过敏治疗。

（王聪敏　　吴英英）

第三节　针刺美容技术

针刺美容技术基于中医经络学说与脏腑学说的理论指导，通过针刺人体特定的腧穴，可疏通经络、调节气血运行及脏腑功能，从而达到美容养颜和延缓衰老的效果。该技术涵盖多种针刺方法，包括毫针术、三棱针术、皮肤针（梅花针）术、皮内针术、火针术、电针术、水针（穴位注射）术、耳针术等。毫针疗法是以毫针为针刺工具，通过刺激人体经络和腧穴来治疗疾病的方法。毫针疗法作为针灸疗法的基础形式之一，是中医皮肤外治法的核心组成部分，本节内容将重点介绍毫针技术。

【操作目的及意义】

通过毫针刺激人体经络上的腧穴，以通调营卫气血，调整脏腑功能，达到美容养颜的效果。

【操作步骤】

1. 评估

（1）全身评估：评估患者是否处于大醉、大怒、饥饿、过饱、精神过度紧张的状态，此类患者不宜立即针灸。首次进行针刺治疗的患者，应做好解释工作，帮助其克服恐惧心理，避免异常情况发生。

（2）局部评估：评估患者治疗部位的皮肤状况。

2. 操作准备

（1）护士准备：衣帽整洁，洗手，戴口罩。施术前消毒好双手，若需夹持进针，应用消毒干棉球作间隔物。

（2）物品准备：手消液、无菌棉球、75%乙醇、针具、针盒、镊子等。

（3）患者准备：治疗前应向患者做好解释工作，介绍治疗的目的、方法及意义，以取得患者的配合。暴露需要针刺的部位，选择便于操作且舒适的体位。

（4）环境评估：室内环境温馨且安静，保持适宜的温度与湿度。

3. 操作方法

（1）进针

1）单手进针法：指仅利用单手将针刺入穴位的方法。操作时右手拇、示二指持针柄，中指指腹抵住针身，指端紧贴穴位，当拇、示二指向下用力时，中指随之弯曲，将针快速刺入所需的深度。此法进针快而不痛，临床上被广泛采用。

2）双手进针法：指双手协同、相互配合，将针刺入穴位的方法。①指切进针法：左手的拇指或示指指端切按在腧穴皮肤上，右手持针，紧贴按在腧穴的手指指甲面，将针刺入穴位。此法多用于短针的进针；②夹持进针法：左手拇、示二指夹干棉球固定针身下端，将针尖抵在腧穴皮肤上，右手向下捻动针柄，左手同时向下用力，将针刺入穴位。此法多用于长针的进针；③舒张进针法：左手拇、示二指将腧穴处的皮肤向两侧撑开，右手持针，使针从左手拇、示二指中间刺入。此法适用于皮肤松弛部位的腧穴；④提捏进针法：左手拇、示二指将腧穴处的皮肤提起，右手持针，从捏起皮肤的上端将针刺入穴位。此法主要用于皮肉浅薄部位的腧穴，如印堂穴；⑤弹针速刺法：左手拇、示二指夹干棉球固定针身下端，留出针尖，对准穴位，右手示指或中指指甲弹击针尾部，将针迅速刺入。此法多用于较短毫针的进针。

3）针管进针法：是利用针管将针刺入穴位的方法。操作时先将针插入针管内，使针尖与针管下端平齐，置于腧穴皮肤上，针管上端留出针柄，左手持针管，右手示指叩打或中指弹击针尾，使针浅刺入皮肤后退出针管，再将针刺入穴位。此法痛感轻微，多用于惧针者。

（2）留针 是将毫针刺入穴位施以手法后留置在腧穴内，目的是加强针刺的作用。常规留针时间 15～30 分钟，是否留针及留针时间长短，视患者情况而定。

（3）出针 指达到针刺治疗目的后，将针起出、退出的方法。左手持无菌干棉球置于针刺部位，右手持针柄缓慢提至皮下，随后出针，棉球按压针孔片刻，以防出血。

4. 操作评价

（1）严格掌握无菌操作。

（2）腧穴定位准确。

（3）进针手法熟练。

（4）患者有正常的针感（酸、麻、胀、痛），无其他不适感。

（5）有较强的安全意识，避开重要的血管及神经。

【操作重点及难点】

1. 针刺取穴的方法 主要分循经取穴和邻近取穴两大类。

皮肤病常用腧穴定位及主治如下所述。

（1）头面部

1）百会穴：①定位：位于前发际正中直上 5 寸；②主治：脱发、白发、发际疮等。

2）风池穴：①定位：位于胸锁乳突肌与斜方肌上端之间的凹陷中；②主治：瘙痒症、神经性皮炎、痤疮等。

3）风府穴：①定位：位于枕外隆凸直下，两侧斜方肌之间的凹陷中；②主治：风疹、脱发、瘙痒症等。

4）迎香穴：①定位：位于鼻翼外缘中点旁，当鼻唇沟中；②主治：酒渣鼻、痤疮等。

（2）上肢部

1）曲池穴：①定位：位于屈肘状态下，肘弯横纹尽头处；②主治：白癜风、痤疮、神经性皮炎、雷诺病等。

2）合谷穴：①定位：位于手背，第 1/2 掌骨间，当第二掌骨桡侧的中点处；②主治：带状疱疹、痤疮、冻疮、瘙痒症、荨麻疹、酒渣鼻等。

3）外关穴：①定位：位于前臂，腕背侧远端横纹上 2 寸，尺骨与桡骨间隙中点；②主治：冻疮、手癣、神经性皮炎等。

4）尺泽穴：①定位：位于肘横纹上，肱二头肌腱桡侧缘凹陷中；②主治：荨麻疹、痤疮、湿疹、酒渣鼻等。

（3）下肢部

1）风市穴：①定位：位于股部，髌底上 7 寸；②主治：荨麻疹、风疹、湿疹等。

2）血海穴：①定位：位于大腿内侧，髌底内侧端上 2 寸；②主治：银屑病、荨麻疹、湿疹、瘙痒症等。

3）足三里穴：①定位：位于小腿外侧，犊鼻下 3 寸，胫骨前嵴外一横指处；②主治：丹毒、臁疮、痤疮、荨麻疹等。

4）三阴交穴：①定位：位于小腿内侧，足踝尖上 3 寸，胫骨内侧缘后方；②主治：黄褐斑、湿疹、荨麻疹、脱发、神经性皮炎等。

（4）躯干部

1）大椎穴：①定位：位于第 7 颈椎棘突下凹陷中；②主治：痤疮、黄褐斑、荨麻疹、湿疹、银屑病、红斑狼疮等。

2）肺俞穴：①定位：位于背部，第 3 胸椎棘突下，后上中线旁开 1.5 寸；②主治：荨麻疹、痤疮、瘙痒症、湿疹、酒渣鼻等。

3）肾俞穴：①定位：位于第 2 腰椎棘突下，后正中线旁开 1.5 寸；②主治：脱发、白发、黑变病、白癜风、银屑病等。

4）大肠俞穴：①定位：位于第 4 腰椎棘突下，后正中线旁开 1.5 寸；②主治：荨麻疹、湿疹、瘙痒症、丹毒、臁疮等。

5）命门穴：①定位：位于第 2 腰椎棘突下凹陷中，后正中线上；②主治：硬皮病、荨麻疹、阴部湿疹、血栓闭塞性脉管炎等。

2. 毫针补泻手法　施以一定的针刺手法，可以达到补虚泻实的目的。根据"虚者补之""实者泻之"的原理，凡暴病、实证、痛症皆用泻法；反之，久病、虚症、痒症皆用补法。

【注意事项】

1. 若患者发生晕针、弯针、滞针、折针等异常情况，应及时做出相应处理。

2. 凡过饥或过饱、大醉、大汗、大怒、惊恐、疲乏等患者，不宜用针刺疗法。

3. 妊娠 5 个月以内，下腹、腰骶部禁针；5 个月以上，上腹部禁针；产后未满月或产后失血过多也应禁针。

4. 针刺部位的皮肤应严格消毒，特别是耳廓、鼻翼等部位，同时注意不要刺伤软骨膜。

5. 若患者出现心慌、憋气、面色苍白、多汗等晕针表现，应立即拔针，做相应处理。

6. 严重气血亏虚、癌症、传染病、凝血功能障碍者，不宜针刺治疗。

【操作并发症及处理】

1. 晕针

（1）表现：面色苍白、恶心欲吐、心慌、多汗、四肢发冷，重则神志不清，仆倒在地，甚至晕厥。

（2）处理：立即停止针刺，迅速将针全部取出，患者头部放低，保证大脑血液供应，松开衣带，注意保暖。轻者仰卧片刻，饮温开水或糖水；重者在以上处理基础上，刺激人中、素髎、内关、足三里、百会缓解症状。若仍不省人事，脉细微欲绝，应配合其他急救措施。

（3）预防：治疗室环境保持安静、舒适、通风良好，避免过于嘈杂或闷热；对初次接受针刺治疗或精神过度紧张者，应做好解释工作，消除其恐惧心理；选择舒适的体位；避免在饥饿、疲劳、大渴时进行治疗，应适当进食或休息；医者的手法熟练、轻柔，随时观察患者的表情和神色，询问患者的感觉，一旦出现不适症状及时采取处理措施。

2. 滞针

（1）表现：针身在体内捻转、提插困难，勉强操作时，患者疼痛难忍。

（2）处理：局部肌肉过度收缩导致的滞针，可延长留针时间或在滞针腧穴附近进行循按、叩弹针柄，或在腧穴附近再刺一针；单向捻针而致的滞针，可反方向捻针并用刮柄、弹柄法，使肌纤维回释。

（3）预防：对精神紧张患者应先消除其不必要的顾虑；选择合适的体位和合理的留针时间，行针的手法应正确，避免单向捻转。

3. 弯针

（1）表现：针柄改变了方向和角度，行针及出针困难，甚至出针时患者感觉疼痛。

（2）处理：发现弯针后不得再行提插、捻转等手法，应顺着弯曲方向出针。因患者变换体位所致，需让其慢慢恢复原体位，待肌肉放松后，再缓慢出针，切勿强行拔出，以防断针。

（3）预防：医生进针需均匀用力，避免过快、过猛。选择合适体位，留针期间嘱患者不要随意变换体位。保护针刺部位，防止针柄受到碰撞和压迫。

4. 断针

（1）表现：行针时或出针后针身折断在体内，断端露于皮外或全部没于皮下。

（2）处理：患者应保持体位不变，避免断针陷入深部肌肉。体外可见的断针可用手指或镊子取出；若断端与皮肤相平或稍凹陷于皮肤，用手指垂直向下挤压针孔两旁，使断针露出，再用镊子取出；若断针在皮下或肌肉深层，需 X 线定位后手术取出。

（3）预防：术前仔细检查针具；避免大幅度行针；在行针或留针时，嘱患者不要随意变换体位；针刺时应留部分针身在体外；发现弯针应立即出针，不可再强行操作；滞针应正确处理，避免硬拔。

5. 血肿

（1）表现：针刺部位皮下出血，出针后，针刺部位出现肿痛，而后皮肤呈现青紫色。

（2）处理：少量的皮下出血可自行消退，不必处理。若青紫面积大、局部肿胀疼痛剧烈，应先行冷敷止血，24 小时后再做热敷，促进局部瘀血消散吸收。

（3）预防：检查针具的完好性；熟悉人体解剖部位，针刺时避开重要的血管；出针后立即用干棉球按压止血。

（周双琳　　王聪敏）

第四节　艾灸美容技术

艾灸美容技术基于中医理论，通过艾灸的温热作用刺激身体特定的穴位，达到补气、养血、梳理气机、升阳举陷的效果，从而改善面部血液循环，促进新陈代谢，实现美容养颜的目的。艾灸疗法的种类繁多，不同的灸法有着各自的特点和适应证。在本节内容中，我们将重点介绍四种常见的艾灸方法：无瘢痕灸、温和灸、间接灸以及温灸器灸。

【操作目的及意义】

活血化瘀，温通经络，祛湿散寒。

【操作步骤】

1. 评估

（1）全身评估：评估患者体质是否适合进行艾灸。

（2）局部评估：评估患者治疗部位的皮肤是否有破溃、炎症等。

2. 操作准备

（1）护士准备：衣帽整洁，洗手，戴口罩。

（2）物品准备：无瘢痕灸应选择合适的清艾绒，检查艾绒有无发霉、变质、潮湿等。温和灸应选择合适的清艾条或药艾条，检查艾条有无霉变、潮湿，包装是否完好。间接灸应准备好所选用的药物或材料，检查有无变质、发霉、潮湿，并制成合适的大小、形状，处理好平整度、气孔等。温灸器灸应根据不同的施灸部位，选择合适的温灸器，如灸架、灸筒、灸盒等（图4-4-1），检查器具性能是否完好。准备好火柴或打火机、线香、纸捻等点火工具，以及治疗盘、弯盘、镊子、灭火器等辅助用具，以确保治疗过程的顺利进行。

（3）患者准备：治疗前应向患者做好解释工作，介绍治疗的目的、方法及意义，以取得患者的配合，选择合适的体位，暴露施灸部位。

（4）环境评估：室内环境温馨且安静，保持适宜的温度与湿度。

3. 操作方法

（1）无瘢痕灸：先在施术部位涂少量凡士林或润滑油，使艾柱更好地黏附，减少艾灸对皮肤的刺激。将大小适宜的艾柱放于腧穴部位并点燃，当患者微有灼痛时即去掉，另换一柱继续施灸。一般灸3~5柱，常规灸至皮肤红晕不起疱为度。

（2）温和灸：将艾条一端点燃，对准施灸部位，距离高2~3cm进行熏灸，施灸过程中患者皮肤有温热感，无灼痛，直至皮肤出现红晕即可停止。一般每处灸10~15分钟。

（3）间接灸：先在穴位上放置相应的间隔物，常用的间隔物如姜片、蒜片、附子饼等，在间隔物上穿刺数孔以便热力透达。然后再放置艾柱并点燃，一般以局部皮肤出现温热感为度。1 次/日，每次 30 分钟，过程中若患者有灼痛感，可将间隔物拿起片刻，再次施灸（图 4 - 4 - 2）。

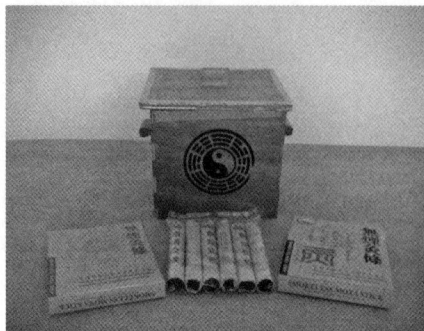

图 4 - 4 - 1　艾灸用物

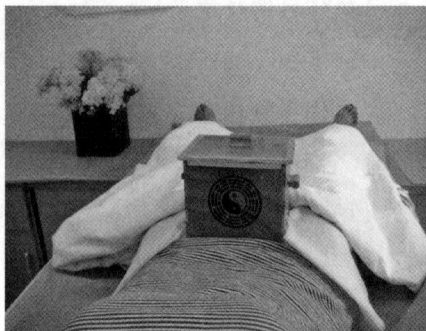

图 4 - 4 - 2　间隔灸法

（4）温灸器灸：根据不同的施灸部位，选择合适的温灸器，常用的温灸器有灸盒、灸架和灸筒。将制好的艾绒或艾条装入温灸器中，点燃后置于施灸部位，以施灸部位出现红晕为度，若患者有灼痛感，可将温灸器物移开片刻，再次施灸。

4. 操作评价

（1）掌握腧穴定位。

（2）灸法操作熟练。

（3）严格控制温度，具备较强的安全意识。

（4）确保患者无烫伤及其他不适感。

【操作重点及难点】

1. 通常施灸要遵循一定的顺序，通常是先灸阳经，后灸阴经；先灸上部，后灸下部；先灸背部，后灸腹部；先灸头部，后灸四肢。根据不同情况可灵活调整施灸顺序。

2. 对于小儿和感知觉迟钝患者，医生可将示、中两指置于施灸部位两侧，通过手指的知觉来测知患者局部受热温度，掌握施灸距离和时间，以防烫伤。

3. 间隔灸法间隔的药物有动物、植物和矿物，如常用的隔姜、隔蒜、隔葱、隔盐等。

【注意事项】

1. 施灸前，做好烟雾排放系统，避免烟雾积聚造成窒息或空气污染。

2. 妊娠期、严重心脏病患者等特殊人群避免艾灸。过饥或过饱状态下不宜艾灸，以免影响消化，导致晕灸。

3. 施灸时，医生注意力应集中，应严格控制温度和时间，以免烫伤皮肤，烧坏患者衣服、被褥等。

4. 施灸完毕，必须把艾卷或艾炷彻底熄灭，以免发生火灾。

5. 凡遇晕灸、水疱等突发情况，应及时做出相应处理。

6. 对局部起疱者，小疱无须挑破，任其自然吸收；大疱到医院做抽疱处理。

7. 嘱患者艾灸后注意保暖，不要立即洗澡，以免受凉。

【操作并发症及处理】

1. 晕灸　患者表现为突然出现的头晕目眩、面色苍白、恶心呕吐、出汗、心悸、四肢发冷、血压下降等症状。重者可能出现意识丧失、跌倒、唇甲青紫、二便失禁、大汗、四肢厥逆、脉搏微弱几近消失。一旦发生晕灸，应立即停止艾灸，使患者取头低足高位平卧，注意保暖。轻者休息片刻或饮温开水后可自行恢复；重者可掐按人中、内关、足三里等穴位进行急救；若情况严重，则应按照晕厥的急救程序进行处理。

2. 烫伤　当出现皮肤发红、水疱等现象，应立即停灸。如水疱较小，嘱患者避免擦破，可自然吸收；如水疱较大，可用无菌注射器抽吸疱液，涂抗生素药膏，防止皮肤感染。

3. 过敏　部分患者可能对艾灸的艾烟或艾叶中的挥发油产生过敏反应，表现为皮肤红疹、哮喘发作或喉头水肿等，发生过敏后，应立即停止施灸，协助患者到空气流通的房间缓解症状，若症状不能缓解，报告医生做相应处理。

（周双琳　　王聪敏）

第五节　拔罐美容技术

拔罐美容技术作为中医美容的重要组成部分，在美容领域受到广泛关注和应用，该技术是以罐为工具，借助燃烧、抽吸、热力等方法排除罐内空气，形成负压，使其吸着于腧穴或身体某一部位，造成局部充血，对腧穴、经络产生良性刺激，从而达到调节人体功能、活血通络、美容养颜、扶正祛邪的外治方法。传统的拔罐器具有玻璃罐、竹罐、金属罐、陶瓷罐、抽气罐等不同材质，随着时代的发展逐渐出现了新型材料和器具，如硅胶罐、电动拔罐器等。

【操作目的及意义】

疏通经络，调和气血，扶正祛邪。

【操作步骤】

1. 评估

（1）全身评估：评估患者的年龄、体质、凝血机制等是否适合拔罐。

（2）局部评估：评估皮肤完整性、皮肤颜色差异性。

2. 操作准备

（1）护士准备：衣帽整洁，洗手，戴口罩。

（2）物品准备：根据疾病症状和操作部位的不同可选择适宜的罐具，罐体应完好、无破损，罐口边缘内外应光滑、无粗糙，罐的内壁需清洁无污。准备治疗盘、弯盘、止血钳、75%乙醇、95%乙醇、棉签、三棱针、针灸针、手套、棉球、打火机、灭火管等用物。

（3）患者准备：治疗前应向患者做好充分的解释，介绍治疗的方法、目的及意义，以取得患者的配合。暴露施术部位，选择既便于术者操作又舒适的体位。

（4）环境评估：室内环境温馨且安静，保持适宜的温度与湿度。

3. 操作方法

（1）吸附方法

1）火罐法：借助燃烧时火焰的热力，排除罐内空气形成负压，迅速将罐吸着于皮肤上。常规使用投火法和闪火法。

①投火法：将95%乙醇棉球或纸片点燃后，迅速投入罐内，然后将火罐轻轻放在施术部位。此法拔力较大，仅适用于侧面横拔，以免燃烧物掉落烫伤皮肤（图4-5-1）；②闪火法：止血钳夹住95%乙醇棉球并点燃，在火罐内壁中段绕一圈后，迅速退出，然后将罐吸附在施术部位上。注意酒精棉球不可烧灼罐口，以免烫伤患者（图4-5-2）。

2）水罐、药罐法：将竹罐放在容器内加水（或药液）煮沸，以2~3分钟为宜，使用时用镊子将罐夹出，用干毛巾吸去罐内液体，待罐口温度稍冷却后，迅速扣在应拔部位，固定数分钟，使之吸牢。

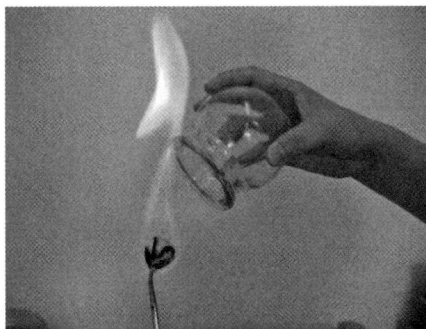

图 4 - 5 - 1　投火法

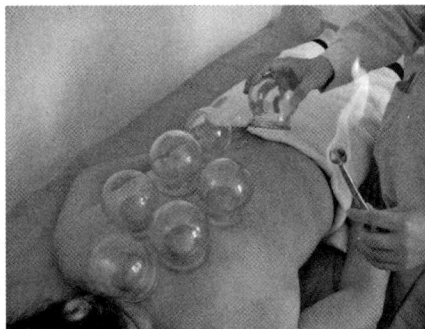

图 4 - 5 - 2　闪火法

3）抽气罐法：先将抽气罐紧扣在患处，再用抽气筒抽出罐内空气，使罐吸着于体表，此法常用有机玻璃或塑料材质的罐具。

（2）应用方法

1）闪罐法：将罐吸附于施术部位，迅速取下、再吸拔，如此反复操作多次，以皮肤出现红晕、充血为度。

2）走罐法：先在施术部位涂抹润滑剂，再将罐拔于施术部位，双手或单手握罐，沿一定路线往返推动，直至皮肤出现红润。

3）留罐法：将罐具吸拔于皮肤上，留置 10～15 分钟，再将罐取下。此方法在临床应用最广泛。

4）留针拔罐法：施术部位皮肤消毒后，将毫针刺入腧穴，得气后留针，再以毫针为中心点拔罐，留置 10～15 分钟，取罐起针。

5）刺血拔罐法：消毒施术皮肤，用三棱针点刺皮肤出血后，再以闪火法将火罐拔出血部位，留罐 10～15 分钟，起罐，清洁并消毒皮肤。

4. 操作评价

（1）拔罐手法熟练。

（2）熟悉人体解剖及腧穴定位。

（3）严格掌控留罐时间。

（4）患者无烫伤及不适症状。

（5）有较强的安全及保暖意识。

【操作难点及重点】

1. 首次接受拔罐的患者，拔罐的数量宜少，操作时间宜短。

2. 根据不同部位选择合适的罐具，选择肌肉丰厚、弹性好的部位。

3. 操作手法熟练，动作轻、快、稳、准。

4. 酒精棉球不可碰到罐口，以免烫伤皮肤。

5. 起罐时不可硬拉或旋转罐具，应以一手扶住罐身，另一手的手指向罐内方向按压皮肤，使空气入罐，将罐取下。

【注意事项】

1. 适应证　痤疮、荨麻疹、带状疱疹及后遗症、神经性皮炎、银屑病、慢性湿疹等。

2. 禁忌证　严重的心脑血管疾病、出血性疾病、皮肤肿瘤、癌症、妊娠期患者禁用；心尖区、体表动脉搏动处、静脉曲张处及皮肤溃疡、水肿、骨折部位禁止拔罐。

3. 操作过程中要有安全意识，避免烫伤。

4. 留罐时间不宜过长，一般留罐 10~15 分钟，避免皮肤起疱。

5. 嘱患者拔罐后注意保暖，2 小时内禁止饮冷水及冲凉，避免受寒。

6. 针罐操作时选择较大的罐具，针具不可过长，以免罐具碰到针柄。

【操作并发症及处理】

1. 晕罐　拔罐过程中若出现头晕目眩、胸闷憋气、恶心呕吐、心慌、冷汗淋漓等不适感，严重者可出现神志不清、二便失禁等。处理方法是立即起罐，使患者取头低脚高卧位，必要时可饮用温开水或温糖水，或掐水沟穴等急救穴位。密切注意血压、心率、呼吸等变化，严重时按晕厥处理，采取急救措施。

2. 烫伤　因操作不当导致点燃的酒精或酒精棉球烫伤皮肤，一度烫伤局部轻度红肿，无水疱，疼痛明显。二度烫伤表现为真皮损伤，红肿疼痛，有大小不等水疱。一度烫伤应脱去衣物创面浸冷水半小时；二度烫伤小水疱不予处理，可自行吸收，大水疱做抽疱处理。

3. 水疱　因留罐时间过长，局部易出现水疱。如水疱较小，注意勿擦破，可自然吸收；水疱较大者，可用无菌注射器抽吸疱液，涂抗生素药膏，防止感染。

4. 血肿　指因罐内强大的负压吸引作用使血管破裂出血造成的软组织血肿。若血肿较小，无须特殊处理；若肿胀疼痛剧烈，可局部冷敷，24 小时后热敷，促进血肿消散。

（周双琳　　王聪敏　　王　瑜）

第六节 火针美容技术

火针美容技术是一种古老而有效的中医美容疗法，早在《黄帝内经》中就有关于火针疗法的记载，是通过将特制的针具在火上烧红后，迅速刺入人体特定穴位或患处，借助火热之性达到温经散寒、激发经气、去腐生肌的效果，对于多种损容性疾病有显著疗效。临床上常用于治疗顽固性寒性疾病和火热毒邪需要发散的疾病，在损容性疾病中对扁平疣、痤疮、湿疹、皮炎、荨麻疹、黄褐斑、酒糟鼻、白癜风、疖肿、带状疱疹等效果较好。因其独特的治疗方法和显著的疗效，在美容领域占有一席之地。

【操作目的及意义】

温通经络、除湿驱寒、软坚散结、祛腐排脓、生肌敛疮、透热解毒。

【操作步骤】

1. 评估

（1）全身评估：评估患者是否有糖尿病、出血性疾病和凝血机制障碍，女性是否处于月经期、妊娠期或哺乳期。

（2）局部评估：评估患者治疗部位的皮肤状况，包括皮肤类型、肤色、肤质以及是否有破损、色素瘢痕等情况。

2. 操作准备

（1）护士准备：衣帽整洁，洗手，戴口罩。

（2）物品准备：根据不同的施术部位选择合适的针具，准备手套、碘伏、棉签、无菌纱布、酒精灯、镊子、打火机。

（3）患者准备：治疗前应向患者做好解释工作，介绍火针治疗的目的、方法、意义及可能产生的不良反应，以取得患者的配合。暴露需治疗的部位，选择舒适的体位。

（4）环境评估：室内环境温馨且安静，保持适宜的温度与湿度。

3. 操作方法

（1）针具：细火针适用于面部皮肤较细嫩的部位及需要精细操作的穴位；中号火针适用于皮肤肌肉较厚实的部位，如四肢、躯干及需要较强刺激的穴位；平头火针和三角头火针多用于扁平疣及赘生物的清除；粗火针常用于较大的囊肿及疖肿的治疗；除此之外还有特制的针具，如弹簧式火针、三头火针及电火针等（图 4 - 6 - 1）。

（2）烧针：以握笔的姿势持针，靠近治疗部位。若针刺较深的穴位，应将针体的前 2/3 烧红至发白；针刺浅表部位时，将针身烧至微红即可（图 4 - 6 - 2）。

（3）刺法：消毒施术部位皮肤，火针烧红后，立即垂直点刺腧穴或皮肤（图 4 - 6 - 3）。①点刺法：用火针在腧穴或施术部位单针点刺，疾进疾出，也可留针 10 ~ 15 分钟再出针；②密刺法：用火针密集刺激体表病灶，一般每针相隔不超过 1cm；③围刺法：用火针围绕体表病灶进行针刺，每针相隔 1 ~ 1.5cm 为宜；④散刺法：用火针疏散地刺在病灶局部，一般每针间隔 1.5cm 左右；⑤刺络法：用火针点刺病灶皮肤周围瘀滞的血络，放出淤血后压迫止血。

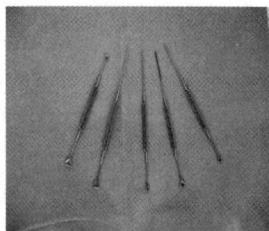 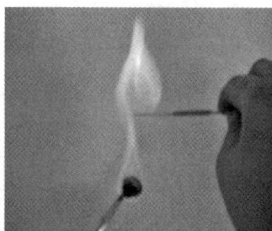 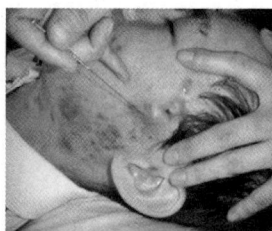

图 4 - 6 - 1 针具　　　　图 4 - 6 - 2 烧针　　　　图 4 - 6 - 3 刺法

4. 操作评价

（1）针具选择及腧穴定位准确。

（2）操作手法做到快、准、稳。

（3）垂直进针，疾进疾退。

（4）患者有正常针感，无任何不适。

【操作难点及重点】

1. 深刺法　包括点刺法和刺络法。要求手法熟练、准确、迅速，避开血管及神经等组织。如需排脓则选择粗针，如用于消肿则选择细针。此法在临床常用于治疗囊肿、疖肿、带状疱疹等。

2. 浅刺法　包括密刺法、围刺法、散刺法。严格掌握刺入深度，如胸背部针刺 1.5 ~ 5mm 深；扁平疣、色素痣仅在表皮部位烙熨；用力均匀、疏密有度。此法适用于治疗疣、痣、白癜风、斑秃等。

3. 特制针具的选择

（1）弹簧式火针使通过加热的针体经腧穴将热力导入人体，进针迅速，易于掌握进针深度；

（2）电火针具有针刺、火针、灸疗、温针的集合作用，其针感稳定可调，温度恒定持久；

（3）三头火针在临床上应用广泛，多用于疣、痣的治疗。

【注意事项】

1. 适应证 疖肿、囊肿、痤疮、带状疱疹、白癜风、疣、痣等。

2. 头面部疾患一般使用细火针，针刺宜浅，避免留下瘢痕。

3. 治疗后保持创面清洁，避免沾水，切忌用手搔抓。

4. 操作时注意用火的安全性，酒精灯不可倾斜，针刺完毕及时熄火。

5. 有瘢痕体质或色素体质者慎用火针，以免发生瘢痕或色素沉着。

【操作并发症及处理】

1. 晕针 表现为面色苍白、恶心欲吐、心慌、多汗、四肢发冷，重则神志不清、仆倒在地甚至晕厥。一旦出现晕针，立即停止操作，患者取头低脚高位。轻者饮温开水或糖水可恢复；重者在以上处理基础上，刺激人中、素髎、内关、足三里缓解症状。若仍不省人事，脉细微欲绝，应配合其他急救措施。

2. 烫伤 若皮肤出现烫伤，如红肿、水疱等情况，立即停止操作，局部冷敷，必要时照射红外线或口服止痛药；如水疱较小，注意勿碰水，可自性吸收；水疱较大者，可用无菌注射器抽吸疱液，外用抗生素药膏，防止感染。

3. 神经损伤 因操作不当可能导致局部神经损伤，出现麻木、感知觉减退，可遵医嘱行营养神经治疗。

4. 血管损伤 火针可能损伤血管，导致局部出血肿胀或疼痛。轻微出血可按压片刻自行停止；严重及大血管损伤的出血，需报告医生做急救处理。

（周双琳 吴英英）

第七节 埋线美容技术

埋线美容技术是通过在腧穴或皮下组织埋入可吸收的线体，利用线体对穴位和皮下组织的持续刺激，促进机体血液循环、激发人体阳气、改善皮肤组织形态，达到扶正祛邪、美容养颜、延缓衰老的作用。临床常用的埋线方法包括一次性埋线针埋线法、一次性注射针头埋线法、穿刺针埋线法、套管针埋线法、注线法等；埋线工具涉及一次性埋线针、一次性注射针头、穿刺针、套管针、医用缝合针等；线体类型有羊肠线、外科缝线、PGLA 线、PGA 线等。临床上以一次性埋线针结合羊肠线的穴位埋线方式最为多见，故本节主要介绍此埋线疗法。

【操作目的及意义】

穴位埋线疗法的理论依据源自《灵枢·终始》中的"久病者邪气入深，刺此病者，深内而久留之"，主要通过"留针"效应来调节脏腑、疏通经络、调和阴阳气血，达到扶正祛邪的效果。

【操作步骤】

1. 评估

（1）全身评估：评估患者是否患糖尿病、高血压、严重心脏病、身体感染，是否瘢痕体质，是否对蛋白过敏，是否处于妊娠期。

（2）局部评估：评估患者治疗部位的皮肤状况，检查有无皮肤破损、炎症、瘢痕等，以确保操作的安全性和有效性。

2. 操作准备

（1）护士准备：衣帽整洁，洗手，戴口罩。

（2）物品准备：一次性埋线针、羊肠线、无菌手套、无菌镊子、75%乙醇、棉签、无菌干棉球、无菌胶贴。

（3）患者准备：治疗前应向患者做好解释工作，介绍治疗的目的、方法及意义，以取得患者的配合。暴露需要治疗的部位，选择舒适的体位。

（4）环境评估：室内环境温馨且安静，保持适宜的温度与湿度。

3. 操作方法

根据患者的病情及埋线部位选择合适的一次性埋线针及羊肠线，一次性埋线针包括针管、针柄和针芯。

（1）穿线：操作者戴无菌手套，持一次性埋线针的针柄，轻轻上提针芯约2cm，用镊子夹取一段羊肠线从针尖处送入针管前端，针管外不留线体。

（2）进针：无菌棉签蘸取75%乙醇，常规消毒局部皮肤，左手绷紧或提起进针部位皮肤，右手持埋线针针柄，针尖对准腧穴，以合适的角度刺入穴位及皮下组织或肌层内。

（3）出针：当患者出现针感后，边推针芯，边退针管。出针后，无菌干棉球按压片刻，敷医用胶贴保护针孔。

4. 操作评价

（1）严格执行无菌操作。

（2）腧穴选择正确。

（3）掌握埋线角度及深度。

（4）埋线操作方法熟练。

（5）患者有正常针感，无异常不适感。

【操作难点及重点】

1. 掌握埋线的适应证。

2. 埋线的深度以皮下组织与肌肉组织之间为宜。

3. 进针角度多采用斜刺和平刺的手法，具体根据患者病情及埋线部位灵活选择。

4. 埋线取穴宜少而精，多取背腰及腹部等肌肉丰厚部位。

【注意事项】

1. 适应证 荨麻疹、痤疮、带状疱疹、黄褐斑、银屑病、皮肤瘙痒症、神经性皮炎；月经不调、单纯性肥胖及疼痛性疾病、功能性疾病等慢性病症。

2. 禁忌证 严重的心脏病、妊娠期、凝血功能异常、极度疲劳者。

3. 埋线间隔周期一般为 10～14 日埋线一次，3～5 次为一疗程，两疗程之间可间隔 7～10 日，根据患者病情、疾病的性质及程度灵活应用。

4. 埋线位置不可过深或过浅，过深容易伤及内脏、大血管和神经干；过浅容易形成结节；线头不可暴露在皮肤外。

5. 同一个穴位上多次治疗时，应略偏离前次治疗的部位。

6. 头面部血管丰富，操作时要缓慢进出针，用干棉球按压针眼片刻，防止皮下血肿。

【操作并发症及处理】

1. 血肿 操作时血管破裂可引起局部血肿。较小的血肿，一般可自行吸收，无须处理；较大的血肿应加压包扎，待出血停止时局部进行冷敷，24 小时后热敷，促进肿胀消退。

2. 感染 因操作过程中无菌操作不严或伤口处理不当，埋线局部出现红、肿、热、痛等症状，可局部抗感染处理。若体温超过38℃，应及时就医，遵医嘱及时行抗感染处理，避免出现败血症。

3. 皮下结节　埋线后局部可能出现硬结，或伴有红肿、疼痛。轻微硬块可自行消失；若硬块持续存在或症状加重，应及时就医，排除感染或其他并发症。

4. 晕针　当患者出现头晕目眩、恶心呕吐、面色苍白、多汗等晕针表现时，立即停止埋线操作，患者取头低脚高位。轻者饮温开水或糖水可恢复；重者在以上处理基础上，刺激人中、素髎、内关、足三里缓解症状。若仍不省人事，脉细微欲绝，应配合其他急救措施。

5. 过敏　部分患者对线体材料过敏，局部皮肤组织出现瘙痒、红肿、发热等症状，甚至创口脂肪液化、线体溢出等，需作抗过敏、抗感染处理，注意局部清洁。

6. 神经损伤　操作不当可能损伤神经，导致运动或感觉障碍。一旦出现神经损伤的症状，应及时将线体取出，进行营养神经治疗。

（周双琳　　吴英英）

第八节　耳针美容技术

耳针美容技术是基于中医经络腧穴理论，通过用针刺或其他方法刺激耳廓上的穴位，改善血液循环，调节内分泌功能，促进皮肤细胞的新陈代谢，从而达到美容养颜、防治疾病的目的。中医认为耳朵是人体的一个微缩反射区，耳穴是耳廓表面皮肤与人体脏腑、经络、组织器官、四肢百骸沟通的部位。人体在发生疾病时，耳廓的相应部位会出现"阳性反应点"，如压痛、变形、变色、水疱、结节、丘疹、凹陷、脱屑、电阻降低等，这些反应点也可以作为耳针刺激点，来防治疾病。常见的耳穴疗法有针刺法、埋压法（埋针、埋豆）、割治法、刺血法、药物注射法、氦氖激光照射法、电针疗法等。

【操作目的及意义】

《灵枢》云："耳者，宗脉之所聚也"。清代医家张振望把耳朵分为心、肝、脾、肺、肾五部，即"耳珠属肾、耳轮属脾、耳上轮属心、耳皮肉属肺、耳背玉楼属肝"。说明耳是机体体表与内脏联系的重要部位。耳穴可以作为刺激点治疗各种疾病，同时可参考出现在耳廓上的阳性反应点来诊断疾病。

【操作步骤】

1. 评估

（1）全身评估：评估患者是否有严重心脏病、器质性病变及血友病，女性患者是否有习惯性流产、妊娠期。

（2）局部评估：评估患者耳部皮肤状况，确保无破损、炎症或其他不适宜进行针刺的情况。

2. 操作准备

（1）护士准备：衣帽整洁，洗手，戴口罩。

（2）物品准备：根据不同的耳穴疗法选择相应的针具及材料，准备无菌手套、75%乙醇、无菌干棉球、镊子、弹簧探棒。

（3）患者准备：治疗前应向患者做好解释工作，讲明治疗的目的、方法及意义，以取得患者的配合。暴露需要治疗的部位，患者一般采用坐位，年老体弱、病重或精神紧张者宜采用卧位。

（4）环境评估：室内环境温馨且安静，保持适宜的温度与湿度。

3. 操作方法

（1）耳穴的诊查

1）望诊法：在自然光线下观察耳廓上与躯体、内脏相关部位有无变形、变色、丘疹、硬结、水疱等阳性反应点。

2）压痛法：用弹簧探棒以均匀的压力，在疾病相应的耳廓部位，进行从周围向中心或自上而下、自外而内的普查，看有无压痛点。

3）皮肤电阻测定法：用耳穴探测仪测定耳廓皮肤电阻、电位变化，电阻值降低即为病理反应点。

（2）耳穴疗法

1）针刺法：①选穴和消毒：用弹簧探棒测得敏感点，耳穴皮肤常规消毒；②进针：操作者戴手套，左手固定耳廓，右手拇、示二指持针，用快速插入的速刺法或慢慢捻入的慢刺法进针皆可，根据不同部位选择直刺、横刺或斜刺，一般刺入2~3mm为宜，即皮下或软骨浅层，不可刺透耳廓背面皮肤；③行针：如局部感觉强烈，患者症状可能即刻减轻；若无针感，可调整针刺的方向、角度、深度，以小幅度捻转行针，刺激强度应根据患者的病情、体质、耐痛度灵活掌握。若局部感应强烈可不行针；

④留针：留针时间一般是 15～30 分钟，慢性病、疼痛性疾病留针时间适当延长，小儿、老年人不宜久留；⑤出针：左手固定耳廓，右手拔针，并用无菌干棉球压迫针孔以防出血。

2）压丸法：常规消毒耳廓皮肤，用镊子夹取耳穴压丸（王不留行籽或磁珠）贴片，一手固定耳廓，一手将贴片贴于耳穴部位，嘱患者每天可自行按压数次，留置 3～7 天。

3）埋针法：耳廓皮肤消毒后，用镊子夹住揿针针柄，左手固定耳廓，绷紧埋针处皮肤，右手轻轻将其刺入所选耳穴，一般刺入针体的 2/3，再用胶布固定。通常仅埋患侧单耳，必要时可埋双耳。嘱患者每日自行按压 3 次，留针 3～5 天。

4）刺血法：先按摩耳廓使其充血，常规消毒后，一手固定耳廓，另一手持三棱针点刺耳穴，并轻轻挤压使之适量出血。术毕用消毒干棉球按压针孔，擦净血迹再次消毒，1 次/隔日，急性病可 2 次/日。

5）穴位注射法：常规消毒皮肤，用 1ml 注射器抽取所需药液，更换26 号针头，左手固定耳廓，右手持注射器刺入耳穴皮内或皮下，缓慢推入 0.1～0.3ml 药物，局部可有红、热、胀、痛等反应。注射完毕，用无菌干棉球按压针孔。

4. 操作评价

（1）严格无菌操作。

（2）耳穴定位准确。

（3）操作方法熟练。

（4）患者有正常针感，无异常不适感。

【操作难点及重点】

1. 掌握耳穴的分布规律。耳穴的分布是有规律可循的，它在耳廓正面的排列像一个倒置的胎儿，头部朝下，臀部及下肢朝上，胸腹部及躯干在中间。

2. 掌握耳针美容的选穴。耳针美容的选穴，可以根据病变的部位，结合中医基础理论、现代医学知识和临床经验等进行。如：按"肺主皮毛"的理论，选肺穴以美容养颜；皮肤病取肺、大肠穴；痤疮取面颊穴等。

3. 操作时，美容耳穴的选取一般每次以 2～4 穴为宜。一侧病取同侧穴，两侧病或内脏病取双侧穴；也可左病取右，右病取左；或两侧交替使用。7～10 次为 1 疗程，疗程间歇 2～3 天。

【注意事项】

1. 严格消毒，防止感染。因耳廓结构的特殊性，操作前必须严格消毒。

2. 患有凝血功能障碍、耳廓皮肤湿疹、溃疡、冻疮破溃等，不宜用耳针治疗。

3. 有习惯性流产史者禁用耳针治疗；妊娠期间应慎用，尤其不宜用于子宫、盆腔、内分泌、肾等耳穴。

4. 对年老体弱、严重器质性疾病、高血压患者，治疗前应适当休息，治疗时手法要轻柔，不宜过强刺激，避免出现意外。

【操作并发症及处理】

1. 耳针治疗时应注意避免发生晕针，如出现头晕眼花、面色苍白、心慌、大汗等表现，及时停止治疗，使患者取头低位平卧，注意保暖，轻者休息片刻或饮温开水后缓解；重者掐按人中、内关、足三里可恢复；严重时按晕厥处理。

2. 针刺后出现针孔发红、肿胀应及时碘伏消毒，并涂抹抗生素软膏，严重者遵医嘱抗感染治疗。

附：皮肤疾病常用美容耳穴

1. 痤疮

【耳穴】内分泌、肺、胃、大肠、面颊、神门、肝等。

【方法】耳穴压丸法、刺血法。

2. 黄褐斑

【耳穴】面颊、肝、内分泌、肺、缘中、肾上腺、内分泌等。

【方法】耳穴压丸法、刺血法。

3. 荨麻疹

【耳穴】肺、神门、肾上腺、皮质下、交感、内分泌、荨麻疹点等。

【方法】耳穴压丸法、耳穴注射法。

4. 银屑病

【耳穴】神门、内分泌、心、大肠、肺、相应部位等。

【方法】耳穴刺血法、压丸法。

5. 扁平疣

【耳穴】肺、相应部位、内分泌、皮质下、神门、肝、肾上腺等。

【方法】耳穴压丸法、针刺法。

6. 带状疱疹

【耳穴】神门、皮脂下、内分泌、肝、胆、肺、三焦、相应部位等。

【方法】耳穴压丸法、刺血法。

7. 神经性皮炎

【耳穴】肾上腺、皮质下、内分泌、风溪、神门等。

【方法】耳穴压丸法、针刺法。

8. 皮肤瘙痒症

【耳穴】心、脾、肺、风溪、耳中、耳背沟等。

【方法】耳穴针刺法、压丸法。

9. 肥胖症

【耳穴】口、胃、脾、肺、三焦、内分泌、皮质下等。

【方法】耳穴针刺法或埋针法、压丸法。

10. 白癜风

【耳穴】内分泌、肾上腺、交感、枕部等。

【方法】耳穴埋针法。

11. 酒渣鼻

【耳穴】鼻、肺、内分泌、肾上腺等。

【方法】耳穴压丸法。

(周双琳　吴英英)

第九节　面部刮痧美容技术

面部刮痧美容技术是以中医理论为基础，通过刮痧板对面部穴位或特定部位的反复刮拭，可以疏通面部经络，促进血液循环，加速代谢，达到美容养颜、延缓衰老的效果。在进行面部刮痧时，需在面部涂以足量的介质，按照特定的手法和穴位进行刮拭。常用的刮痧板材质有水牛角、玉石、砭石、纯铜等。刮痧的介质可选择水、刮痧油、植物油、凡士林、精油等。

【操作目的及意义】

活血化瘀、疏通经络、排泄毒素、滋润皮肤。

【操作步骤】

1. 评估

（1）全身评估：评估患者是否有严重心脑血管疾病、糖尿病、白血病、凝血功能障碍等，女性是否处于经期、妊娠期。

（2）局部评估：评估患者面部皮肤状况，检查有无伤口、溃疡、瘢痕等，以确保操作的安全性和有效性。

2. 操作准备

（1）护士准备：衣帽整洁，指甲修剪得当，洗手、戴口罩，保持手部温暖。

（2）物品准备：选择合适的刮痧工具和介质，洗脸巾、面盆及温水。

（3）患者准备：治疗前应向患者介绍刮痧的目的、方法及有可能留下痧点，以取得患者的配合。取合适的体位，清洁面部皮肤，确保无化妆品及清洁剂的残留。

（4）环境评估：室内环境温馨且安静，保持适宜的温度与湿度。

3. 操作方法

（1）握板手法：以长形刮痧板为例，用手握住刮痧板，刮痧板的底边横靠在手心，拇指及其余四指分别呈弯曲状于刮痧板两侧持板。握板要稳，能够快速完成手法之间的转换。

（2）刮拭方法：取适量的介质均匀涂抹在患者面部，右手持刮痧板，刮板的1/3边缘接触皮肤，向刮拭方向倾斜30°～45°，刮拭的方向遵循经络、肌肉和神经的走向，按照由内而外、先上后下、先左后右的顺序进行刮拭。

（3）刮拭力度：刮拭力度因个人承受能力调整，面部刮痧美容不建议强行出痧，以刮拭至面部有温热感、稍有红晕为宜。

（4）常用刮痧手法：①刮法：以刮痧板边缘沿经络轻轻刮拭；②点法：用刮痧板棱角部分在穴位上轻轻用力，逐渐向下点按；③扭法：用刮痧板棱角部分点按穴位，再进行顺时针或逆时针转动；④揉法：以刮痧板的厚边着力，在穴位上进行内旋或外旋地揉动；⑤叩法：用两块刮痧板各取一端，在面部对称部位相对间歇进行点叩；⑥磨法：用两块刮痧板最大平面接触皮肤，沿经络方向交替地进行游弋滑动；⑦拍法：用刮痧板平面轻轻拍打面部。

4. 操作评价

（1）刮痧动作熟练，手法转换流畅。

（2）患者皮肤红润，无明显痧点。

（3）患者放松，无不适感。

【操作难点及重点】

1. 掌握面部解剖、经络走向及腧穴定位。

2. 刮痧力度适中，过轻可能无效，过重可能导致皮肤破损。

3. 刮拭速度均匀，过快会导致刮拭不均，过慢可能增加患者不适感。

【注意事项】

1. 面部出现破损及感染时，禁止刮痧。

2. 刮拭前，一定要涂抹足量的介质，避免损伤皮肤。

3. 刮拭应由轻到重，缓慢柔和，一般不刮出痧点，敏感肌肤刮拭时间不宜太久。

4. 刮拭频率以每周 1~2 次为宜。

【操作并发症及处理】

1. 皮肤损伤　过于频繁或用力地刮拭可能会破坏皮肤屏障，导致皮肤敏感、泛红，出现皮肤损伤，这时要立即停止刮痧，使用医用护肤品修复皮肤。

2. 感染　若手部或面部清洁不到位，刮痧过程中可能带入细菌，引发皮肤感染。一旦发生感染，及时报告医生，必要时服用抗生素治疗。

3. 过敏　若患者对刮痧介质过敏，可能引发面部肿胀、瘙痒等症状。若出现皮肤过敏反应，立即停止刮痧，及时清洗面部；过敏严重者，应遵医嘱进行相应的抗过敏治疗。

（周双琳　　吴英英）

第十节　放血美容技术

放血美容技术是中医传统外治法的一种，以中医经络理论为基础建立的刺络放血理论，又称"刺络放血疗法"。其利用三棱针、梅花针等针具在某些腧穴、病灶处、病理反应点或浅表血络，施以针刺放出适量的血液，可以起到促进血液循环、排毒养颜、治疗疾病的作用。临床常用的放血疗法有刺络拔罐放血、耳尖放血、梅花针放血、三棱针放血。

【操作目的及意义】

通经活络、活血化瘀、排泄毒素。

【操作步骤】

1. 评估

（1）全身评估：评估患者是否有严重心脑血管疾病、糖尿病、白血病、凝血功能障碍等，女性是否处于经期、妊娠期。

（2）局部评估：评估患者治疗部位皮肤状况，检查有无伤口、溃疡、瘢痕等，以确保操作的安全性和有效性。

2. 操作准备

（1）护士准备：衣帽整洁，洗手、戴口罩。

（2）物品准备：根据不同的放血方法选择合适的针具及用具，无菌手套、95% 乙醇棉球、75% 乙醇、棉签、无菌干棉球、清洁纱布。

（3）患者准备：治疗前应向患者介绍放血的目的、方法及有可能留下血点，以取得患者的配合。暴露治疗部位，取合适的体位。

（4）环境评估：室内环境温馨且安静，保持适宜的温度与湿度。

3. 操作方法

（1）刺络拔罐放血：①选穴：选择皮肤平坦、肌肉相对丰满、毛发较少的穴位，以免罐体脱落；②消毒：75% 乙醇彻底消毒施术部位皮肤，避免感染；③针刺：操作者戴无菌手套，左手捏起施术部位皮肤，右手持针点刺出血；④拔罐：左手持 95% 乙醇棉球，右手握玻璃罐，点燃棉球后在罐内壁中段绕一圈后，迅速退出，然后将罐吸附在施术部位上，留置 5 ~ 10 分钟；⑤取罐：用清洁纱布在罐口绕一圈，左手握住罐身，右手手指向罐内方向按压皮肤，使空气入罐，左手顺势将罐口朝上，避免血液流出，再次清洁并消毒施术部位。

（2）耳尖放血：操作者戴手套，先按摩耳廓使其充血，确定针刺部位并消毒，左手持 75% 乙醇棉签，右手持针迅速点刺耳尖，边挤压出血，边用酒精棉签擦拭，挤出适量血液后用干棉球按压止血。

（3）梅花针放血：操作者戴无菌手套，消毒施术皮肤，左手固定施术部位皮肤，右手持梅花针进行叩刺，同时左手挤压放血部位，以渗血为度，用干棉球擦拭，再次消毒。

（4）三棱针放血：操作者戴无菌手套，消毒施术部位皮肤，使用三棱针刺破腧穴或浅表血络，放出适量血液。分为点刺法、刺络法、散刺法、挑治法等。

4. 操作评价

（1）严格无菌操作。

（2）腧穴定位正确。

（3）放血手法熟练。

（4）安全意识较强。

【操作难点及重点】

1. 刺络拔罐放血注意酒精棉球不可碰触罐口，以免烫伤患者。

2. 根据不同病症及患者体质强弱，选择适宜的针具型号。

3. 操作手法熟练，动作轻、快、稳、准。

【注意事项】

1. 适应证　痤疮、酒渣鼻、黄褐斑、带状疱疹、荨麻疹、湿疹等。

2. 禁忌证　严重心血管疾病、凝血功能障碍、晕针晕血、过饥或过饱、大汗、大泻、孕产妇、经期妇女等患者。

3. 操作时注意安全，不要直接碰触患者血液。

4. 放血部位应避开大血管、皮肤破损、感染处。

5. 放血后因皮下出血导致的微小皮丘，不用特殊处理，可自行吸收消退。

【操作并发症及处理】

1. 出血　由于操作不当误刺动脉或出血不止，应立即用无菌纱布进行加压止血；若出血量过多，应及时报告医生做急救处理。

2. 感染　因操作不当或消毒不彻底，出现的局部红肿、疼痛、发热等症状，一旦发生感染，及时报告医生，必要时使用抗生素药物治疗。

3. 神经损伤　由于针刺过深或其他因素导致的周围神经组织损伤，表现为局部麻木、疼痛、无力等症状，应及时就医，遵医嘱进行营养神经治疗。

（吴英英　　王聪敏）

第五章

毛发疾病相关护理操作技术

第一节 脱发微针治疗技术

微针是一种采用细针穿透表皮的微创技术，治疗 AGA 的作用机制主要有以下两个方面：一是对表皮进行穿刺产生皮肤微损伤，从而启动组织修复机制，诱导多种作用于毛囊的生长因子产生，激活 Wnt/β – catenin 信号通路，活化毛囊隆突部毛囊干细胞；二是微针可增加外用药物的皮肤渗透和吸收。临床上常用的微针按其操作方式可分为滚轮式、印章式和电动微针等。微针刺入深度多为 0.3 ~ 2.0mm，每周 1 次或隔周 1 次。微针通常作为 AGA 的辅助治疗手段，对于单用非那雄胺或米诺地尔疗效不佳者，联合微针治疗可增加疗效。微针治疗一般耐受性良好，不良反应主要有治疗部位疼痛、轻度红斑水肿或点状出血，通常较轻微，短期内可缓解。

【操作目的及意义】

促进毛发生长，激活毛囊干细胞，改善头皮微环境，从而改善患者的生活质量。

【操作步骤】

1. 评估　收集患者的一般资料、现病史、既往史、药物过敏史等，评估有无禁忌证、预期疗效等；评估患者治疗部位皮肤情况，观察局部皮肤是否完整，有无破损、感染，是否使用外用药物等。

2. 操作准备

（1）护士准备：衣帽整洁，洗手，戴口罩。

（2）物品准备：75% 乙醇纱布、微针导入仪、针头（0.5mm）、尖尾梳、医用手套、导入的药物（米诺地尔酊）、锐器盒、生活垃圾桶、医用垃圾桶。

（3）患者准备：治疗前向患者做好沟通工作，介绍治疗的目的、方法、意义及注意事项等，以取得患者的配合。与患者充分沟通后，签署微针治疗知情同意书。

（4）环境评估：治疗室保持整洁，光线充足，温湿度适宜（温度18～22℃，湿度50%～60%）。

3. 操作方法

（1）清洁治疗区：消毒皮肤，戴手套，用75%乙醇纱布将治疗区头皮发缝擦拭两遍。

（2）留取照片：患者采取坐位或仰卧位，对治疗部位拍照存档。男性患者分别留取头顶部、后枕部及两个额角；女性患者分别留取发际线、头顶部及后枕部。

（3）头皮上药：将导入的药物均匀地涂抹在治疗部位头皮上。

（4）微针操作：将针头安装到导入仪上，根据患者头皮状况调节微针的长度及使用力度。微针振动频率分3档，根据患者疼痛的反应调节合适档位，点提式扎在治疗区头皮上直至头皮轻微泛红或微微出血即可。

（5）治疗完毕观察患者是否出现不良反应并做好记录，告知患者注意事项。

（6）整理用物，记录。

4. 操作评价

（1）患者/家属能够知晓护士告知的事项，对护理服务满意。

（2）操作过程规范、安全、有效。

（3）患者出现异常情况时，护士处理及时。

【操作重点和难点】

1. 术前评估　要详细了解患者脱发的原因、程度、头皮状况及病史等，根据患者具体情况制定治疗方案。

2. 依据治疗区域和脱发状况选择合适的微针，注意微针的长度，一般治疗脱发常用0.5～1.5mm长度的微针，以确保能有效刺激头皮又不损伤深层组织。

3. 对头皮及周围区域严格消毒，降低感染风险。必要时可使用局部麻醉剂（如复方利多卡因乳膏）减轻患者疼痛，确保患者舒适。

4. 操作时微针与头皮需保持垂直,力度均匀、平稳,避免出现深浅不一或过度用力的情况。

5. 术后护理　告知患者术后 24 小时内避免沾水,保持头皮清洁、干燥,避免搔抓。可使用温和的头皮护理产品,遵医嘱外用促进头发生长的药物如米诺地尔等,同时嘱患者定期复诊,观察脱发改善情况。

【注意事项】

(1) 治疗前一周无烫发、染发,治疗前洗头,女性避开经期。

(2) 治疗后 24 小时不洗头,避免搔抓头皮。

(3) 部分患者治疗后可能出现轻微头皮不适,包括红斑、灼热瘙痒等,可自行缓解。

(4) 治疗过程需注意无菌操作,以防感染发生,联合药物使用时可能出现不良反应。因此,治疗前需了解患者过敏史,必要时进行皮肤测试。

(5) 适应证:用于治疗雄激素性脱发、斑秃及休止期脱发(稳定期)。

(6) 禁忌证:瘢痕体质、头皮感染等情况禁用。

【操作并发症及处理】

脱发微针治疗的不良反应较轻,少见严重不良反应,多为短暂疼痛、红肿、出血和瘀斑等轻微反应,通常会在治疗后 72 小时内缓解,无须特殊处理。

(李　娜　袁　填)

第二节　脱发富血小板血浆治疗技术

富血小板血浆(PRP)局部注射治疗脱发的机制可能与其富含多种生长因子和促进血管生成等有关。PRP 的制备方法尚未形成统一标准,目前多采用密度梯度离心法,从患者全血中分离获得富含血小板的血浆,注射至脱发区域的真皮深部,每 1~2 个月注射 1 次,连续 3 次后评估疗效。多项临床研究及荟萃分析表明,PRP 治疗男性及女性 AGA 均有效,治疗后头发密度和发干直径均可有增加。PRP 通常应作为辅助治疗而非单一治疗方法,联合其他治疗以提高疗效,如联合外用米诺地尔、口服非那雄胺、微针治疗、低能量激光治疗等。

【操作目的及意义】

针对雄激素性秃发、斑秃、瘢痕性秃发、毛发移植等脱发问题，促进其毛囊再生，改善头皮微环境，增强毛发密度和质量，治疗安全，恢复迅速。

【操作步骤】

1. 评估　收集患者的一般资料、现病史、既往史、药物过敏史等，评估有无禁忌证、预期疗效等；评估患者治疗部位皮肤情况，观察局部皮肤是否完整，有无破损、感染，是否使用外用药物等。

2. 操作准备

（1）护士准备：衣帽整洁，洗手，戴口罩。

（2）物品准备：治疗盘、医用棉签、复合碘消毒液、止血带、采血针、采血管、10ml 注射器、1ml 注射器、注射针头（30G）、PRP 制备离心机、75% 乙醇纱布、无菌纱布、医用手套、利器盒、生活垃圾桶、医用垃圾桶。

（3）患者准备：对患者进行治疗前，向患者做好沟通工作，介绍治疗的目的、方法、意义及注意事项等，以取得患者的配合。与患者充分沟通后，签署脱发富血小板血浆治疗知情同意书。

（4）环境评估：治疗室保持整洁，光线充足，温湿度适宜（温度 18 ~ 22℃，湿度 50% ~60%）。

3. 操作方法

（1）血液采集

1）采血部位选择：常规选择肘正中静脉等较粗大、容易穿刺的静脉。

2）采血操作：严格遵循无菌操作原则，用复合碘消毒液等消毒剂对穿刺部位进行消毒，扎止血带后进行静脉穿刺，采集适量血液，一般为 20 ~ 60ml，注入含有抗凝剂的采血管中，轻轻颠倒混匀。采集完成后，要求患者静卧观察 15 分钟。

（2）PRP 制备

1）离心分离：将采血管放入离心机，按照特定的离心程序进行离心。分离出血小板富集的血浆层。

2）PRP 提取：小心吸取离心后富含血小板的血浆，转移至无菌注射器中，即为 PRP。

（3）头皮注射

1）头皮消毒：用75%乙醇纱布对脱发区域头皮进行全面消毒，范围应大于注射区域。

2）注射定位：根据脱发区域和毛囊分布情况，进行多点注射，点与点之间间隔1cm。

3）注射操作：将装有PRP的注射器连接合适的注射针头，以35°～45°角度进针刺入头皮真皮层，深度为3～5mm，缓慢注射PRP。每个注射点注射量根据具体情况而定，一般为0.1～0.2ml，确保PRP均匀分布。

（4）术后护理：注射完成后，用无菌纱布轻轻按压注射部位数分钟，直至无出血。

（5）治疗完毕，观察患者治疗后是否出现不良反应并做好记录，告知患者注意事项。

（6）整理用物。

4. 操作评价

（1）患者/家属能够知晓护士告知的事项，对护理服务满意。

（2）操作过程规范、安全、有效。

（3）患者出现异常情况时，护士处理及时。

【操作重点和难点】

1. 血液采集　严格遵循无菌操作原则，使用专用采血设备和抗凝剂，准确采集适量血液，以确保能提取足够且质量良好的PRP。

2. 按照规范的离心程序和参数进行制备PRP，以分离出含高浓度血小板的血浆且保证血小板的活性。

3. 头皮评估　治疗前要对患者头皮进行全面评估，包括脱发区域、头皮健康状况、毛囊密度等，以确定注射部位和剂量，一般脱发严重区域可适当增加注射量。

4. 注射操作　采用合适的注射技术，确保PRP均匀地注射到头皮的真皮层，避免过深或过浅，同时要控制好注射速度和压力，减少患者疼痛和不适感。

【注意事项】

1. 禁忌证

1）绝对禁忌证：①血小板数量低于正常下限，即 $< 100 \times 10^9/L$；②血

小板功能障碍；③菌血症或败血症等严重全身感染；④注射部位感染未控制；⑤凝血障碍或抗凝治疗中；⑥血流动力学不稳定。

2）相对禁忌证：48小时内使用过非甾体抗炎药，1个月内在治疗部位注射糖皮质激素或2周内全身使用糖皮质激素，活动性肝炎，近期疾病（如发烧、癌症，尤其是骨肿瘤、淋巴系统肿瘤及贫血等）。

2. 治疗前一周应避免染发、烫发及使用刺激性强的洗发水，保持头皮清洁、健康。

3. 治疗前一天应避免饮酒、辛辣刺激及油腻食物，以免影响血液成分或增加治疗后不适反应的风险。

4. 治疗过程中患者要尽量保持放松状态，避免过度紧张，以防血压波动等影响治疗过程。

5. 治疗后24小时内避免头皮沾水，之后洗头时动作要轻柔，避免用力搔抓头皮，防止感染和影响PRP的作用效果。一周内避免剧烈运动和长时间暴露在高温环境中，如桑拿、温泉等，以防血液循环过快导致PRP流失或引起局部不适。

6. 密切关注头皮情况，若出现红肿、疼痛加剧、发热、渗液等异常反应，应及时就医。

7. 治疗后可多食富含维生素C、蛋白质和铁的食物，如橙子、鸡蛋、菠菜等，有助于促进头发生长。

【操作并发症及处理】

1. 不良反应主要为注射疼痛，注射刺激头皮神经，或PRP对局部组织产生刺激。注射后头皮出现疼痛、酸胀、麻木等不适，一般在数天内可自行缓解。疼痛较轻者可不予特殊处理，或使用冰袋冷敷缓解；疼痛较严重时，可遵医嘱口服止痛药物，如布洛芬片等。

2. 注射时刺破血管或注射后按压不充分局部可能出现出血和血肿。表现为注射部位出现瘀斑、肿胀，严重时形成血肿。轻微出血可通过局部按压止血；形成血肿时，小血肿可自行吸收，较大血肿可在严格无菌操作下穿刺抽吸，并加压包扎。

3. 操作过程中未严格遵守无菌原则，或患者术后护理不当有感染的可能。表现为注射部位出现红、肿、热、痛，伴有发热、头痛等全身症状。轻度感染可局部使用抗生素药膏，如莫匹罗星软膏；感染较重时，需口服或静脉使用抗生素，如头孢类抗生素，同时对局部进行清创处理。

4. 患者对 PRP 中的某些成分过敏，或因制备过程中引入过敏原，可能发生过敏反应。表现为皮肤出现瘙痒、红斑、荨麻疹，严重时出现呼吸困难、过敏性休克。轻微过敏可口服抗组胺药物，如氯雷他定；出现严重过敏反应，需立即皮下注射肾上腺素，同时给予吸氧、糖皮质激素等急救措施。

5. 治疗初期，PRP 可能会刺激休止期毛囊进入退行期，导致短暂的脱发加重。表现为治疗后一段时间内脱发量较治疗前增多。一般为暂时现象，可向患者做好解释，缓解其焦虑情绪，继续观察，通常在治疗后 3~6 个月毛发会逐渐再生。

（李 娜 袁 填）

第三节 毛囊单位提取移植技术

毛囊单位移植术是指以单位毛囊作为移植物进行的毛发移植，是从取下的头皮中分离出单位毛囊再进行种植的一种手术方法。术后效果最接近自然生长的毛发，是现有的植发技术中治疗男性型和女性型脱发较先进的技术。在行毛囊单位移植术时，不允许在肉眼下进行毛囊单位移植物的分离制备，必须在高倍显微镜下去除那些附着在毛囊单位周围的头皮和脂肪组织，才能制备成真正意义上的毛囊单位进行种植。

【操作目的及意义】

1. 移植毛发，改善外观，提高患者自信。

2. 预防和减少手术并发症。

【操作步骤】

1. 评估 收集患者的一般资料，进行全身健康状况筛查，包括血液检查（凝血功能、有无贫血、传染性疾病）和实验室检查，以确保患者的身体状况适合手术。评估脱发程度、供区及受区毛囊等情况。

2. 操作准备

（1）护士准备：换鞋，更衣，戴帽子和口罩。

（2）物品准备：电动毛囊单位提取机、头戴式放大眼镜、医用皮肤记号笔、无菌器械包（内置刀柄、治疗碗、弯盘、卵圆钳、整形镊、治疗巾、纱球、纱布、纱垫、弹力网套、毛囊种植笔、毛囊专用分离镊子、毛囊分离板、打孔针具)、无菌手术衣、无菌手套、无菌手术刀片、一次性注射器、局部麻醉溶剂(生理盐水、2%盐酸利多卡因注射液、0.1%盐酸肾上腺素注射液、地塞米松注射液)、消毒液(碘伏、酒精、过氧化氢溶液)、抗生素药膏、凡士林油纱布、冰冻复方氯化钠注射液。

(3)患者准备:①询问患者健康史:有无药物过敏史、既往史、手术外伤史、用药史(术前1~2周是否应用抗凝类、血管扩张类及激素类药物,如阿司匹林、维生素K等),停止使用生发剂。禁止吸烟、饮酒;②现病史(体格检查、化验检查):对中重度秃发患者,需鉴别是否为病态性秃发;对病态型患者更重要的是治疗原发性疾病;③女性患者是否处于月经期;④患者术区皮肤常规清洁,手术前一天晚上和手术当天早上要认真洗发,供区和受区的头发都要剃短;⑤是否佩戴活动性义齿、隐形眼镜、首饰等;⑥建议患者术后观察半小时后再离院,术后应注意保护术区,定期来院复诊;⑦患者术前期望值与术后满意度有密切相关性。指导患者对手术有正确的认识,对手术结果有恰当的期望值。

(4)环境评估:手术室保持整洁、干燥,光线充足,温湿度适宜(温度18~22℃,湿度50%~60%),室内空气洁净度符合GBZ1的规定,配备必要的急救设备和药品。

3. 操作方法

(1)巡回护士配合的操作步骤:①手术开始前,检查手术间各种药品、物品是否齐全,室内电动毛囊单位提取机、头戴式放大眼镜、植发笔、手术灯,吸引器、供氧系统是否良好,调节手术室温度、手术野光线,选择合适的音乐播放;②与器械护士共同准备手术所需的器械及物品;③详细核对患者,检查是否已为患者剪发;④协助医生标记植发和取发区域;⑤询问患者身体状况,向患者解释手术目的及术中配合的注意事项,根据手术情况,为患者摆放合适的体位,尽可能保证患者舒适、安全;⑥为手术人员提供无菌物品,协助器械护士、医生穿无菌手术衣,铺无菌器械台;⑦根据医生要求配制所需的麻醉剂,并与器械护士、麻醉师、手术医生核对;⑧与手术医生、麻醉师、器械护士核对术中用药,计数纱布、器械并记录;⑨连接电动毛囊单位提取机,根据医生实际操作需求,随时调整设置;⑩随时提供手术过程中所需物品,术中注意观察患者生命体征等,尤其注意术区皮肤颜色,记录提取的毛囊单位数以及种植数。术毕,协助医生包扎患者术区。

（2）器械护士配合的操作步骤：①详细核对术者，术前1天访视，了解病情及需要；②根据术者的具体情况、手术方式，与巡回护士共同准备手术所需的器械及物品；③刷手，穿无菌手术衣和戴无菌手套；④铺无菌器械台，并将器械排列整齐；⑤协助医生铺手术单；⑥与手术医生、麻醉医生、器械护士核对术中用药，计数纱布、器械并记录；⑦连接毛囊提取钻头，根据医生要求随时调整取发钻头；⑧协助医生注射麻醉剂；⑨妥善保管好取下的毛囊并进行细致的分离，分离后装种植笔协助医生进行种植；⑩术毕协助医生包扎伤口。清洗、处理器械及其他物品。

4. 操作评价

（1）患者/家属能够知晓护士告知的事项，对服务满意。

（2）操作过程规范、安全、有效。

（3）患者出现异常情况时，护士处理及时。

【操作重点和难点】

1. 供区和受区毛发剃短至0.1～0.2cm，这样有利于手术的操作，也能避免因毛发太长造成感染。

2. 手术过程中一定要使用头戴式放大眼镜，最大化增加可视程度，有利于医生准确种植。

3. 提取毛囊时，巡回护士一定要记录医生提取毛囊单位数量；器械护士要妥善保管好毛囊，放在弯盘内的纱布上，用生理盐水浸泡纱布湿润毛囊单位；医生尽量在供区提取均匀，种植均匀。

4. 电动毛囊提取机使用完毕后使用专用清洁软布清洁，勿碰水，放置于专用手术间，盖好防尘罩，并做好使用记录。

5. 一定要将植发笔和提取钻头内的血渍清洗干净，待干后放置于专用包内。

【注意事项】

1. 适应证

（1）雄性激素源性脱发。

（2）各种类型瘢痕性毛发缺损：如外伤、烧烫伤、感染、手术切口、盘形红斑狼疮等导致的头发或眉毛缺损等。

（3）经久难愈的局限性斑秃（神经性秃发）。

（4）其他一些美容性植发。

2. 禁忌证

（1）严重的心脑血管疾病、肝肾功能不全、出血性疾病等患者。

（2）精神异常不能配合的患者。

（3）全秃、普秃、病情活动的斑秃患者。

（4）肿瘤患者。

（5）结缔组织病患者。

（6）头皮局部有急性炎症者。

（7）瘢痕体质者。

（8）妊娠期、月经期妇女。

（9）近期服用过抗凝药、扩血管药者。

（10）对手术疗效存在不切实际期望值的患者。

【操作并发症及处理】

1. 疼痛　局部注射麻醉药物时及术后麻醉药效消失后，患者均有不同程度的疼痛感。处理方法：给予患者心理安慰，播放轻音乐转移患者的注意力，必要时遵医嘱给予患者口服镇静剂、止痛药。

2. 创面渗血　因为血运比较丰富，术中、术后会有散在的出血点及渗血。处理方法：嘱患者术前停用活血化瘀药物，注射麻醉药物时遵医嘱加入 0.1% 盐酸肾上腺素注射液，术中可适度压迫止血，术后给予适当加压包扎，护士密切观察患者情况，随时报告医生。

3. 感染　由于头部血液循环丰富，术后头皮易出汗。患者不注意头皮卫生均可引起感染。处理方法：手术前严格消毒，术中无菌操作，术后注意清洁头皮，定期消毒，必要时应用抗生素。

4. 术后肿胀　术后 3 天内，供区和受区常出现轻度肿胀，一般无须处理，1 周内可自行消退。

（李　娜　　张春华）

第六章

皮肤影像检测护理操作技术

第一节　皮肤镜检测技术

皮肤镜是近年来皮肤疾病检查中常用的一种无创检查技术，可通过放大倍数、偏移振光等技术规避皮肤反射，弱化皮肤纹理，进而增强皮肤损伤的表现特征，可观察到表皮、表皮和真皮交界及真皮乳头的颜色和结构，能够观察皮肤颗粒层以上的微细变化，不仅有助于疾病的诊断及鉴别诊断，也可以帮助指导治疗并判断治疗效果。在色素、真菌、甲病、毛发及炎症相关皮肤疾病，以及肿瘤性和非肿瘤性皮肤疾病的诊断中起到良好的应用效果。

【操作目的及意义】

皮肤镜检查无创、安全、快速，在皮肤科的应用越来越普及和广泛，对于疾病的诊断、预后及治疗的指导都起着很大的作用。

【操作步骤】

1. 评估　收集患者的一般资料、现病史、既往史、药物过敏史等，评估有无禁忌证等；评估患者治疗部位皮肤情况，观察皮损处是否完整、光滑，有无破损等，是否使用过外用药物。

2. 操作准备

（1）护士准备：衣帽整洁，洗手，戴口罩。

（2）物品准备：皮肤镜、橡胶手套、一次性中单、棉签、75%乙醇、纱布等。

（3）患者准备：检查前向患者做好解释工作，介绍检查的目的、方法、意义，交待注意事项，以取得患者的配合。

（4）环境评估：治疗室保持整洁，光线充足，温湿度适宜（温度18～22℃，湿度50%～60%）。

3. 操作方法

（1）清洁皮损处皮肤，避免涂抹化妆品或药膏。

（2）接通电源，预热仪器，检查仪器性能是否良好。

（3）更换一次性床单，协助患者取利于检查的舒适体位，并充分暴露检查区。

（4）开始检查。操作者将皮肤镜接触皮损，在光源（偏振光或普通光可切换）照射下通过电脑屏幕观察皮损并拍照。在检查过程中，患者应该尽量保持静止，如果摇晃移动，会造成拍摄出来的图像不清晰，从而影响对疾病的诊断。

（5）通过计算机辅助，识别出图像中存在的各种皮肤镜指征及其特点，然后将这些指征与各相关皮肤病的皮肤镜诊断标准进行比对，从而得出可能性最大的诊断。

（6）根据患者皮损部位、病程、临床表现及皮肤镜下皮损特征，进行分析并诊断疾病。

（7）操作完毕，整理用物，做好仪器清洁消毒。

4. 操作评价

（1）操作流程正确。

（2）疾病诊断明确。

【操作重点及难点】

1. 偏振光皮肤镜，通过用偏振滤光片滤掉皮表的漫反射光线，选择性收集透射光线观察，无须使用浸润液，即可观察到皮表下的结构。

2. 当皮损存在开放性伤口、流血不止，或被血痂、污染物、过多角化物覆盖时，皮肤镜光源无法穿透血液、污染物等遮盖物，无法捕捉到皮损的特征性改变，应终止检查，通过治疗处理止血后再行检查。

3. 图像分析操作人员接受皮肤镜技术相关专业的培训十分重要，其对于不同部位正常皮肤的皮肤镜图像的掌握及皮肤镜指征与组织病理的对应关系的理解，是应用皮肤镜诊断疾病的前提与基础。

【注意事项】

1. 皮肤镜的局限性。过大的结节或疣状的皮损、过度的色沉或角化、多毛区及皮肤皱褶处均不宜进行普通的皮肤镜检查。皮肤镜的诊断准确率并非100%，也存在一定的假阳性与假阴性。

2. 若近期使用过影响皮肤的药物，如激素类药物，请提前告知医生，以免影响诊断结果。

3. 检查时需告知患者保持放松，配合医生操作，避免过度活动或触碰检查部位。

4. 保持检查部位皮肤清洁干燥。涂抹有颜色的药膏、防晒霜、遮瑕膏等物理遮挡会影响镜下的观察判断。

5. 皮肤镜检查本身不会引起疼痛等不适感，但某些疾病如皮炎、玫瑰糠疹、银屑病、真菌性疾病等检查时，可能需要进行局部皮损刮皮处理，会引起刮皮处疼痛。应注意和患者沟通，以配合完成检查。

6. 禁忌证　①患有精神疾病，癫痫发作期，或者其他原因不能配合医生进行检查者；②深在性的皮下肿物，如脂肪瘤、囊肿等。

（王聪敏　　姚美华）

第二节　皮肤超声检测技术

皮肤超声检测技术是应用生物物理学、光学、电子学、信息技术和计算机科学等学科的理论和技术，检查评价皮肤生理学和病理学特征的一门技术。高频超声皮肤成像技术能简便、准确、无创地观察、测量皮肤的表皮、真皮层、皮下组织等细微结构，对于皮肤结构的观察及疾病的诊断有一定的价值。高频超声皮肤成像技术主要用于各种痣、寻常疣、瘢痕、角化病、硬皮病、血管瘤、皮肤肿物（包括脂肪瘤、黑色素瘤、基底细胞癌等良性、恶性肿瘤）等疾病的检查。

【操作目的及意义】

1. 高频探头能精确、无创地测量皮肤各层厚度和病变的范围及深度，有利于皮肤疾病的早期发现、术前诊断、手术方式的选择以及评估疾病发生、发展和临床疗效等。

2. 皮肤超声检测技术的应用为皮肤科医生提供了更为精准的诊断和管理工具，进一步推动了皮肤疾病诊疗的精细化发展。

【操作步骤】

1. 评估　收集患者的一般资料、现病史、既往史、药物过敏史等，评

估有无禁忌证等；评估患者治疗部位皮肤情况，观察皮损处是否完整、光滑，有无破损等，是否使用过外用药物。

2. 操作准备

（1）护士准备：衣帽整洁，洗手，戴口罩。

（2）物品准备：耦合剂、纸巾、检查手套、高频超声皮肤成像系统等。

（3）患者准备：进行检查前应向患者做好解释工作，讲解检查的目的、方法、意义，交待注意事项，以取得患者的配合。

（4）环境评估：治疗室保持整洁，光线充足，温湿度适宜（温度18~22℃，湿度50%~60%）。

3. 操作方法

（1）清洁皮损处皮肤，避免涂抹化妆品或药膏。

（2）接通电源，预热仪器，检查仪器性能是否良好。

（3）更换一次性床单，协助患者取利于检查的舒适体位，并充分暴露检查区。

（4）系统上登录留存患者病案号、姓名、性别、年龄等信息。

（5）检查者戴上手套，高频探头外套上无菌套，防止交叉感染。

（6）嘱患者靠近设备，将拟检查部位表面向上。受检部位的皮肤涂抹适当厚度的耦合剂，将超声扫描探头置于检测部位的皮肤表面。

（7）探头与皮肤表面垂直，检查部位的皮肤置于最佳聚集区内，以便获取清晰的皮肤表层声像。

（8）先用超声观察正常皮肤声像表现，再根据显示的图像状况，移动探头，寻找最适合反映病变的位置，确定清晰显示皮肤各层结构时再脚踏开关左键或鼠标左键点击，使图像冻结。

（9）测量记录皮肤表皮、真皮及病变异常声像，并存储相应的声像图。

（10）根据患者皮损部位、病程、临床表现及皮肤超声皮损特征，进行分析并诊断疾病。

（11）整理用物，做好记录。

4. 操作评价

（1）操作流程正确。

（2）疾病诊断明确。

【操作重点及难点】

1. 检查时在病变处均匀、平整地涂上较厚的耦合剂或使用水囊，避免病变部位的不平整、气泡的干扰。

2. 通过对疾病所在部位做纵横切面的扫查，观察病变生长部位、形态、内部回声以及与周围组织及脏器的关系，测量其范围、基底部距离皮肤表面的深度，观察其内血流分布状态，测量血流速度、阻力指数，并对区域淋巴结进行扫查。

【注意事项】

1. 启动仪器后，首先调节仪器的分辨率，以保持显像清晰。

2. 本系统安装在室内通风处，避免阳光直接照射。

3. 严格遵守操作程序进行检查。对测量数据或诊断有异议时应及时重复检查和测量，避免漏诊和误诊。

4. 扫描时尽量使探头垂直向下，保持换能器浸入水中。

5. 使用时防止患者交叉感染，注意水囊的清洗、消毒和灭菌。

6. 禁忌证　①患有精神疾病，癫痫发作期，或者其他原因不能配合医生进行检查者；②皮肤外伤和感染者等。

（王聪敏　　姚美华）

第三节　皮肤在体反射式共聚焦显微镜检测技术

皮肤在体反射式共聚焦显微镜（RCM）检测技术，又称皮肤CT，由一个光源、一个聚集镜、一个物镜及一个检测器构成，是一种无创的、实时的计算机体层摄影技术。可观察到表皮至真皮浅层的结构，提供皮肤表皮层至真皮层细胞形态，在细胞水平上观察皮肤疾病过程。目前已被广泛应用于皮肤色素性、炎性及肿瘤性疾病的诊断。

【操作目的及意义】

1. 皮肤在体反射式共聚焦显微镜检测技术，可快速、便捷、无创、实时获得病变部位图像，为临床疾病提供有价值的诊断和鉴别依据，提高诊断率，有针对性地开展组织病理检查，减少不必要的创伤性组织活检。

2. 检查的适应证　白癜风、银屑病、刺激性接触性皮炎、扁平苔藓、硬皮病、色素痣、非典型增生痣、扁平疣、黄褐斑、皮脂腺增生、黑色素瘤、皮肤纤维瘤、血管瘤等。

【操作步骤】

1. 评估　收集患者的一般资料、现病史、既往史、药物过敏史等，评估有无禁忌证等；评估患者治疗部位皮肤情况，观察皮损部位及大小，是否使用过外用药物。

2. 操作准备

（1）护士准备：衣帽整洁，洗手，戴口罩。

（2）物品准备：皮肤在体反射式共聚焦显微镜系统、生理盐水、松柏油、医用超声耦合剂等。

（3）患者准备：检查前向患者做好解释工作，讲解检查的目的、方法、意义，交待清楚注意事项，以取得患者的配合。

（4）环境评估：治疗室保持整洁，光线充足，温湿度适宜（温度18~22℃，湿度50%~60%）。

3. 操作方法

（1）清洁皮损处皮肤，避免涂抹化妆品或药膏。

（2）接通电源，预热仪器，检查仪器性能是否良好。

（3）更换一次性床单，协助患者取利于检查的舒适体位，并充分暴露检查区。

（4）系统上登录留存患者病案号、姓名、性别、年龄等信息。

（5）在RCM镜头与镜片间放置医用超声耦合剂作为介质，套上镜片。

（6）在待检查皮损上滴入1~2滴生理盐水。

（7）将RCM镜头的镜片外侧垂直放置于皮损，并紧贴皮肤，调整镜头位置及角度至最佳位置。

（8）在典型皮损及周围正常皮肤处调整RCM功率，观察皮肤表皮至真皮的变化并保存好最佳图片。

（9）医生根据患者皮损部位、病程、临床表现及皮肤在体反射式共聚焦显微镜皮损特征进行诊断。

（10）操作完毕，整理用物，做好仪器清洁消毒。

4. 操作评价

（1）操作流程正确。

（2）疾病诊断明确。

【操作重点及难点】

1. 应用范围能描述正常和非正常形态学的变化；测定角质层及皮表厚

度；鉴别接触性和刺激性皮炎；监测伤口愈合及治疗后的效果。

2. 实时动态地进行监测，对同一皮损进行多次成像，以便对其发展变化、治疗后的改善状态进行观察。还可以再一次在检查中观察可疑病灶。

3. 转换物镜平行于皮肤表面，获取一组二维图像序列，用软件接缝起来实行图像拼接，显示大范围的视野。软件用 8×8 的图像拼接出 4×4 的视野，每个图像都是在 30 倍放大率下显示 500μm 的视野。深度图像构成一个 Z–堆栈。深度上的拼接图像序列可显示皮肤的三维形态，可见白细胞运输和血液流动。

【注意事项】

1. 启动和关机时必须严格执行运行记录制度，记录仪器运行状况、开关机时间。

2. 配置稳定电源。由专人负责仪器日常维护和管理。

3. 系统的保养与普通光学生物显微镜相似。必须经常对设备进行清洁。

4. 严禁擅自处理、拆卸、调整系统各主要部件。

5. 严禁非本科室人员私自拷贝系统中存储的数据，拷贝数据使用的 U 盘需格式化后方能插入系统，以免系统被外来病毒入侵。

（王聪敏　　姚美华）

第四节　伍德灯检测技术

伍德灯又称伍氏灯或滤波紫外线灯，其通过含氢化镍之滤片而获得 320～400nm 长波紫外线，此波段的紫外线照射在皮肤上，很易被表皮散射或反射，而表皮和真皮的黑色素以及真皮的胶原可吸收这一光波，并发出非特异性荧光，不同皮损产生的荧光颜色各不相同，有利于对皮肤病的诊断。

【操作目的及意义】

1. 伍德灯作为一种无创的辅助诊断工具，操作简便，对皮肤病皮损范围、损害深度的界定，皮肤病疗效的判断，监控局部用药情况和药物代谢情况等方面，尤其在色素性和感染性皮肤病中有着广泛而实际的应用，有利于皮肤科医生对某些皮损进行快速诊断和鉴别诊断。

2. 适应证　①色素异常性皮肤病：白癜风、晕痣、无色素痣、雀斑等疾病的诊断与鉴别诊断；②感染性皮肤病：真菌性皮肤病，如各种头癣、花斑糠疹的诊断；某些细菌性皮肤病，如痤疮、红癣等疾病的诊断与疗效判断；③红斑鳞屑性皮肤病：银屑病的诊断以及与其他红斑鳞屑性皮肤病的鉴别诊断；④神经精神障碍性皮肤病：如皮肤垢着病；⑤具有一定价值的适应证：部分体癣与股癣、马拉色菌毛囊炎等疾病；⑥某些代谢性皮肤病：如卟啉病。

【操作步骤】

1. 评估　收集患者的一般资料、现病史、既往史、药物过敏史等，评估有无禁忌证等；评估患者治疗部位皮肤情况，观察皮损处是否完整、光滑，有无破损等，是否使用过外用药物。

2. 操作准备

（1）护士准备：衣帽整洁，洗手，戴口罩。

（2）物品准备：伍德灯、橡胶手套、一次性中单、棉签、75% 乙醇、纱布等。

（3）患者准备：询问患者病史，检查前向患者做好解释工作，介绍检查的目的、意义和注意事项，以取得患者的配合。

（4）环境评估：治疗室环境清洁，安装遮光窗帘，温湿度适宜（温度 18 ~ 22℃，湿度 50% ~ 60%）。

3. 操作方法

（1）接通电源，预热仪器，检查仪器性能是否良好。

（2）更换一次性床单，协助患者取利于检查的舒适体位，并充分暴露检查区。

（3）关闭房间照明灯，遮光帘遮住室外光线。

（4）操作者及患者适应暗环境（约 1 分钟）。

（5）操作者将伍德灯与需观察皮损的距离保持 10cm 左右，以皮损在伍德灯下呈现清晰荧光图像为准，观察患者的皮肤状态，根据荧光颜色判断患者的皮肤状态。

（6）操作完毕，整理用物，做好仪器清洁消毒。

4. 操作评价

（1）操作流程、方法正确。

（2）检查荧光图像清晰，结果易于诊断。

【操作重点及难点】

1. 检查距离以皮损在伍德灯下呈现清晰荧光图像为准。照射距离过近，伍德灯管中心处皮损会有暗色阴影，光线过强，致皮损显示模糊；照射距离过远，伍德灯下皮损处光线灰暗，皮损显示不清楚。

2. 排除干扰因素

（1）在进行伍德灯观察时，应尽量避免周围有反射或荧光物体，清除检查部位皮肤上遗留的衣物棉絮和纤维。

（2）鉴别和排除外用药物、香料和敷料等残留物对荧光诊断的干扰和影响，如凡士林软膏产生的蓝色或紫色荧光、含有水杨酸的药物产生的绿色荧光、检查者白大衣产生的蓝色荧光、患者体表残留肥皂的荧光等。

【注意事项】

1. 患者在伍德灯检查前一般不需要局部清洗皮肤，也不得涂用药物，以免影响观察与判断。

2. 伍德灯在使用前预热1分钟，保证伍德灯光源功率稳定，具有足够的能量，从而达到满意的荧光成像效果。

3. 检查面部时，患者应闭目，避免直视光源。

4. 环境准备十分重要。自然光下或密闭性不好的暗室内都将无法观察或极大地丧失或削弱伍德灯下的观察效果和应用价值。

5. 注意清洁防护罩和反光板，确保最大光度输出；清洁时，用软布和普通家用清洁剂即可，确保所使用的清洁剂不会损伤油漆及塑料。

6. 伍德灯毕竟只是一种辅助诊断仪器，若其检查结论为阴性且结合临床症状仍不能确诊时，应当进行病理等进一步检查。

（刘鲁燕　　姚美华）

第五节　甲襞微循环检测技术

甲襞微循环检测技术是通过对人体手指末梢的甲襞微循环毛细血管的显微动态透视检查，实时、动态、清晰地显示微循环血管的形状、血液流动的状态、血管周围的图像，观察到甲襞微循环的血运情况，评估人体微循环状态。甲襞微循环检测技术是一种检测结缔组织疾病相关微循环的工具，近年来已广泛应用于系统性硬化症和免疫疾病导致的雷诺现象患者中，检测结果在诊断及预后判断中具有重要意义。

【操作目的及意义】

1. 甲襞微循环检测是一种非侵入性且操作方便、直观、实用的检测方法，在健康体检中可提供一定临床意义的相关信息，为疾病的防治、健康宣教提供客观的依据。

2. 在皮肤科主要用于系统性红斑狼疮、进行性系统性硬化症、硬皮病、雷诺氏症、风湿性关节炎、过敏等疾病的早期诊断、指导治疗和疗效观测。

【操作步骤】

1. 评估　收集患者的一般资料、现病史、既往史、用药情况等，观察甲襞皮肤处有无破溃、感染，是否使用外用药物等。

2. 操作准备

（1）护士准备：衣帽整洁，洗手，戴口罩。

（2）物品准备：甲襞微循环图像分析系统（显微镜、光源、目镜测微尺、照相及录像设备、固定托架）、石蜡油或香柏油、纸巾、橡胶手套、棉签、75%乙醇、纱布等。

（3）患者准备：行检查前应向患者做好解释工作，讲解检查的目的、方法、意义，以取得患者的配合。检查前一小时避免剧烈运动或重体力劳动，不吸烟、不洗手、不进食，检查前休息 15～30 分钟。

（4）环境评估：治疗室保持整洁，光线充足，温湿度适宜（温度18～22℃，湿度50%～60%）。

3. 操作方法

（1）接通电源，预热仪器，打开汞灯预热 10 分钟，检查仪器性能是否良好。

（2）受检者一般取坐位，手的高度应与心脏同高。

（3）将受检者示指或中指放于检查台上，在甲襞皮肤处滴 1～2 滴石蜡油或香柏油，目的是提高透亮度，减少皮肤散射。

（4）先用20倍镜从左向右观察录像、采集图片，主要观测微血管清晰度和袢周状态。

（5）再用50倍镜观察录像、采集图片，主要分析微血管形态和血流动态。必要时在卤素灯下观察血色和袢周状态。

（6）受检者均平行观测左右手指，采用甲襞微循环分析软件分析手指甲襞微血管数目、管径、血液流速等数据。

（7）检查完毕后打印结果报告。

（8）操作完毕，整理用物，做好仪器清洁、消毒。

4. 操作评价

（1）操作方法正确，结果准确。

（2）患者未发生不良反应。

【操作重点及难点】

1. 记录每毫米内的管襻数，可取三个视野的平均数。以远心端第一排血管襻中部 1/2 以上为管襻计数区。检查时，观察血管襻要认真、仔细，以免产生不真实结果，造成临床诊断困难。

2. 一般情况下，管径可测 3 条血管襻的输入枝、襻顶与输出枝，如有特殊要求最好测 10 条血管的管径，取平均数。输入枝和输出枝管径测量部位为血管襻的中部，但要避开阶段性扩张或收缩以及管襻扭曲明显的区段。

3. 管襻长度为输入枝到襻顶部的直线距离，而不是输入枝到输出枝的实际长度。一般可测 3 条，如有特殊要求最好测 10 条。

4. 管襻形态　形态特殊的畸形管襻应记录并绘图。

5. 将对数管襻（60% 以上）血流状态作为观察时的流速，用半定量法将流速分为六个等级，即线流、线粒流、粒线流、粒流、粒缓流和粒摆流。注意不要选择血管运动性明显的管襻测量流速。如出现血管运动性，应注意其间隔和频率的变化。

6. 注意红细胞聚集程度的辨别、白细胞与血浆柱的区别、白血栓与白细胞和血浆柱的区别，注意乳头下静脉丛的充盈及可见程度以及乳头形状的改变。

【注意事项】

1. 检查时注意记录某些因素如室温、皮肤角质化、皮肤粗糙以及某些职业对清晰度的影响等情况。

2. 告知患者检查一般在上午或下午，复查最好在同一时间。

3. 检查前禁服对血液循环有影响的药物和食物。

（刘鲁燕　李　娜）

第六节　皮肤性质检测技术

皮肤性质检测技术是一项评价皮肤屏障功能，间接观察皮肤生理状态的一种方法。通过对皮肤含水量、皮肤经皮失水、皮肤油脂及皮肤 pH 等指标的检测，评估皮肤生理功能，帮助医生精准制定治疗方案及提供护肤建议。

【操作目的及意义】

1. 皮肤性质检测技术是一种无创、方便、快捷的科学检测方法，是对皮肤屏障功能的量化、客观化、精准化的评价手段。在皮肤美容科常用于评价化妆品及药物对皮肤的影响，以及指导患者如何正确护肤。

2. 适用于痤疮、脂溢性皮炎、特异性皮炎、激素依赖性皮炎等合并油脂、水油失衡状况的测定；激光、光子和各种美容治疗前后对皮肤水分、弹性、黑色素、血红素、油脂等的对比检测。

【操作步骤】

1. 评估　收集患者的一般资料、现病史、既往史、药物过敏史等，评估患者皮肤情况。

2. 操作准备

（1）护士准备：衣帽整洁，洗手，戴口罩。

（2）物品准备：皮肤性质检查设备、棉球、棉签、75% 乙醇等。

（3）患者准备：检查前向患者做好解释工作，介绍检查的目的、方法、意义，交待注意事项，以取得患者的配合。

（4）环境评估：治疗室环境清洁，安装遮光窗帘，温湿度适宜（温度 18~22℃，湿度 50%~60%）。

3. 操作方法

（1）清洁检测部位皮肤，避免涂抹化妆品或药膏。

（2）接通电源，预热仪器，检查仪器性能是否良好。

（3）清洁皮肤后，静坐 30 分钟开始检测。

（4）根据皮肤状态及需要评价指标选择相应的测试头（皮脂测量仪、经皮水分丢失测量仪、角质层含水量测量仪、皮肤 pH 值测量仪、黑红色素测量仪等），将测试头接触皮肤表面，在检查过程中，患者尽量保持静止，操作者也要注意测试头与皮肤的贴合。

（5）通过计算机辅助，识别测试结果。

（6）根据患者皮肤状态及测试结果，评价皮肤存在的问题。制定治疗方案及护肤建议等。

（7）操作完毕，整理用物，做好仪器清洁、消毒。

4. 操作评价

（1）操作流程正确。

（2）明确皮肤状态。

【操作重点及难点】

1. 测试前应拉上窗帘遮挡光线，保持室内光线一致，避免因周围光源产生失真现象而导致误差的出现。

2. 将测试头垂直于测量部位，稍用力压在皮肤上来获得读数。

3. 避免随机误差，应重复测量获得平均值，建议至少重复测量 3 次，并且在几组测量之间允许皮肤重新获得平衡稳定，通过严格遵循标准的测量方案来提高数据的可重复性。

4. 皮肤评价指标

（1）皮肤含水量：与皮肤水分含量密切相关的结构——角质层是皮肤屏障功能的部位所在。角质层含水量过高或过低都不好，过低时皮肤屏障功能减弱，易出现粗糙、干燥等问题；过高会导致皮肤易遭受外界有害物质的侵袭。适当调节皮肤含水量，有利于延缓皮肤老化及防治某些皮肤病。

（2）经皮失水量：代表从皮肤表面蒸发的水分量，经皮水分散失（TEWL）值升高表明屏障功能受损，可导致感染、刺激和干燥的易感性增加；TEWL 值降低则反映皮肤屏障完整或恢复。TEWL 值可以作为皮肤刺激的敏感指标，用于确定外用药的潜在刺激性或保护性。

（3）皮脂含量：皮肤脂质具有滋润皮肤，防止水分流失等作用。皮脂成分的含量、结构或比例的变化，都会对皮肤屏障功能产生影响。在皮肤屏障受损的情况下，外源性增加皮肤脂质含量有助于恢复皮肤屏障功能。而皮脂过度溢出、皮肤油腻，容易伴发痤疮、酒渣鼻、脂溢性皮炎等疾病，可通过检测皮脂含量来评估皮肤屏障修复状况。

（4）表皮 pH 值：皮肤分泌的油脂、汗液等成分共同形成表皮 pH 值，也是评估皮肤屏障功能的重要指标。一般情况下，皮肤表面为弱酸性，pH

4.5 ~ 5.5，具有抗菌屏障作用，可防止细菌（如金黄色葡萄球菌和马拉色菌等）定植。因此，皮肤 pH 值在很大程度上影响屏障稳态、角质层完整性以及抗菌防御机制，对维持皮肤正常功能和完整性起重要作用。

（5）皮肤弹性：是指皮肤拉伸和弹回原位的能力。在真皮（中间层）中，皮肤含有胶原蛋白和弹性蛋白，存在于皮肤的结缔组织中。随着年龄的增长，胶原蛋白的产生减少、降解增加，导致胶原蛋白总体减少，皮肤会随之失去弹性。当皮肤失去弹性时，会出现皮肤松弛、下垂并产生皱纹，故皮肤弹性可以评估皮肤衰老情况。此外，皮肤弹性还可以用来评估疾病进展，如淋巴水肿患者的皮肤状况。

（6）皮肤色度：检测皮肤红斑、色素沉着、光泽度。

【注意事项】

1. 仪器对环境变化很敏感，在测量过程中需注意房间安装遮光窗帘，温湿度适宜（温度 18 ~ 22℃，湿度 50% ~ 60%）。

2. 清洁皮肤后，应休息 30 分钟进行测试。

3. 检查时需告知患者保持放松，配合操作，避免过度活动或触碰检查部位。

4. 在测量基础肤色时，应避开伤口、瘢痕、毛发生长浓密区、文身、色素不均匀区（如色素痣或寻常痤疮皮损）。

（姚美华　夏志宽　敖俊红　祝　贺）

参 考 文 献

[1] 赵辨. 中国临床皮肤病学 [M]. 2 版. 南京：江苏凤凰科学技术出版社，2017.

[2] 王炜. 整形外科学 [M]. 杭州：浙江科学技术出版社，1999.

[3] 张学军，郑捷. 皮肤性病学 [M]. 9 版. 北京：人民卫生出版社，2018.

[4] 董银卯，孟宏，马来记. 皮肤表观生理学 [M]. 北京：化学工业出版社，2018.

[5] 崔炳南. 中西医结合皮肤病学 [M]. 北京：人民卫生出版社，2022.

[6] 李元文. 中医皮肤病学 [M]. 北京：科学出版社，2023.

[7] 武晓莉. 实用瘢痕治疗技术 [M]. 上海：上海科学技术出版社，2022.

[8] 薛斯亮，刘宏杰. 甲病临床病理图谱 [M]. 广州：广东科技出版社，2021.

[9] 刘宜群. 中医美容学 [M]. 2 版. 北京：中国中医药出版社，2012.

[10] 朱红穗. 现代护肤美容学 [M]. 上海：东华大学出版社，2007.

[11] 王聪敏，张岚. 皮肤美容科护士规范操作指南 [M]. 北京：中国医药科技出版社，2016.

[12] 李勤，吴溯凡. 激光整形美容外科学 [M]. 杭州：浙江科学技术出版社，2013.

[13] Elizabeth L，Jeffrey S. 光声电能量源美容治疗学 [M]. 5 版. 杨蓉娅，廖勇，夏志宽，主译. 北京：北京大学医学出版社，2024.

[14] George J，Elizabeth L. 皮肤美容激光与光治疗 [M]. 杨蓉娅，廖勇，主译. 北京：北京大学医学出版社，2021.

[15] Charles H. Thorne. 格 – 斯整形外科学 [M]. 6 版. 夏炜，主译. 北京：世界图书出版公司，2011.

[16] Lima E，Lima M. 美容微针疗法临床应用指南 [M]. 廖勇，主译. 北京：北京大学医学出版社，2021.

[17] 中国整形美容协会. 果酸换肤术操作规范：T/CAPA 6 – 2022 [S]. 北京：中国标准出版社，2022.

[18] 中华医学会整形外科分会血管瘤脉管畸形学组. 血管瘤与脉管畸形诊疗指南（2024 版）[J]. 组织工程与重建外科，2024，20（1）：1 – 50.

[19] 赵俊英，赵广，李航，等. 中西医结合诊治黄褐斑专家共识 [J]. 中华医学美学美容杂志，2021，27（6）：455 – 458.

[20] 朱佳芳，常睿，周露琪，等. 蒙古斑与伊藤痣的鉴别诊断及先天性真皮黑素细胞增多症治疗进展 [J]. 中国美容整形外科杂志，2024，35（12）：756 – 758.

[21] 中华医学会医学美学与美容学分会皮肤美容学组. 炎症后色素沉着防治专家共识（2024 版）[J]. 中华皮肤科杂志，2024，57（11）：998 – 1003.

[22] 周子芙，霍然. 色素痣的不同治疗方法及其研究进展 [J]. 中国美容医学，2022，31（5）：169 – 172.

[23] 向杰，吴一菲. 白癜风的治疗及其进展 [J]. 皮肤病与性病，2023，45（6）：386 – 392.

[24] 张萌萌. 睑黄瘤的病因、特点及治疗进展 [J]. 中国美容医学，2023，32（8）：194 – 198.

[25] 申琳，皮红英. 皮肤疣治疗研究进展 [J]. 临床误诊误治，2016，29（5）：113 – 116.

[26] 高原，霍然. 化脓性肉芽肿的治疗进展 [J]. 中国美容医学，2022，31（9）：187 – 192.

[27] 杨舒云，涂颖，杨建婷，等. 中国痤疮患者认知现状及影响因素分析 [J]. 中华医学美学美容杂志，2019，25（5）：403 – 410.

[28] 中国医生协会皮肤科分会美容专业组. 激素依赖性皮炎诊治指南 [J]. 临床皮肤科杂志，2009，38（8）：549 – 550.

[29] 谢君，张凡，李锴. 脂溢性皮炎的中西医诊疗专家共识（2024 版）[J]. 中国皮肤性病学杂志，2025，39（1）：1 – 9.

[30] 周城，范卫新，方红，等. 中国雄激素性秃发诊疗指南（2023）[J]. 临床皮肤科杂志，2024，53（12）：752 – 758.

[31] 郭晓菲. 瘢痕疙瘩的形成原因及临床治疗的研究进展 [J]. 中国医药导报，2024，21（17）：199 – 200.

[32] 李鹏琴，张桂云，李雪，等. 皮肤光老化的研究进展 [J]. 中国美容医学，2020，29（5）：174 – 177.

[33] 王聪敏，姚美华. 海姆泊芬光动力治疗鲜红斑痣护理专家共识 [J]. 实用皮肤病学杂志，2024，17 (2)：65 - 68.

[34] 杨蓉娅，尹锐. 医用射频皮肤美容与治疗专家共识 [J]. 实用皮肤病学杂志，2021，14 (4)：193 - 197.

[35] 中国康复医学会皮肤病康复专业委员会，中国医学装备协会皮肤病与皮肤美容分会光医学治疗装备学组. 紫外线治疗皮肤病临床应用专家共识 [J]. 中华皮肤科杂志，2019，52 (12)：872 - 877.

[36] 吴艳. 美塑疗法在皮肤美容中应用的专家共识 [J]. 中国美容医学，2020，29 (8)：44 - 48.

[37] 余洋熹，蔡景龙. ReCell® 细胞自体体外再生技术研究进展 [J]. 中华医学杂志，2015，95 (12)：955 - 957.

[38] 田小磊，周荣新，高凤，等. 腋臭外科手术治疗概况 [J]. 临床皮肤科杂志，2023，52 (10)：633 - 637.

[39] 中华医学会整形外科学分会微创美容学组，中华医学会医学美学与美容学分会微创美容学组，中国中西医结合学会医学美容专业委员会微整形专家组，等. 注射性肉毒中毒专家共识 [J]. 中华医学美学美容杂志，2019，25 (5)：351 - 353.

[40] 夏荣，吴文育，王苑，等. 自体单采富血小板血浆在脱发治疗中的临床应用专家共识 [J]. 临床输血与检验，2024，26 (1)：1 - 8.

[41] Sabeti S, Ball KL, Burkhart C, et al. Consensus Statement f1or the Management and Treatment of Port - Wine Birthmarks in Sturge - Weber Syndrome [J]. JAMA Dermatology, 2021, 157 (1)：98 - 104.

[42] Wang R F, Ko D, Friedman B J, et al. Disorders of hyperpigmentation. Part I. Pathogenesis and clinical features of common pigmentary disorders [J]. J Am Acad Dermatol, 2023, 88 (2)：271 - 288.

[43] Kwon SH, Na JI, Choi JY, et al. Melasma：updates and perspectives [J]. Experimental Dermatology, 2019, 28 (6)：704 - 708.

[44] Filoni A, Mariano M, Cameli N. Melasma：how hormones can modulate skin pigmentation [J]. J Cosmet Dermatol, 2019, 18 (2)：458 - 463.

[45] Sun MD, Halpern AC. Advances in the Etiology, Detection, and Clinical Management of Seborrheic Keratoses [J]. Dermatology, 2022, 238 (2)：205 - 217.

［46］Gether L，Overgaard LK，Egeberg A，et al. Incidence and prevalence of rosacea：a systematic review and meta – analysis ［J］. BrJ Dermatol，2018，179（2）：282 –289.

［47］Bains SN，NashP，FonacierL. Irritant Contact Dermatitis ［J］. Clin Rev Allergy Immunol，2019，56（1）：99 –109.

［48］Wang J，Hu H，Sun J，et al. The effectiveness of health education based on the 5Ts for teach – back on oral nutritional supplements compliance of post – discharge patients after surgery for gastric cancer：a randomized controlled trial ［J］. Support Care Cancer，2023，31（3）：157.